全国高等中医药院校创新教材

针刀医学解剖学

主　编　张天民

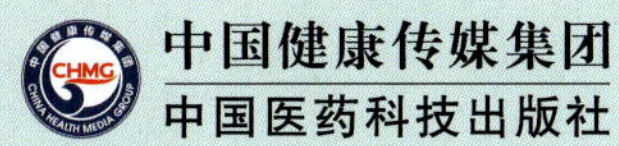

内容提要

《针刀医学解剖学》由从事解剖学及针刀医学教学与临床一线的专家共同编写而成。本教材包括绪论、人体弓弦力学解剖系统总论、头面部弓弦力学解剖系统、脊柱弓弦力学解剖系统、四肢弓弦力学解剖系统、腕手部弓弦力学解剖系统、头-脊-肢弓弦力学解剖系统、内脏弓弦力学解剖系统和人体弓弦力学解剖系统表面解剖等内容。从生物力学角度将人体解剖结构和功能有机联系起来，为学习针刀医学其他课程打下坚实的形态解剖学基础，同时为针刀医学应用和科研开辟了新的思路。

本教材图文并茂，言简意赅，实用性强。适合全国高等中医、西医院校针刀医学方向本科专业教学使用，也可作为针刀临床医师的工具书使用。

图书在版编目（CIP）数据

针刀医学解剖学/张天民主编. —北京：中国医药科技出版社，2019.9（2024.9重印）
ISBN 978-7-5214-1286-4

Ⅰ.①针… Ⅱ.①张… Ⅲ.①针刀疗法-人体解剖学-中医学院-教材 Ⅳ.①R245.31 ②R322

中国版本图书馆CIP数据核字(2019)第161926号

美术编辑 陈君杞
版式设计 友全图文

出版 **中国健康传媒集团** | 中国医药科技出版社
地址 北京市海淀区文慧园北路甲22号
邮编 100082
电话 发行：010-62227427 邮购：010-62236938
网址 www.cmstp.com
规格 787 × 1092mm 1/16
印张 17 1/4
字数 337千字
版次 2019年9月第1版
印次 2024年9月第2次印刷
印刷 天津市银博印刷集团有限公司
经销 全国各地新华书店
书号 ISBN 978-7-5214-1286-4
定价 69.00元

获取新书信息、投稿、为图书纠错，请扫码联系我们。

编 委 会

主　编： 张天民（湖北中医药大学）

副主编： 韦　嵩（解放军广州总医院）　刘建民（湖北中医药大学）

刘海兴（辽宁中医药大学）　邵水金（上海中医药大学）

董　博（陕西中医药大学）　韩永明（湖北中医药大学）

编　委：（按姓氏笔画排序）

田博文（重庆市中医院）　吕亚南（广西中医药大学）

杨永晖（安徽中医药大学）　佟　颖（黑龙江中医药大学）

陈志煌（解放军广州总医院）　陈　实（同济大学医学院）

陈彦文（甘肃中医药大学）　邵高海（重庆医科大学）

罗友华（成都中医药大学）　周建斌（南京中医药大学）

郑卫锋（陕西中医药大学）　修忠标（福建中医药大学）

侯春丽（陆军军医大学）　唐宏图（湖北中医药大学）

董　平（南京大学医学院）　温伯平（成都中医药大学）

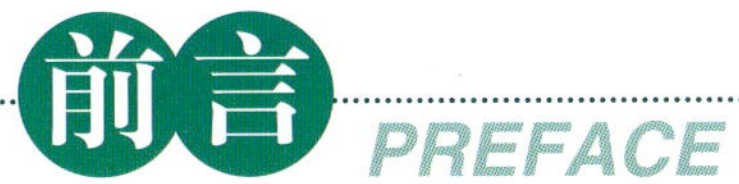

前言 PREFACE

针刀医学是以中医整体观为指导，结合现代生命科学、物理力学、数学等多学科知识，发展形成的一门具有自主知识产权的祖国新医学。针刀医学进入高等医学院校教育已有10余年，引起了各高等医药院校的强烈反响，陆续开设了针刀医学课程，相继出版了供五年制针刀医学方向专业的全国中医药行业高等教育“十二五”系列规划教材（一套五本），以及供针灸、推拿、骨伤、中西医结合专业使用的全国中医药行业高等教育“十三五”规划教材《针刀医学》。

针刀医学从生物力学的角度重新认识人体的解剖结构和组织结构的力学特征，阐述力学解剖结构与疾病的发生发展的内在关系，指导针刀医学的临床治疗。所以，针刀解剖学是针刀医学的最重要基础学科。在针刀医学相关课程教学过程中，我们发现，虽然《针刀医学基础理论》《针刀刀法手法学》《针刀影像诊断学》及《针刀治疗学》等针刀医学主干课程都涉及相关解剖学的内容，但由于各门课程的侧重点不同，所涉及的解剖学的知识和内容也不一样，导致学生对针刀医学理论理解不透，对针刀治疗原理理解不深，甚至产生误解，将针刀与针灸治疗混为一谈。为此，我们组织全国相关院校的解剖学专家、教授及针刀教学与临床一线的专家，共同探讨编写本教材，其目的是将针刀医学解剖学作为一门单独的基础课程，让学生们充分认识到力学解剖结构在针刀医学中的重要地位，为学生学习针刀医学其他课程打下坚实的形态解剖学基础。

本教材分绪论和七章核心内容。绪论主要包括针刀医学发展简史、针刀医学解剖学的定义及研究内容，及其与西医解剖学的区别与联系。第一章为人体弓弦力学解剖系统总论，论述了人与力的关系，针刀医学对人体组织结构的重新分类，人体弓弦力学解剖系统的定义、分类、组成构架、功能，弓弦力学解剖系统的力学基础；第二章至第六章分别论述头面部弓弦力学解剖系统、脊柱弓弦力学解剖系统、四肢弓弦力学解剖系统、头-脊-肢弓弦力学解剖系统、内脏弓弦力学解剖系统的组成、分类、辅助结构及功能。需要注意的是根据针刀医学解剖学对人体解剖结构的重新分类，将体腔（颅腔、胸腔、腹腔、盆腔）中的内分泌解剖结构纳入内脏弓弦力学解剖系统，而不属于体腔的内分泌解剖结构单独列出进行论述；第七章描述人体弓弦力学解剖系统表面解剖。

我们精心制作力学解剖插图及标本解剖插图，以图配文，力求达到言简意赅、图文并茂的效果，便于同学们以形象记忆的方法，加深对力学解剖结构的认识和理解。

参与教材编写的作者有23位，均为长期从事解剖学教学、科研的专家及具有丰富临床经验的针刀医务工作者。具体分工为：绪论由刘建民、吕亚南编写，第一章由张天民、韩永明、唐宏图编写，第二章由刘海兴、罗友华、佟颖编写，第三章由邵水金、陈实、修忠标编写，第四章由韦嵩、陈志煌、侯春丽、陈彦文编写，第五章由董博、温伯平、郑卫锋、董平编写，第六章由刘建民、周建斌、杨永晖编写，第七章由韩永明、邵高海、田博文编写。

本教材供全国高等中医药院校针刀医学方向的本科专业教学使用，也可供康复治疗学、针灸推拿学、中医学（含骨伤方向）、中西医临床医学开设针刀医学必修课和选修课教学使用以及作为广大针刀临床医师的工具书。

湖北中医药大学2017级针刀医学方向研究生曾林、杨菊、郑楠、王金及南昌大学医学部2014级朱正言同学为本书插图的绘制付出了辛勤的劳动，在此致以诚挚的谢意。

由于我们的水平有限，难免有疏漏和不妥之处，恳请各院校师生和广大读者提出宝贵意见，以便再版时修订和改进。

编者

2019年6月

目录

CONTENTS

绪　论

通过本章学习，了解针刀医学的发展简史，了解针刀医学解剖学的定义及地位，明白针刀医学解剖学研究内容与任务，以及能够掌握、运用针刀医学解剖学的学习方法进行对相应知识点的学习。

一、针刀医学发展简史

（一）针刀的诞生

1976年，江苏沭阳县乡村赤脚医生朱汉章大夫接诊了一位患者，该患者不慎被木头挤压了手，出现手掌、手背广泛肿胀，手指不能自由屈伸等症状，四处求医无果。朱汉章考虑肿胀部位可能有积液，便用注射针（图1）在其手掌、手背不同部位穿刺，试图抽出积液，结果并未抽出，拔针后让患者回家休养。一周后患者告诉他手指可以伸直活动了，但仍有肿胀，让其再次给他抽液，朱大夫又用注射针从不同部位穿刺，还是没有抽出积液来。又过了一周，患者来感谢他，说经过朱大夫的抽液治疗，现在他的手已经完全好了。老人的手治愈后朱汉章萌生了要发明一种新的治疗器械的想法。经过朱汉章的细心研究，对针进行了改造，并命名为“小针刀”，这就是针刀的雏形，并依此创造性提出了“小针刀疗法”。

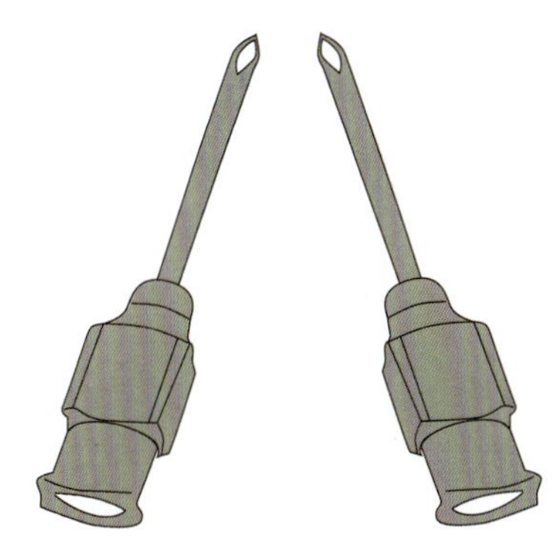

图0-1　注射器针头

（二）针刀疗法的形成与发展

伴随着朱汉章大夫的艰辛探索和临床经验的积累，1978年，小针刀疗法这一全新的治疗方法被江苏省卫生厅列入了重点科研课题。1984年，江苏省卫生厅组织数家省级大型医院对小针刀疗法进行了严格的临床论证并通过了专家鉴定，之后通过培训方式在全国推广，这标志着针刀疗法正式步入全面推广和实施阶段。同年，朱汉章大夫在江苏省卫生厅，省科协和省科技厅的支持下，在南京的玄武湖畔创立了以“针刀疗法”为特色的金陵中医骨伤科医院。

1988年，小针刀疗法获第37届尤里卡世界发明博览会国际金奖，朱汉章获“军官勋章”。1990年5月，“中国小针刀疗法研究会”在深圳成立，并召开了首届全国小针刀疗法学术交流会，该学术团体的成立，标志着针刀学术思想体系基本形成。1991年4月，第二届全国小针刀疗法学术交流大会在沈阳召开，并且成立了“中华中医药学会小针刀疗法专业委员会”，正式成为中华中医药学会的一员，一些省、市相继成立了分会，从而有力地推动了这一新兴治疗技术的发展。

1992年6月，在全面推广应用和大量临床实践的基础上，朱汉章教授三易其稿，著成《小针刀疗法》一书，由中国中医药出版社以中、英文两种版本正式出版发行。1993年10月，第三届全国小针刀疗法学术交流大会在北京隆重召开，全国人大常务委员会副委员长、当代医学泰斗吴阶平教授，以及尚天裕、王雪苔等著名医学专家光临指导，这次群英荟萃的盛会掀开了针刀医学史上光辉的一页，成为针刀医学发展的里程碑。在这次大会上，正式提出了创立针刀医学新学科的理论构想和初步框架，并得到有关权威专家热情的支持和鼓励。会后，正式成立了“中华中医药学会针刀医学分会”。

1994年2月，国家成立了中国中医研究院长城医院，专门从事针刀医学的临床和科研工作，任命朱汉章为院长。1996年4月在古都西安召开了第四届全国针刀医学学术交流大会。通过本次大会交流，与会专家认为针刀疗法发展成为针刀医学体系的思想基本成熟，正如大会论文集所述：“针刀”之所以有如此旺盛的生命力，其原因就在于它是建立在坚实的科学基础之上。一方面它深深地扎根于祖国传统医学的沃土之中，汲取了充足的营养——整体观、辨证观、平衡观等等，使“针刀”的脚跟站得又稳又牢；另一方面，它又立于现代医学的解剖学、病理学、生物力学以及手术学等等高度发展的科学之上，把东方医学的抽象思维与西方医学的形象思维在哲学的高度上融为一体，把中医的针与西医的刀，把传统与现代的医学理论统一起来，建立起针刀的基本理论体系。

（三）针刀医学的创立

针刀疗法从1976年诞生以来，数万名医务工作者通过临床运用取得多项研究成果，理论和临床操作技术日趋完善。2001年，朱汉章教授编著的《针刀医学原理》由人民卫生出版社正式出版，确立了针刀医学的四大基础理论。2003年9月16日，由国家中医药管理局组织的“针刀疗法的临床研究”大型成果听证、鉴定会，将“针刀疗法”正式命名为“针刀医学”，与会专家一致认为针刀医学作为一门新兴学科已经基本成熟。2004年，由教育部组织，有4位院士参加的关于“针刀医学原创性及其推广应用的研究”鉴定会，进一步肯定了“针刀医学在理论、操作技术、器械方面都是原创性的成果，特别是在诊疗技术方面达到了世界领先水平”，这是首次我国政府对针刀医学的肯定和评价。2004年11月，在北京中医药大学召开了世界中医药联合会针刀专业委员会成立暨第一届学术经验交流会，创建了针刀医学走向国际的学术平台。

伴随针刀医学临床工作的发展，大量基础研究也伴随开展，2005年，以朱汉章教授任课题负责人的国家重点基础研究973计划项目“针刀松解法的临床与基础研究”立项，标志着有关针刀医学的深入研究走上了一个新的水平。2006年2月，香山科学会议以“针刀医学发展与中医现代化”为论题召开了第272次会议，与会专家认为“针刀医学是近年来中医界出现的有中国特色的并有自主知识产权的成果；针刀医学已经产生了很大的经济效益和社会效益，是中医现代化的成功范例之一”。

2006年9月，湖北中医药大学率先招收了53名针灸推拿学专业针刀医学方向的五年制大学本科生，开启了针刀医学本科学历教育之先河。2007年8月，由朱汉章教授任总主编的新世纪全国高等中医药院校《针刀医学》系列规划教材（共5本）由中国中医药出版社出版，本套教材的出版问世，标志着“针刀医学”作为一门新兴学科走进了全国高等中医药院校。

经过40年的蓬勃发展，针刀医学的理论体系逐渐成熟，已经具备了一门医学学科体系的基本特征。

（四）针刀医学理论的发展与创新

2009年，湖北中医药大学吴绪平、张天民教授共同主编的《分部疾病针刀治疗丛书》和《中国针刀医学大型系列视听教材》正式出版，首次提出了“人体弓弦力学解剖系统理论”和关于慢性软组织损伤病理构架的“网眼理论”，是一次对针刀医学基础理论的补充和完善，强调了力学因素对慢性软组织损伤，骨质增生以及慢性内脏疾病发生发展过程中的基础作用，将针刀治疗从“以痛为腧”的病变点治疗提升到对疾病病理构架整体治疗的高度上来，为推动针刀医学的深入发展具有重要意义。2009年10月，中国针灸学会微创针刀专业委员会在湖北武汉成立；2016年5月，中国民族医药学会针刀医学分会在湖北武汉成立。两个二级学会陆续召开的学术交流大会为“人体弓弦力学解剖系统理论”及“网眼理论”指导针刀临床技术规范化发展起到了明显的推动作用。“人体弓弦力学解剖系统理论”和“网眼理论”的提出解决了以下有关问题。

1.解决了人体结构与功能脱节的问题。人体弓弦力学解剖系统将静态的解剖结构与人体动态的功能紧密结合起来，创立了骨连结的生物力学模式。解决了单纯骨关节运动与人体整体生理运动之间缺乏内在联系的关键问题；

2.解决了慢性软组织损伤病理机制的医学难题。慢性软组织损伤不是一个病变点的问题，而是以人体弓弦力学解剖系统为基础，形成以点成线，以线成面，以面成体的立体网络状的病理构架。为治愈这类疾病提供了理论基础；

3.破解了骨质增生的医学难题。骨质增生的根本原因是慢性软组织损伤，软组织拉力异常硬化钙化骨化形成骨质增生，而不是骨质本身的问题，从而为治愈这类影响人类健康的疑难病症奠定了理论基础；

4.破解了慢性内脏疾病病因和病理学难题。首次提出慢性内脏疾病的概念。找到了慢性内脏疾病与骨关节软组织之间的内在联系。从而找到了针刀、针灸、推拿、按摩、手法、理疗治疗慢性内脏疾病的力学解剖结构。

“人体弓弦力学解剖系统理论”和“网眼理论”补充和完善了针刀医学基础理论，并从源头上解决了针刀闭合性手术的安全问题。

二、针刀医学解剖学的定义、研究内容及任务

（一）针刀医学解剖学的定义

1.针刀医学的定义 针刀医学是在辩证唯物主义哲学思想指导下，利用多学科交叉研究方法去揭示生物力学因素与疾病的内在联系，应用针刀调节人体力学平衡以达到预

防和治疗疾病，增进人类健康的医学学科，它既不是中西医结合的产物，也不是西医微创手术的中国化。而是中医新医学。

2.针刀医学解剖学的定义 针刀医学解剖学是在针刀医学基础理论指导下，研究人体组织、器官的力学特点及其力学连接规律的基础医学学科。

（二）针刀医学解剖学的研究内容

运用弓箭的组成结构、受力模式和力学传导方式形式分析人体骨连结的力学特点及力学性能。探索骨连结之间、骨与人体其他组织、器官之间的静态力学平衡及动态力学传导模式。为人体的生理运动功能奠定力学解剖基础。

（三）针刀医学解剖学的地位和任务

针刀医学解剖学是针刀医学的基础学科，是针刀医学理论及实践的形态结构基础，属于功能解剖学的范畴。其为学习针刀医学其他课程奠定力学形态解剖学基础，只有在充分理解和认识人体力学解剖系统结构的基础上，才能正确理解人体运动生理功能过程，进而能辨别正常力学解剖状态及异常力学解剖状态，否则难以对疾病进行正确的诊断和针刀治疗。

针刀医学解剖学的基本任务是探讨人体组织、器官的力学特征、建立组织、器官的力学连接模式，揭示人体力学解剖结构与疾病的内在联系，从而为针刀、针灸、推拿、手法等物理疗法治疗疾病提供形态解剖学依据。

三、针刀医学解剖学与中医经络学说及西医解剖学的联系与区别

（一）针刀医学解剖学与中医经络学说的联系与区别

中医经络学说是研究人体经络系统的组织结构、生理功能、病理变化及其与脏腑形体官窍、气血津液等相互关系的学说，是中医理论体系的重要组成部分。经络学说是针灸、推拿、气功等学科的理论基础，对指导中医各科临床有重要意义。

作为一门新兴的医学学科，针刀医学与经络学说有着密切的关系。第一，从理论上，针刀医学关于人体弓弦力学解剖系统的理论与经络循行分布理论有相似性和可比性。它们都强调人体的整体性，强调点、线、面、体的有机结合，而不是只注重局部；第二，从器械上，针刀是将针灸的“针”和西医外科的“刀”两者融为一体的如针之刀，针刀器械在形状上与古代某些“九针”针具暗合，有异曲同工之妙。这样，针刀不仅通过切开和分离发挥了对腧穴的刺激作用，而且还可以切开和分离疾病所产生的粘连、瘢痕、挛缩；第三，从治疗部位上，二者有相似性和可比性。针刀医学依据“网眼理论”，对同一疾病，选取左右、上下相关异常应力集中部位。而经络学说的配穴方法有左右配穴、上下配穴等，与针刀医学异曲同工。

（二）针刀医学解剖学与西医解剖学的联系与区别

16世纪，西方《人体的构造》一书的出版，意味着近代人体解剖学的诞生。人体结构被分为系统、器官、组织、细胞等不同层次，这种从大到小的纵向性分类对详细了解

人体的形态结构与功能的关系有重要作用，为应对临床疾病提供了直观依据，但随着人类对健康需求的发展，该解剖学体系指导下的医疗技术和手段已不能满足临床应用，因为这种分类方法是对人体组织结构的简单叠加和拆分，对人体各系统及组织之间内在的联系的认识存在不足，比如，消化系统与循环系统的内在联系、泌尿系统与呼吸系统的联系、耳与足的联系、肺与膀胱的联系，等等。

针刀医学在吸收西医解剖学精华的基础上重新认识人体解剖结构和疾病，将人体作为以生物力联系在一起的有机整体，创造性地提出人体力学解剖系统概念，它的基本结构是单关节力学解剖系统，由人体骨骼与连接骨骼的软组织组成，完成人体力学传导，当人体解剖结构力平衡失调，就会形成以力学解剖病变点为中心、以点成线、以线成面、以面成体的立体网络状病理构架，进而促使机体产生疾病。根据人体不同部位及其功能，人体整体可分为由不同的单关节力学解剖系统组成的五个系统，即头面部力学解剖系统、四肢力学解剖系统、脊柱力学解剖系统、头-脊-肢力学解剖系统和内脏力学解剖系统。这五个子系统既是独立的力学解剖结构、完成各自系统内的力学传导、维持各自系统内的力学平衡，同时，各系统之间又相互连接、相互渗透、相互作用，使人体成为一个完整的力学解剖系统。它解决了西医解剖结构之间孤立存在、缺乏联系的问题，以及随之而来的西医分科片面、头痛医头、脚痛医脚的问题。

四、针刀医学解剖学的学习方法

1. 树立跨学科研究思路 针刀医学是一门新兴的“交叉医学”学科，其学科理论既包涵了人文哲学理论，又包涵了中医学、西医学的理论，同时，还运用了物理学、数学、化学等自然科学的理论。所以，了解和掌握多学科认识，树立综合研究思路是针刀医学的重要研究方法。

2. 功能分析法 通过分析人体的运动功能，建立功能与结构的解剖联系，最终找到功能背后的人体力学解剖结构。

3. 实验研究法 运用实验研究法发现、探索运动功能与力学解剖结构途径及通路，探讨它们之间的因果联系。

4. 活学活记并重的观点 活学是指在学习中要多听、多记、多读、多看、多操作、多讨论，对所学的知识要充分理解。活记就是要把问题弄懂，达到真正理解，然后在此基础上记忆，这样记得的东西才会比较深刻，不易忘记。

总的来说，学习针刀医学解剖学，必须要理论联系实际。这个理论就是针刀医学基础理论和针刀医学解剖学。这个实际就是亲自动手进行尸体解剖操作。尸体解剖操作是学习针刀医学解剖学最重要的方法，不重视尸体解剖操作，不在理论的指导下认真的解剖尸体，是不可能学好针刀医学解剖学的。只有在进行尸体解剖的同时，认真学习和复习针刀医学基础理论和针刀医学解剖学的理论知识，既动手又动脑，才可能较好地掌握人体各局部的层次和毗邻关系，为今后学习针刀治疗学，打下扎实的基础。

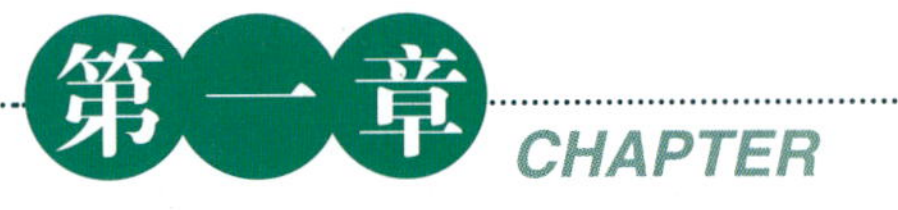

人体弓弦力学解剖系统总论

本章主要从人与力的关系开始着手进行讲解，表明人体的病理生理均离不开力学环境，通过描述人体弓弦力学解剖系统理论概述及其组成、分类、功能，解释人体弓弦力学解剖系统的力学基础，使得学习变得生动形象，更易于掌握。

第一节　人与力的关系

本节从人体力学环境以及人体运动属性开始介绍，进而切入到运动与力的关系，提出针刀医学对人体解剖结构的物理性能分类，最终认识到人体是一个复杂的力学结构生命体。

一、人体力学环境

环境的力学因素影响生物个体的力学结构。生物的生存环境，每时每刻都在受到力的影响。力学因素影响着生物个体各层次的生命活动过程。作为生存在地球上的人类也不能例外，人体从生命诞生到终止无不受到地球引力的影响，可以说人是生长在地心引力的汪洋大海之中。所以，人类在进化过程中，逐渐形成了与所生存的力学环境相适应的力学结构和力学系统。因此，力是研究人体的生理病理时不可忽视的因素，一方面，力在维持正常生命活动中起着积极的作用，而另一方面，非正常的力学状态是造成众多疾病的主要原因。

二、人体运动属性

从哲学角度分析，人类具有自然和社会两大属性，人的自然属性决定了人为了生存必须进行物质索取（比如衣、食、住、行）和自我再生产（性欲）；人的社会属性决定了人的一切行为不可避免地要与周围的人发生各种各样的关系，比如生产关系、亲属关系、同事关系等等。从物理学角度考虑，人的这两大基本属性都离不开一个共同属性——运动属性，如：人的衣、食、住、行需要运动，人与人的沟通、合作需要语言、肢体运动。

运动是物质的固有性质和存在方式，是物质的根本属性，世界上没有不运动的物质，也没有离开物质的运动。同时运动具有守恒性，运动既不能被创造又不能被消灭。人类的一切行为都离不开运动。衣、食、住、行需要通过运动实现；人与自然界一切人和事物的联系也需要运动实现，如人与他人建立关系需要交流，交流要靠语言、肢体动作、眼神、听觉等等。从物理学分析，人类的一切行为都是运动，一方面，只有当这些运动保持在一定的范围、一定强度，人体自身才能保持健康状态，否则就会导致疾病的产生；另一方面，只有当运动符合人类长久以来彼此之间建立的习惯默认的约定，才能建立人与人正常的交流环境，否则就会给对方传递错误的信息。

三、运动与力的关系

人生活在地球上，首先会受到地心引力的影响。人要维持人体的正常姿势，包括卧姿、坐姿、站姿，就必须形成与重力相适应的解剖结构；其次，人体为了生存要劳动、运动，也会受到各种力的影响。

（一）牛顿第一定律

牛顿第一定律指出：一切物体在没有受到外力作用时，总保持静止状态或匀速直线运动状态。

当物体受到外力作用时，它的运动状态（速度大小和方向，或大小，或方向）会发生变化，因此，力是改变物体运动状态的原因。

（二）牛顿第三定律

牛顿第三运动定律的常见表述是：相互作用的两个物体之间的作用力和反作用力总是大小相等，方向相反，作用在同一条直线上。

（三）力的定义、作用与基本要素

1.力的定义　力是一个物体对另一个物体的作用，物体间力的作用是相互的，力可以改变物体的运动状态，也可以改变物体的物理状态。

2.力的作用

（1）改变物体的形状　当物体受到力的作用后，物体就会产生变形，当力超过物体的承载能力时，该物体就会发生破坏。骨折就是力的一种破坏效果。

（2）改变物体的运动状态　例如，力作用在原来处于相对静止状态的物体上将使物体产生运动。

3.力的三要素

（1）力的作用点　力对物体的作用效果与力在物体上的作用点有关。将圆柱形木块搁置在水平桌面上，施以同样大小和方向的力作用于木块，如果力的作用点较低，木块向前移动，如力的作用点较高，木块将翻倒（图1-1）。

（2）力的方向　力具有方向，假设用同样大小的力推动小车：从小车后面推，小车前进；从小车前面推，小车后退。说明力的作用方向不同，产生的效果也不同（图1-2）。

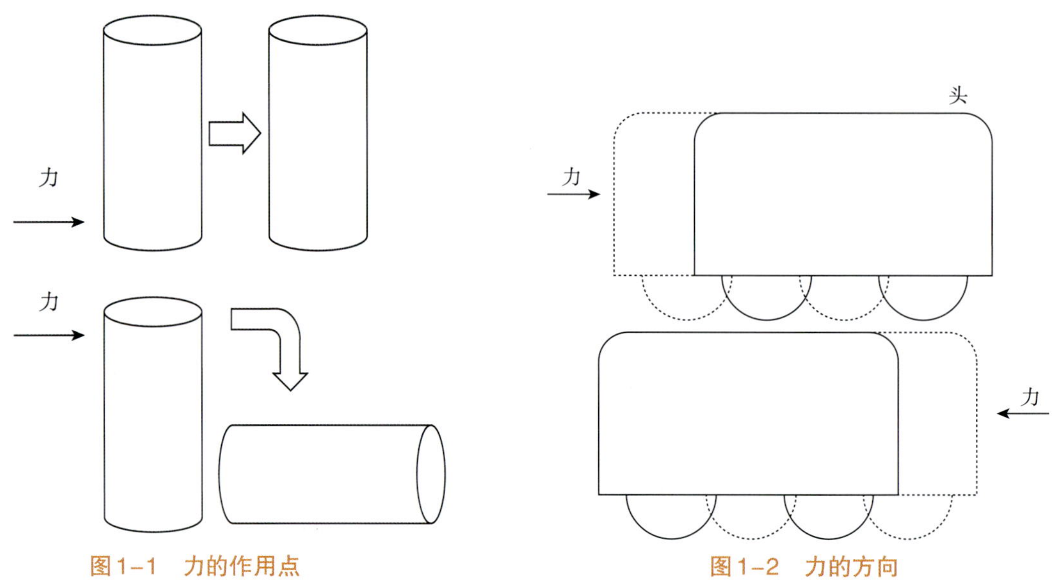

图1-1　力的作用点

图1-2　力的方向

（3）力的大小　力的大小是指物体间相互作用的强弱程度，力大则对物体的作用效果也大，力小则作用效果也小。

四、针刀医学对人体解剖结构的力学分类

（一）西医解剖学对人体解剖结构的认识

西医解剖学认为人体是由系统构成的，系统是由器官构成的，器官是由组织构成的，组织是由细胞构成的。这个观念是从大到小一步步深入人体微观世界，而且现在已经研究到分子生物学水平，对人体的研究可谓无微不至。这种划分方法是一种包含关系，系统包含器官，器官包含组织，组织包含细胞，细胞是人体生命活动的最小单位。

西医构建解剖系统的思路很简单，看得见、摸得着，连在一起，生理上有直接联系，这就是西医构建系统的思路。但是各系统之间相互孤立，互不联系。

（二）针刀医学对人体解剖结构的认识

针刀医学认为，人类在进化过程中要受到各种力的影响，可以说人是生长在力的汪洋大海之中。力学因素每时每刻都影响着机体各层次的生命活动过程。所以研究人体的生理病理时，力是不可忽视的因素。一方面，力在维持正常生命活动中起着积极的作用；另一方面，异常的力学状态是造成众多临床疑难杂症的重要原因。

人体组织受力有三种基本的力学形式，即拉力、压力和张力。力的反作用力，又称为应力，对于人体来说，各种力对人体的作用都有反作用力，所以在研究力对人体的影

响时，都有应力这个概念。人体内的三种基本的力学形式为拉应力、压应力和张应力。拉应力是沿一条线向两端方向相反的离心作用力；压应力是沿一条线方向相对的向心作用力；张应力是从一个圆的中心向周围扩散的作用力。依据人体组织的物理性能特点，针刀医学将人体组织器官分为三类物质：即硬组织、软组织和液体。人体骨骼为硬组织，生物力学称其为刚体，其力学性能表现为强度和刚度，即其抗破坏的能力和抗变形的能力，在受力特点方面表现为压力和压应力；人体软组织，包括皮肤、筋膜、肌肉、韧带、腱滑膜鞘、滑囊、关节囊、血管、淋巴管、神经、大脑、脊髓、腺体和各种内脏器官等等，生物力学称其为柔体，其力学特性表现为弹性，即外力撤消后其恢复原来大小和形状的能力，其受力特点表现为拉力和拉应力；人体内液体及气体，包括血液、滑液、淋巴液、组织液及气体等，生物力学称其为流体，其力学特性表现为流变性，即在外力作用下的变形和流动性质，其受力特点表现为张力和张应力，张应力是流体在流动时对流经通道所产生的张力和流体被堵塞、滞留时产生的作用力（表1-1）。

表1-1　人体解剖结构的力学分类

物理性质	组织分类	力学性能	受力特点
刚体（硬组织）	骨骼	强度和刚度	压力、压应力
柔体（软组织）	皮肤、筋膜、肌肉、韧带、腱滑膜鞘、滑囊、关节囊、血管、淋巴管、神经、大脑、脊髓、腺体和各种内脏器官	弹性	拉力、拉应力
流体（液体及气体）	血液、滑液、淋巴液、组织液及气体	流变性	张力、张应力

涉及人体具体部位，存在同一个层面刚体、柔体、流体并存状态，只不过它们的比例不同而已，因此，形成了人体各个部位的力学结构的差异，例如人体的所有关节都有骨性组织构成主要部分，即刚体为主要部分，则对应的骨关节面会受到压应力的影响；大脑、脊髓和内脏器官在人体内都呈现悬挂式，因受地球引力的作用，其自身受重力就形成了对抗性的拉力，则相应受到拉应力的影响；而软组织的两端或周边都附着在其他的组织结构上，因此也都受到拉应力的影响；而体液容易产生张力，因此组织器官内容易受到体液产生的张力的影响。

五、人体是一个复杂的力学结构生命体

根据人类哲学的自然属性、社会属性以及高于哲学属性的物质的运动属性分析，人体是一个复杂的力学结构生命体。

首先，人类生活在地球上要承受地心引力——重力的影响，人体解剖结构的大小、面积、形状必须符合在重力条件下生存的力学环境，否则人类就不能在地球上生存。其次，纵观人体的结构，就会发现一个有趣的现象：人体的组织器官的形状都近似于圆

形，例如人体的外形、人体重要器官如大脑、心脏、肺、肝、肾脏、肠以及神经、血管等，其原因是圆形是最能避免外力打击的几何形状。只有当外力以快速的巨大的力量将准确击中圆的切线位时，才会对圆形造成直接损伤，如果外力速度慢，或者可能击中圆的切线位，圆形就可以避开外力打击。这正是人体选择近似圆形作为解剖结构的原因。再次，中枢神经系统位于颅腔和椎管内，心血管系统位于胸腔内，四肢的重要神经血管位于肢体的内侧深层，以保证人体重要器官组织不受外力干扰和伤害。最后，人类除了受到重力影响外，还要受到拉力、压力、张力的影响。所以人体必须具有适应力学变化的解剖结构。

综上所述，人类生活在巨大的力学环境圈中，必须有与之相应的解剖结构才能保证生命的存在和延续。那么，人体有力学解剖结构吗？如果有，力学解剖结构是单一的还是普遍存在的？力学解剖结构之间有没有联系？力学解剖结构在人体生理病理过程中如何发挥作用？要回答上述问题，从现有对人体解剖认识的思路出发，恐难以提供一个圆满的答案。

第二节　人体弓弦力学解剖系统理论概述

针刀医学从临床实践中不断总结防治疾病的规律，紧紧抓住人体结构的力学特性，从物理力学的角度重新认识人体的解剖结构以及解剖结构与人体生理、病理之间的联系，从而建立了新的人体功能解剖系统概念：即人体弓弦力学解剖系统。

一、人体弓弦力学解剖系统概念由来

人作为完整的机体，各组织结构之间存在着的生物力是人体内部特有的联系。人体维持直立状态，首先是骨骼在体内的支撑作用，但骨与骨之间的直接连接和间接连接是保持机体稳态的关键环节。直接连接是骨与骨之间借助纤维组织、软骨或骨直接相连，如前臂骨之间的骨间膜连接，脊柱椎骨之间的椎间盘连接，颅骨之间的缝隙连接都属于直接连接；间接连接是骨与骨之间由结缔组织相连结，这种骨连结又称滑膜关节或者关节，这种骨连结中间存在一定空间，因而关节可以进行不同范围的运动。一副完整的弓箭由弓、弦和箭三部分组成，弓与弦的连结处称为弓弦结合部，弓箭各部分之间存在着力学关系，弓相当于物理学的刚体物质，主要承受压力的影响；弦相当于物理学的柔体物质，主要承受拉力的影响（图1-3）。人体结构之间的生物力关系和弓箭各部分之间的应力关系有怎样的联系呢？湖北中医药大学张天民教授将人体关节运动的力学模式与弓箭的力学传导模式联系起来，将生物力学与人体解剖结构有机结合起来，提出了“人体弓弦力学解剖系统”概念，通过这个系统中各单元间的紧密合作，人体能够保持正常的姿势，完成各种运动生理功能。

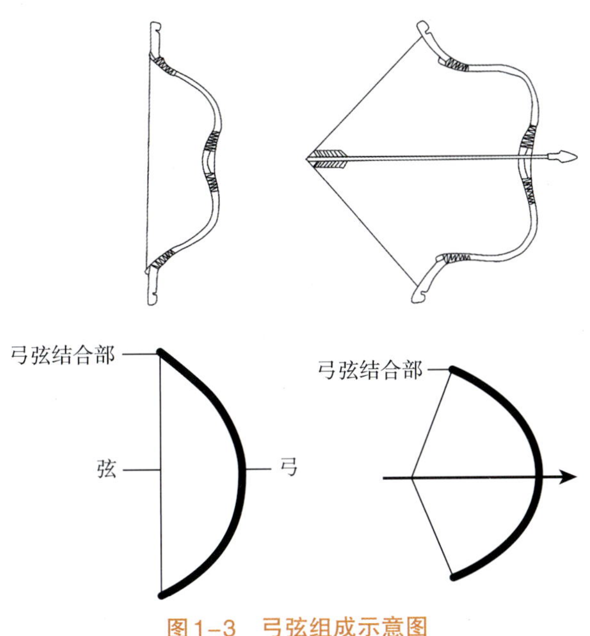

图1-3　弓弦组成示意图

二、人体弓弦力学解剖系统定义

人体弓弦力学解剖系统是运用弓箭的组成结构、受力模式和力学传导方式去认识人体解剖结构，将骨骼定义为弓，连接骨骼的软组织（肌肉、筋膜、韧带、关节囊）定义为弦，在皮肤、皮下、脂肪、滑囊、籽骨、副骨、神经、血管、腺体、腱鞘、骨膜等组织结构辅助下，将人体联系为一个整体力学结构生命体，完成人体力学传导，保障人体的运动生理功能。人体弓弦力学解剖系统是研究骨连结力学结构及力传导的解剖系统。

三、人体弓弦力学解剖系统基本解剖基础——骨连结

《格氏解剖学》定义的关节是由各骨组织借各种软组织与邻骨连结而成，分为两大类（表1-2）：不动关节和动关节。不动关节又分为纤维连结和软骨连结，动关节为滑膜关节。

表1-2 《格氏解剖学》骨连结分类

分类			结构	代表
不动关节（骨-实体结缔组织-骨）	纤维连结	缝	骨-胶原性缝韧带-骨	颅缝
		韧带连结	骨-胶原性骨间韧带、膜或索-骨（有时主要为弹性纤维组织）	骨间膜
		嵌合	骨-复杂的胶原性牙周膜-牙骨质	牙槽结合
	软骨连结	透明软骨结合（初级软骨连结）	骨-透明软骨-骨	颅透明软骨结合

续表

分类			结构	代表
不动关节（骨-实体结缔组织-骨）	软骨连结	纤维软骨结合（次级软骨连结）	骨-透明软骨-纤维软骨盘-透明软骨-骨	耻骨联合
动关节（骨-有腔结缔组织-骨）	滑膜关节	结合物	骨-关节软骨-关节腔内滑液-关节软骨-骨	四肢关节

在关节结构中，骨组织相当于弓箭结构的弓，连接骨组织的软组织（肌肉、筋膜、韧带、关节囊）相当于弓箭结构的弦。每一个关节就相当于一个弓弦结构，称之为单关节弓弦力学解剖系统。

（一）不动关节

1.纤维连结（图1-4）

（1）缝　颅骨由缝连接。在1个缝，即2块骨之间由相连的软组织的隔膜层所隔开。每个骨的缝面被成骨细胞层所覆盖（形成层），纤维软组织膜与覆盖在颅骨内、外表面的骨膜相连续。覆盖疏松纤维结缔组织构成薄膜层的区域因年龄而减少，以便与骨面相适应。

（2）韧带连结　韧带连结是真正的纤维在骨之间的连接。它可能代表着骨间的韧带（例如桡尺骨间的骨间膜）、细长的纤维束或致密的纤维膜（如在骶髂关节后部）。

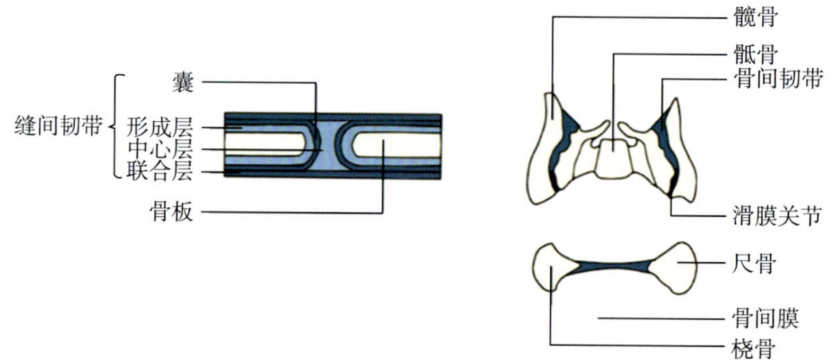

图1-4　纤维连结

（3）嵌合（图1-5）　嵌合也称钉状连结，是一个钉与槽的结合，在牙和牙槽之间，两者保持着亲密的接触，由牙周膜的胶原蛋白把牙骨质连在牙槽骨上。严格来说，嵌合不是2个骨结构之间的连结。

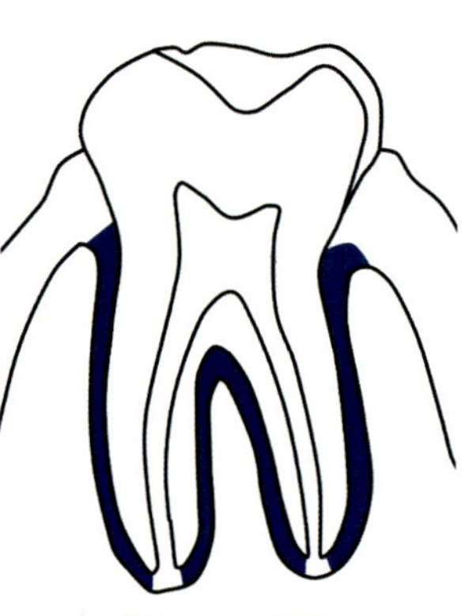

图1-5　嵌合

2. 软骨连结

（1）初级的软骨连结　初级的软骨连结或透明软骨结合可出现在与透明（但非关节）软骨结构分开的骨化中心之前。它们存在于有不止一个骨化中心的所有后颅骨。由于软骨组织保留骨化的能力随着年龄发生变化，当生长结束时，软骨结合趋于骨性结合。

（2）次级的软骨连结　次级的软骨连结或纤维软骨联合很大程度上取决于出现的是垫或盘，这些垫或盘出现在两块关节软骨之间。这些垫或盘厚度在几毫米至几厘米不等。整个区域几乎都被强韧的、紧密黏着的致密结缔组织包围。胶原韧带从跨过骨性结合骨的骨膜中伸出来。韧带混合着透明软骨和纤维软骨的软骨膜，但不会形成完整的囊。它们含有向心的神经丛，这些神经也穿过纤维软骨的边缘。韧带和纤维软骨结合的强度可以超过骨连结的强度。

（二）动关节（图1-6）

自由运动的关节骨表面覆盖着关节软骨，两个关节软骨被有润滑作用的黏性滑液薄膜隔开。关节的稳定性是由纤维囊和内在、外在的韧带保证。

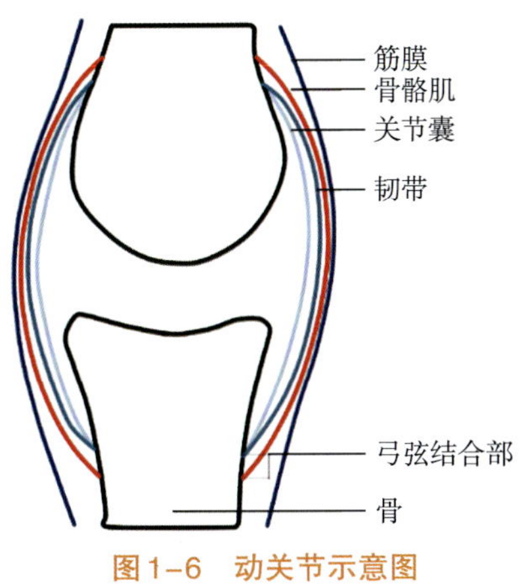

图1-6　动关节示意图

四、人体弓弦力学解剖系统基本构架及功能

（一）人体弓弦力学解剖系统基本构架

人体弓弦力学解剖系统基本构架是弓、弦和辅助装置（图1-7）。作为弓的骨骼，全身206块骨骼，相邻之间的两块骨骼为组成弓弦力学解剖系统的弓，连接骨骼的软组织（肌肉、筋膜、韧带、关节囊）是组成弓弦力学解剖系统的弦，皮肤、皮下、脂肪、滑囊、籽骨、副骨、神经、血管、腺体、腱鞘、骨膜等组织结构是弓弦力学解剖系统的辅助装置。

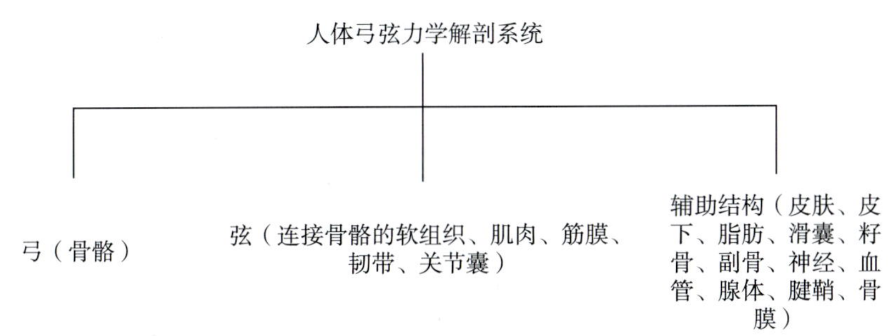

图1-7　人体弓弦力学解剖系统基本构架

（二）人体弓弦力学解剖系统基本构架的功能

1. 弓的功能　骨骼为弓。弓在人体弓弦力学解剖系统中主要起到承载，建立框架的作用，是支撑人体的支架，也是运动的杠杆。骨骼具有独有的力学性质。主要是它具有不同的强度、刚度。特别是长骨对受压具有很好的稳定性。

2.弦的功能 连接骨骼的软组织（肌肉、筋膜、韧带、关节囊）定义为弦。主要分为静态弦和动态弦，静态弦主要有筋膜、关节囊、韧带，动态弦主要为骨骼肌。静态弦主要是连接骨骼，起到稳定静态结构平衡的作用；而动态弦主要是连接不同骨骼，当人体处于静态时，起到稳定静态结构平衡的作用，当人体处于动态运动时，也能起到稳定动态平衡的作用。

3.辅助结构的功能 人体弓弦力学解剖系统将骨骼定义为弓、将连接骨骼的关节囊、韧带、筋膜、肌肉等软组织定义为弦，只有在辅助结构的配合下，共同完成人体的整体运动生理功能。下文中主要介绍普遍性的辅助结构的功能，各系统单独的特殊辅助结构在相关章节中进行描述和说明。

（1）皮肤 指身体表面的组织，覆盖全身，是人体最大的器官，它使体内各种组织和器官免受物理性、机械性、化学性因素和病原微生物侵袭。皮肤分为上皮性的表皮和结缔组织性的真皮两部分。从表皮衍生来的附属器官有毛发、指（趾）甲，其内大量的脉管和神经，以及真皮内的皮脂腺、汗腺等腺体也属附属器官，真皮内有适应于各种感觉和生理代谢活动的感受器（图1-8）。

1）表皮：属复层鳞状上皮，由内向外依次分为基底层、棘层、颗粒层、透明层和角质层。基底层借助基底膜带与真皮连接。

2）真皮：分为乳头层和网状层。乳头层内有丰富的毛细血管和毛细淋巴管，并有游离神经末梢和Meissner小体。网状层内含较大的血管、淋巴管、神经及皮肤附属器、肌肉等。

3）皮下组织：由疏松结缔组织及脂肪小叶组成，又称皮下脂肪层，此层内有汗腺、毛囊、淋巴管及神经等。

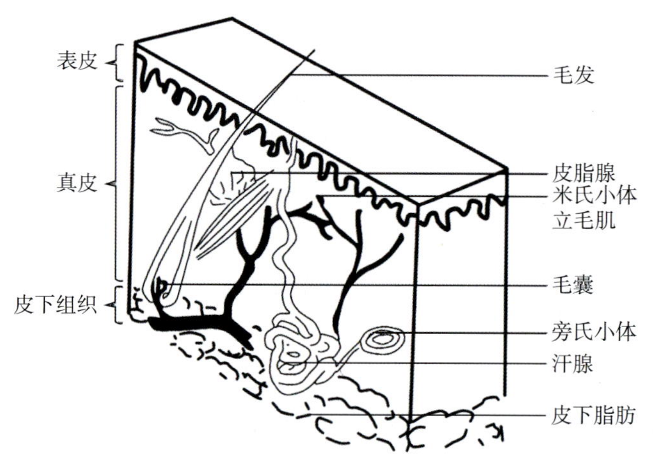

图1-8 皮肤结构示意图

皮肤除了承担着保护身体、排汗和感觉冷热功能外，皮肤是最为敏感的压力感受器，对维持人体内外的力学平衡非常重要。在人体弓弦力学解剖系统中，皮肤营养及神经支配来源于深层组织，神经血管均行经于软组织（弦）如肌肉、筋膜中，所以，如果软组织（弦）产生粘连、瘢痕和挛缩，就会影响皮肤的营养和血管，引起一系列皮肤的疾病。

（2）皮下组织　从广义来讲，皮下组织是指脊椎动物真皮的深层，从狭义来讲是指真皮与其下方骨骼、肌肉之间的脂肪结缔组织。

在人体弓弦力学解剖系统中，皮下组织将筋膜与皮肤分隔开来，一方面，人体深层软组织（肌肉，韧带）通过深筋膜的约束以维持圆形或者类似圆形，最大限度避免外力的损伤；另一方面，将皮肤与筋膜分隔以后，使皮肤可以完成它自身的功能，如具有弹性，分泌和排泄功能等。

（3）脂肪　除了我们已熟知的功能如供给能量，是人体内的三大组成部分（蛋白质、脂肪、碳水化合物）之一、维持人体体温以外，笔者研究发现，脂肪的另一个重要功能是分隔，即将两层不同结构、不同功能的弦（软组织）分开，使它们能够完成各自的功能而又不会相互影响。

脂肪的这一功能保证了在同一部位不同结构、不同方向的软组织同时完成不同的生理功能，所以它是弓弦力学解剖系统的重要的辅助装置之一。

（4）滑囊　滑囊在一些肌肉起止点和骨面之间，生成的结缔组织小囊，壁薄，内含滑液，可减缓肌腱与骨面的摩擦。这个细微的解剖结构没有得到足够的重视，医生常常是因为滑囊炎将其切除，导致不必要的后遗症和并发症。滑囊是人体弓弦力学解剖系统中的润滑结构。由于弓（骨骼）和弦（软组织）的组织结构不同，故弓弦结合部（软组织在骨面的起止点）是力集中部，人体为了防止弓与弦的摩擦，就在弓弦结合部形成了分泌滑液的滑囊。根据生物力学原理，哪个部位受到的摩擦力大，人体就会在该处设置防摩擦装置，故膝关节的滑囊最多（图1–9）。

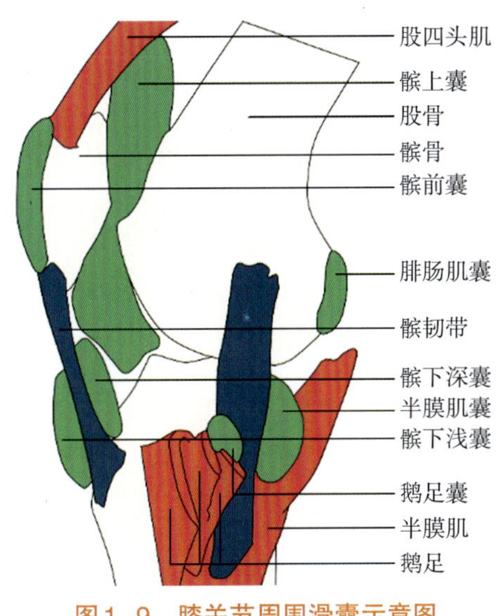

图1–9　膝关节周围滑囊示意图

（5）籽骨（副骨）　其来源一直没有搞清楚，由于籽骨的形类似于植物所结的种子，所以用籽来形容，对它的功能更是知之甚少。对副骨的描述仅是人体内额外长出来的小骨，再无其他说明。恩格斯指出："形态学的现象和生理学的现象，形态和机能是互相制约的。"形态结构是组织器官机能活动的物质基础，机能变化是导致组织器官形态结构发展的重要因素。其实，籽骨（副骨）是人体弓弦力学解剖系统的辅助装置。它是人类进化过程中为了生存以及适应自然界的变化所形成的一个力学解剖结构。比如，髌骨是人体中最大的籽骨。就是为了适应人体的力学功能而形成的力学解剖结构。

（6）神经、血管、组织液　神经支配人体弓弦力学解剖系统中的弦——骨骼肌、关节囊、韧带等，血管营养骨骼肌、关节囊、韧带等，组织液充斥于各种组织之间对组织起营养、润滑以及保护等作用。它们共同维护人体弓弦力学解剖系统的正常结构和功能。

第三节　人体弓弦力学解剖系统组成、分类及功能

人体弓弦力学解剖系统的组成分为单关节弓弦力学解剖系统和多关节弓弦力学解剖系统。单关节弓弦力学解剖系统是人体弓弦力学解剖系统的基础。全身206块骨骼通过骨连结相互连接起来，形成人体骨连结系统。一块骨骼至少有1个以上的关节面与其他骨骼组成关节。所以每一块骨骼至少组成一个骨连结。根据人体的解剖结构特点及功能状态，全身各部位骨连结的形状各不相同，分别完成不同的生理功能。由此，根据人体结构部位不同，将全身单关节弓弦力学解剖系统分为5个多关节弓弦力学解剖系统：头面部弓弦力学解剖系统、四肢弓弦力学解剖系统、脊柱弓弦力学解剖系统、头–脊–肢弓弦力学解剖系统及内脏弓弦力学解剖系统。这5个系统既是独立的力学解剖结构，完成各自系统内的力学传导，维持各自系统内的力学平衡。同时，各系统之间又相互渗透、相互作用，使人体成为一个完整的力学解剖结构系统（图1–10）。

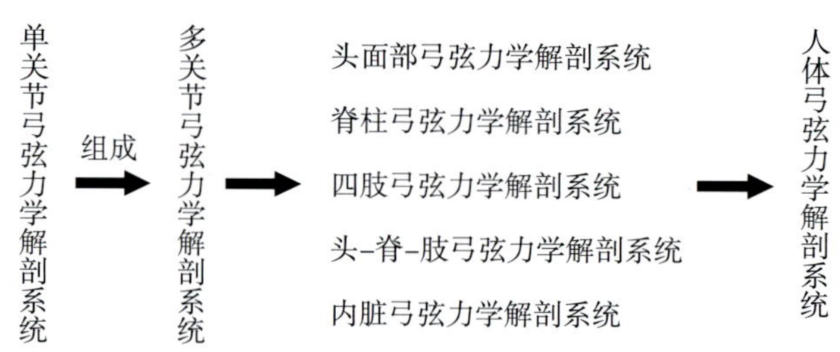

图1–10　人体弓弦力学解剖系统分类

一、单关节弓弦力学解剖系统

单关节弓弦力学解剖系统是包括单个骨连结的力学解剖结构，由静态弓弦力学解剖单元、动态弓弦力学解剖单元和辅助装置三个部分组成（图1–11）。

静态弓弦力学解剖单元（静态单元）是维持人体正常姿势的力学解剖结构；动态弓弦力学解剖单元（动态单元）是以肌肉为动力，使人体骨关节产生主动运动的力学解剖结构。动静态单元共用一个弓（骨骼），只是弦不同，静态单元的弦是关节囊、韧带、筋膜，动态单元的弦是骨骼肌。故静态单元是动态单元的基础，维持人体静态力学平衡，如站姿、坐姿、卧姿。动态单元是静态单元外在表现形式，维持人体主动运动功能。两

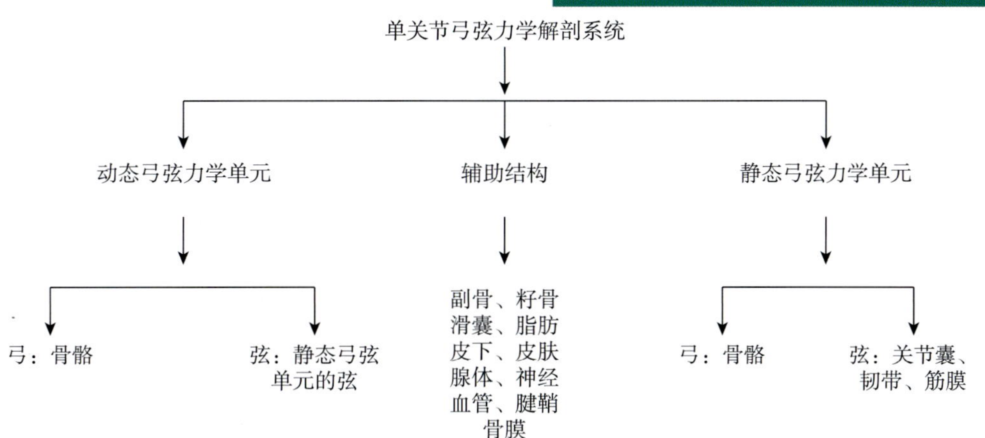

图1-11　单关节弓弦力学解剖系统

者相互作用，不可分割。静中有动，动中有静，动静结合，平衡功能。辅助装置包括两个部分：一是保证人体弓弦力学解剖系统发挥正常功能的解剖结构，如皮肤、皮下组织、脂肪、神经、血管等。二是辅助特定部位的弓弦力学解剖系统发挥正常功能的解剖结构。如籽骨、副骨及滑囊等。

（一）单关节弓弦力学解剖系统的组成

单关节弓弦力学解剖系统由静态弓弦力学解剖单元、动态弓弦力学解剖单元、辅助装置构成。

1. 静态弓弦力学解剖单元（图1-12） 一个静态弓弦力学解剖单元由弓和弦两部分组成，弓为连接关节两端的骨骼；弦为附着在两骨骼之间的关节囊、韧带和筋膜，关节囊、韧带和筋膜在骨骼的附着处称为弓弦结合部。关节囊、韧带和筋膜均为纤维结缔组织，具有很强的抗拉能力。但它们本身没有主动收缩功能，它的作用是保持关节正常的对合，维持关节稳定性，所以，静态弓弦力学解剖单元是维持人体正常姿势的固定装置。

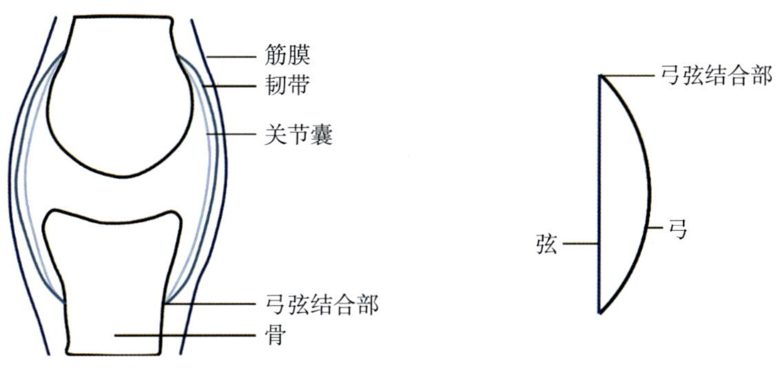

图1-12　静态弓弦力学解剖单元示意图

2. 动态弓弦力学解剖单元（图1-13） 一个动态弓弦力学解剖单元由静态弓弦力学解剖单元加上相应弓上的骨骼肌两部分组成。骨骼肌在骨面的附着处称为弓弦结合部。

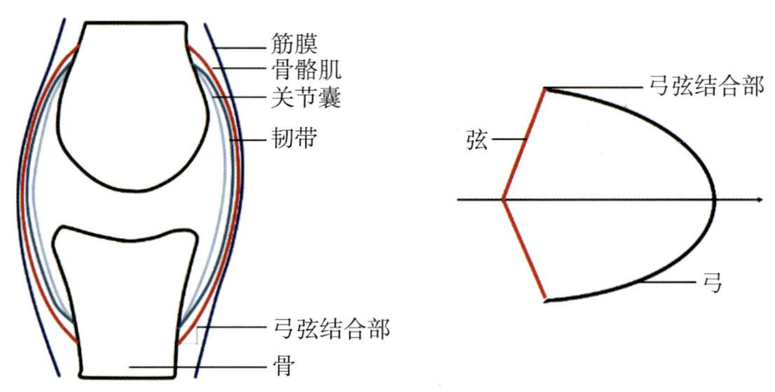

图1-13 动态弓弦力学解剖单元示意图

动态弓弦力学解剖单元以肌肉为动力，以骨骼为杠杆，是骨杠杆系统的力学解剖结构。骨骼肌具有主动收缩功能，所以，动态弓弦力学解剖单元是骨关节产生主动运动的力学解剖学基础。

3. 辅助装置 要完成人体运动功能，只有弓弦结构是不够的，还必须有保护弓弦力学解剖结构发挥正常功能的组织，包括皮肤、皮下组织、脂肪、神经、血管、籽骨、副骨及滑囊等。

（二）单关节弓弦力学解剖系统的功能及运动单位

1. 单关节弓弦力学解剖系统的功能 单关节弓弦力学解剖系统的功能有两个，一是保持各骨连结的正常解剖位置和力学性能，二是完成各骨连结的运动功能。对于不动关节而言，它的功能主要是维持不动关节的稳定性、完整性和封闭性，以保证骨连结内和骨连结之间的软组织不受外力伤害。例如，颅骨骨连结构成颅腔，保护大脑及中枢神经系统，各椎骨骨连结形成的椎管，保护脊髓不受外力伤害；对于动关节而言，它的功能是保证关节的正常运动。骨骼本身不能产生运动，关节是将骨骼连接起来的一种高度进化模式，只有骨骼肌收缩，才能带动关节的运动，从而完成关节运动。

2. 单关节弓弦力学解剖系统的运动单位—关节 正常的关节是运动的基础，肌肉收缩是运动的动力。我们的骨骼肌都是超关节附着，即肌肉的两个附着点之间至少有一个以上的关节，肌肉收缩会使这些关节产生位移，完成特定的运动功能。静态弓弦力学解剖单元保证关节处于正常解剖位置，动态弓弦力学解剖单元使关节产生运动。所以将关节作为弓弦力学解剖系统的基本运动单位。

二、多关节弓弦力学解剖系统

（一）头面部弓弦力学解剖系统（图1-14）

头面部弓弦力学解剖系统由静态弓弦力学单元和动态弓弦力学单元组成。静态弓弦力学单元由弓（颅骨）和弦（关节囊、韧带、筋膜）组成，其功能是维持头面部骨关节的正常位置。动态弓弦力学单元是在头面部静态弓弦力学单元基础上加上附着在颅骨上的骨骼肌组成，其功能是完成头面部的各种动作表情。

（二）脊柱弓弦力学解剖系统（图1-14）

脊柱弓弦力学解剖系统由静态弓弦力学解剖单元和动态弓弦力学解剖单元及辅助装置组成。脊柱静态弓弦力学解剖单元是以椎骨为弓，连结椎骨的关节囊、韧带、筋膜为弦。其功能是维持脊柱的正常解剖位置，脊柱动态弓弦力学解剖单元是在脊柱静态弓弦力学解剖单元的基础上加上附着于脊柱的肌肉组成（图1-14）。

脊柱是人体的中轴线，人体为了生存的需要，在脊柱的矢状面上逐渐形成了一个曲线形状，也就是我们常说的脊柱的生理曲度。脊柱弓弦力学解剖系统由多个单关节弓弦力学解剖系统组成，由于脊柱各段的形态、功能不同，故将脊柱弓弦力学解剖系统分为颈段、胸段、腰段、骶尾段弓弦力学解剖子系统。

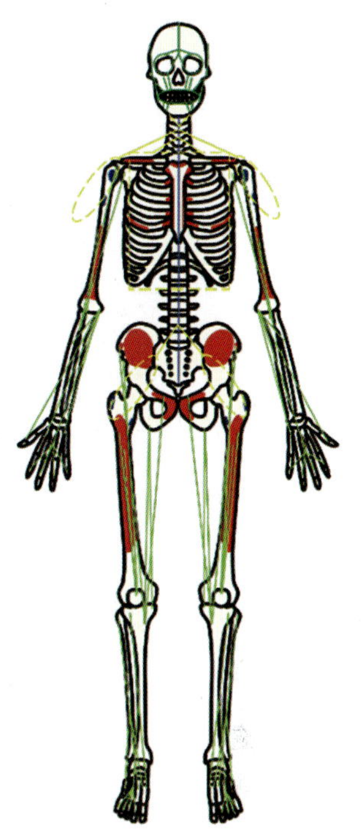

图1-14　多关节弓弦力学解剖系统

（三）四肢弓弦力学解剖系统（图1-14）

由静态弓弦力学解剖单元、动态弓弦力学解剖单元和辅助装置组成。静态弓弦力学解剖单元由弓（肱骨、尺桡骨、腕骨、掌指骨、股骨、髌骨、胫腓骨、跖趾骨）和弦（关节囊、韧带、筋膜）组成。动态弓弦力学解剖单元是在四肢静态弓弦力学解剖单元基础上加上附着在肱骨、尺桡骨、腕骨、掌指骨、股骨、髌骨、胫腓骨、跖趾骨上的肌肉组成。

根据四肢关节的不同功能将四肢弓弦力学解剖系统分为肘部弓弦力学解剖系统，腕手部弓弦力学解剖系统，膝部弓弦力学解剖系统和踝足部弓弦力学解剖系统。

（四）头-脊-肢弓弦力学解剖系统（图1-14）

躯干是人体的主干，头面部和四肢是人体的外延部分，人体要完成运动功能，脊柱与头面部、四肢必然有力的传导通路，否则人体的运动就会不协调、不统一。将脊柱、头面部、四肢连结起来的力学解剖系统，称为头-脊-肢弓弦力学解剖系统。由静态弓弦力学解剖单元和动态弓弦力学解剖单元及辅助装置组成。头-脊-肢静态弓弦力学解剖单元以颅骨、锁骨、胸骨、肋骨、上肢带骨（肩胛骨）、下肢带骨（髋骨）、肱骨、股骨、脊柱为弓，以连接这些骨骼的关节囊、韧带、筋膜为弦，其功能是维持脊柱与头面部、四肢的正常解剖位置。头-脊-肢动态弓弦力学解剖单元是在头-脊-肢静态弓弦力学解剖单元的基础上加上附着于骨骼上的肌肉组成，功能是保持头面部、脊柱及四肢的运动平衡。

（五）内脏弓弦力学解剖系统（图1-15，图1-16）

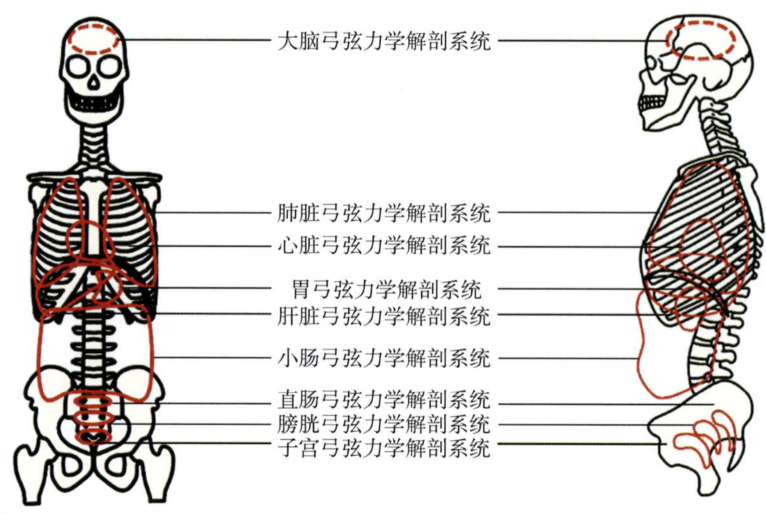

图1-15　内脏弓弦力学解剖系统（1）

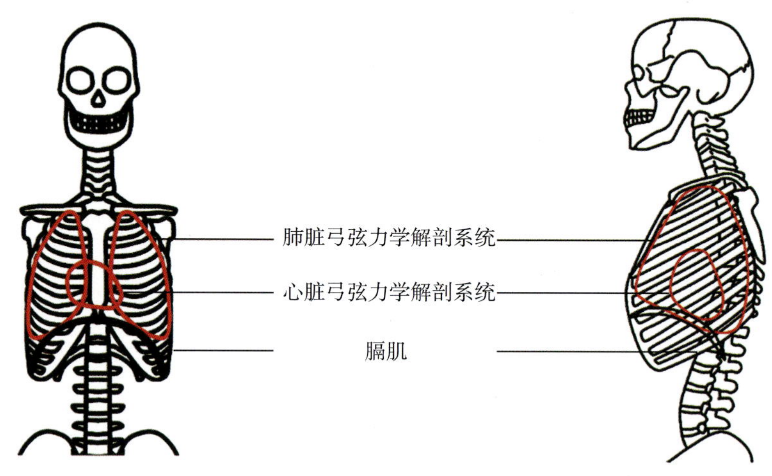

图1-16　内脏弓弦力学解剖系统（2）

内脏弓弦力学解剖系统没有自己的弓，内脏都是由韧带和筋膜等软组织连接于脊柱弓弦力学解剖系统和头-脊-肢弓弦力学解剖系统之上。故内脏弓弦力学解剖系统的静态弓弦力学解剖单元是共用的与该内脏相关的脊柱弓弦力学解剖系统和（或）头-脊-肢弓弦力学解剖系统的静态弓弦力学解剖单元，内脏弓弦力学解剖系统的动态弓弦力学解剖单元，也是共用的与该内脏相关的脊柱弓弦力学解剖系统和（或）头-脊-肢弓弦力学解剖系统的动态弓弦力学解剖单元，共同保证了该内脏的自身位置的稳定，和其功能的正常运作。

针刀医学将人体看作一个整体，提出了人体弓弦力学解剖系统，来解释人体完成各种生命活动的过程及疾病的病理发生过程。并为了教学方便和进一步分析疾病的病理发生过程，进而将人体弓弦力学解剖系统细分为由单关节弓弦力学解剖系统构成的五大多关节弓弦力学解剖系统—头面部弓弦力学解剖系统、脊柱弓弦力学解剖系统、四肢弓弦力学解剖系统、头–脊–肢弓弦力学解剖系统及内脏弓弦力学解剖系统。但是在学习过程中，我们应先从单关节弓弦力学解剖系统学起，进而了解五大多关节弓弦力学解剖系统的组成及功能，从而了解人体正常生命活动的完成和疾病的发生发展及转归。

第四节　人体弓弦力学解剖系统的力学基础

人体弓弦力学解剖系统的基础力学模型为“弓箭”模型，而“弓箭”模型在多关节弓弦力学解剖系统有着不适用性，故而我们提出“斜拉桥”模型来解释多关节弓弦力学解剖系统的力学传导，最后我们通过举例来使学习本书的学生能够更好地理解人体弓弦力学解剖系统的力学传导过程，能达到举一反三的效果。

一、单关节弓弦力学解剖系统的力学基础

首先通过比较“弓箭”模型组成结构与人体单关节弓弦力学解剖系统组成结构的力学特性，寻找出两者之间的力学相似性，然后按照“弓箭”模型的受力模式力学去分析人体单关节弓弦力学解剖系统的受力模式及力学传导模式，揭示各骨连结的运动功能的力学原理及力学通路。

（一）“弓箭”模型组成结构的力学特性

弓箭起源于原始社会，是以木材为弓，以生牛皮、绳索为弦，后续也有用羊肠或筋鞣作为弦，组装成为封闭的力学系统。

1. 弓（木材）的力学特性　木材的抗弯强度是指木材承受横向载荷的能力；弹性模量常用于计算构件在载荷作用下的变形以及长住的荷载；木材硬度表示木材抵抗其他钢体压入木材的能力。

2. 弦（生牛皮、绳索、羊肠或筋鞣）的力学特性（绳索为例）　弓箭的弦制作选用的材料，都有相似的力学特性，就是拥有很好的弹性和韧性。

（二）单关节弓弦力学解剖系统组成结构的力学特性

单关节弓弦力学解剖系统以骨为弓，以连接骨骼的软组织（肌肉、筋膜、韧带、关节囊）为弦，在辅助结构的帮助下，实现骨骼与软组织之间的力学传导。

1. 弓的力学特性　骨骼的力学特性如下，骨的各向异性是指骨在不同受力方向上承受载荷的能力不同的特性。骨有机质决定了骨组织的弹性，骨无机质决定了骨的坚固性。两者的适当比例决定骨有良好的弹性和坚固性。骨骼的抗压力强、抗张力差，其对纵向压缩的抵抗最强，即在压力作用下不易损坏，但在拉伸力作用下易损坏。耐冲击力

和持续力差。但是具有良好的强度和刚度。

Wolff定律指出：骨骼的生长会受到力学刺激的影响而改变其结构，用之则强，废用则弱。在生理承受范围内，应力越大，骨组织增生和骨密质增厚越明显。总之，骨是人体理想的结构材料。

2. 弦的力学特性

（1）静态弦的力学特性　静态弦不同于动态弦，都是被动结构，自身不会产生主动运动，其主要为胶原组织，包括有韧带、肌腱、关节囊、腱纤维鞘和腱滑膜鞘等。胶原组织的主要成分是胶原纤维和弹性纤维，其力学特性受纤维结构的方向性、弹性纤维和胶原纤维的特性以及二者的比例的影响。胶原纤维主要由胶原蛋白组成，胶原蛋白占人体蛋白的1/4~1/3。真皮、腱、韧带、筋膜的大部分是由胶原蛋白组成的。其物理特性是韧性大，抗拉力强。弹性纤维富于弹性，被拉长50%~100%之后，除去外力，仍可恢复到原长度。其机械性能可与胶原纤维互相补充。如疏松结缔组织被伸展时，原为波浪形走行的胶原纤维便伸直，而弹性纤维则被牵引拉长，处于蓄能状态。由于胶原纤维的抗张力强度大，可以防止弹性纤维的过分牵张，当外力除去时，则弹性纤维借助所蓄积的能量，立即回缩，使组织恢复其原状。弹性纤维缺乏再生能力，损伤后不易重新生成。网状纤维的化学成分与胶原纤维相同，都是胶原蛋白，主要分布在上皮的下方、毛细血管周围、造血器官和淋巴器官等处。

1）筋膜的力学特性：人体筋膜主要由较粗大的胶原纤维组成，弹力纤维和网状纤维很少，纤维之间散在有少量成纤维细胞和巨噬细胞。胶原纤维的生化成分是胶原蛋白，结构上由更细的胶原原纤维集合而成。由于原纤维中原胶原分子等距相错的平行排列聚合，形成胶原纤维独特的物理性能：韧性大，抗拉力强，缺乏伸缩性。筋膜以胶原纤维为主，因此获得坚韧、牢固的特性，在受压和牵张时，不能充分的扩张和伸展。在体内某些部位的筋膜增厚或由肌腱纤维的加强，形成假性韧带或腱性结构，其结构特点是粗大的胶原纤维排列整齐而且密集，为腱样的规则致密结缔组织。如髂腰韧带、腰肋韧带等。

2）肌腱和韧带力学特性：肌腱的力学特性表现为强度和刚度。强度是指肌腱和韧带被拉断时所承受的最大拉力；刚度是指肌腱和韧带在外力作用下易变形的程度，即牵拉力与组织延长量之间的关系。韧带和肌腱类似，都属于致密结缔组织，但肌腱中的胶原纤维排列比韧带的更加整齐，均为纵向排列，韧带的纤维排列则是多样化的，这样可以承受更多方向的载荷，起到稳定关节的作用。

3）关节囊：关节囊的外层是纤维层，主要是胶原组织。关节囊的内层是滑膜层，也是由纤维组织组成，但细胞多，特别在内表面上，而且还具有较多的血管。

（2）动态弦（肌肉）的力学特性　收缩性是肌肉的重要特性，表现为长度的缩短和张力的变化。肌肉具有伸展性和弹性，其在外力作用下可被拉长，为肌肉的伸展性。当外力消失时，肌肉又恢复到原来形状，为肌肉的弹性。肌肉活动时由于肌肉内部各蛋白分子相互摩擦产生的内部阻力为肌肉的黏滞性。

3. 辅助结构的力学特性　辅助结构包括骨组织、胶原组织、脂肪组织和周围神经等组织，其力学特性分析如下。

（1）骨组织　包括籽骨、副骨、关节软骨。籽骨、副骨的力学特性同于上文中骨骼的力学特性。关节软骨具有载荷变形性，即关节软骨在压力（载荷）时会发生变形，并随时间变化变形加快，1小时后达到平衡。当压力消除后，原有的软骨厚度很快恢复；具有渗透性，健康软骨组织的渗透性较小，且随着压力和变形的加大，健康软骨的渗透性不断地降低。关节软骨的这一特性可使其在压力下保持一定的厚度，与关节的润滑、软骨的承载能力、软骨组织的抗磨损程度有密切关系；具有润滑作用，其分为两种基本润滑模型：液膜润滑和界面润滑。液膜润滑，关节软骨表面的润滑剂较厚，在承受载荷不重且接触面的相对运动速度较快时，关节软骨之间采用这种润滑形式。界面润滑，关节软骨表面的润滑剂一般只有一层，在承受载荷较重时，关节软骨之间采用这种润滑形式。还具有磨损的特性，分为界面磨损和疲劳性磨损两种。

（2）胶原组织　包括皮肤、滑囊、腱鞘、滑膜和血管。皮肤为胶原组织，其力学特性见上文。滑囊为肌肉与肌肉之间、肌肉与骨之间，甚至在骨隆起与皮肤之间的部位，结缔组织间隙扩大形成袋状，并有液体蓄积的结构，其主要为滑膜构成，其力学特性详见上文。腱鞘分纤维层和滑膜层：①纤维层（腱纤维鞘），深筋膜增厚形成的骨性纤维性管道对肌腱起滑车和约束作用。②滑膜层（腱滑膜鞘），纤维鞘内，由滑膜构成，分脏层和壁层。脏层包于肌腱的表面。壁层：纤维层内面和骨面两层间含少量滑液。腱鞘的力学特性见上文。骨膜是骨表面除关节外所被覆的坚固的结缔组织包膜。在骨端和肌腱附着部位，非常致密地附着在骨上。其他部位的骨膜厚，容易从骨上剥离。骨膜由两部分构成，外层由胶原纤维紧密结合而成；内层中有胶原纤维和弹性纤维。骨膜的力学特性见上文。在血管壁内平滑肌、弹性纤维和胶原纤维具有特定的空间构型。平滑肌成螺线形排列，螺距很短；弹性纤维形成有纵向裂隙的网络；胶原纤维构成另一网络。血管的力学特性见上文。

（3）脂肪组织　包括皮下组织和脂肪。皮下组织又称浅筋膜，是一层厚薄不等的疏松结缔组织，与深层真皮相连。皮下组织常指脂肪组织，特别是指位于真皮和体壁肌肉组织之间的脂肪，故皮下组织的力学特性在下文中着重介绍。人体内的脂肪像软垫一样有缓冲机械冲击的作用，内脏器官周围的脂肪垫有缓冲外力冲击、保护内脏的作用，也可以减少内脏器官之间的摩擦，在骨骼和软组织摩擦较为严重的部位，也会有脂肪垫在此处将两者隔开，减少摩擦，起到保护作用。

（4）周围神经　周围神经是一种黏弹性物质，既具有弹性体的某些性质，又具有黏性性质。由于神经结构上的差异，不同种属、个体的神经，或同一个体不同部位的神经，其黏弹性质有所不同，有的弹性成分多些，有的黏性性质占优势。但总的来说，周围神经是具有较高弹性的黏弹性体，神经干内部各成分能在一定范围内适应外力牵张，超出此范围则发生材料性质的根本改变。

（三）人体单关节弓弦力学解剖系统与“弓箭”模型的联系

人体弓弦力学解剖系统是将人体骨骼定义为弓，连接骨骼的软组织定义为弦。通过前文的叙述，弓箭模型的弓——木材的力学性质与人体骨骼的力学特性有着高度的相似性（抗压力强、抗张力差；弹性和坚固性等），弓箭模型的弦——生牛皮、绳索、羊肠或筋鞣材料力学性能与人体肌肉、筋膜、韧带、关节囊的力学性质同样有着高度的相似性（弹性）。故人体单关节弓弦力学解剖系统的力学分析可以借鉴和参考弓箭模型的力学分析。

（四）人体单关节弓弦力学解剖系统的力学分析

1.“弓箭”模型的力学分析　单关节弓弦力学解剖系统——弓箭模型（图1-3），以骨为弓，以附着于骨上的软组织为弦，形成封闭的弓弦力学系统。

在密闭的弓弦力学系统中，弦部、弓部受力都是均等的，如图1-17所示，弓和弦两端受力$F_1=F_2$，以维持整个弓弦系统的平衡。

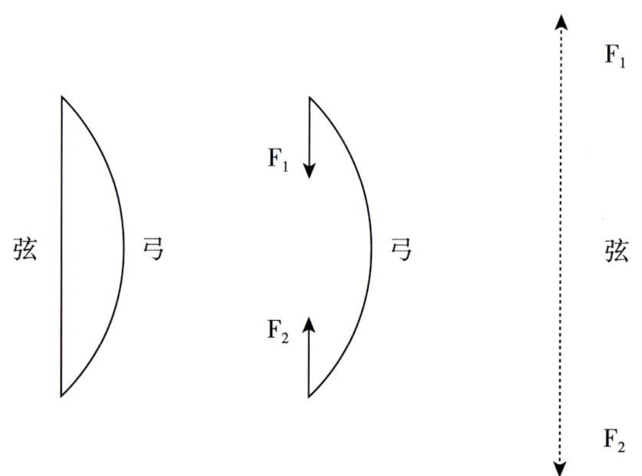

图1-17　静态弓箭力学分析

当弦受到外力影响发生形变时，受力情况如图1-18所示。

当外界给予弦一个拉力F时，弦发生形变，分为上下两个相等的分力$F_1=(F/2)/\sin\alpha$，力的作用是相互的，则弦对弓的拉力$F_1'=F_1$，F_1'在弓弦结合部延弓切线和垂直与切线方向分为F_2和F_3，F_2沿弓弦结合部与切线垂直方向形成拉力，F_3沿弓弦结合部切线方向形成压力，$F_2=F_1'\sin\beta$。假设α、β不变，F_2、F_1和F大小成正比。

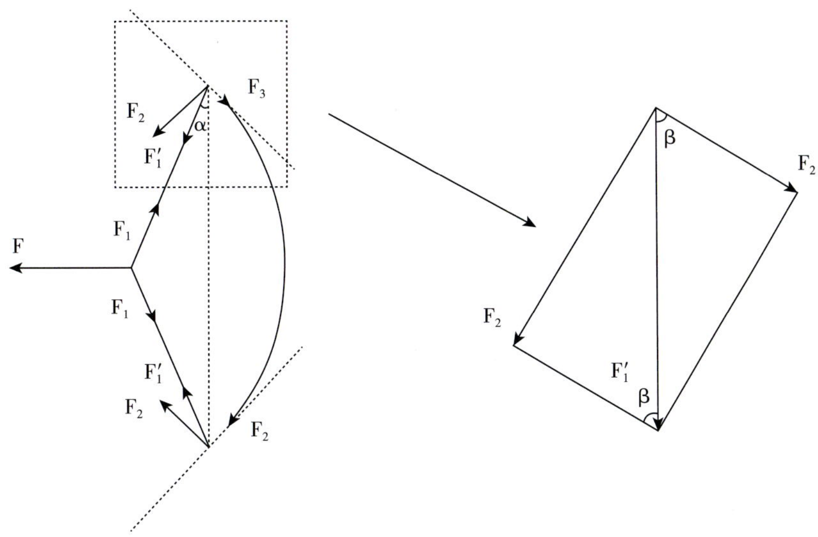

图1-18　动态弓箭的力学分析

F逐渐增大，对弓产生形变的拉力F_2也随之增大，此时随着F的增大，会产生以下三种结果。

当$F_2<F'$（弓本身的允许应力）时，即弦的形变能承受异常应力时，弓弦结合部的应力尚能由弦的形变进行代偿。

当$F_2=F'$（弓本身的允许应力）时，即弦的形变达到承受异常应力极限时，弓弦结合部的应力达到正常情况下承受极限，但弓还未发生形变。

当$F_2>F'$（弓本身的允许应力）时，即弦的形变不能承受异常应力时，弓弦结合部开始发生形变，进而带动弓的形变。即弦先动，弓后动，弓随弦动。

2.人体单关节弓弦力学解剖系统力学分析

（1）单关节弓弦力学解剖系统各种组织间的力学关系　人体弓弦力学解剖系统提出，人体的力学传导是以骨连结的方式进行的。不管是直接骨连结还是间接骨连结，它们的功能都是进行力的传导。所以，单关节弓弦力学解剖系统就是人体内最小的力学传导单元。后者是一个密闭的力学解剖系统，它同时传导三种力，即压应力、拉应力和张应力。拉力是沿一条线向两端方向相反的离心作用力，拉应力是拉力的反作用力（图1-19）。压力是沿一条线方向相对的向心作用力，压应力是压力的反作用力（图1-20）。张力是从一个圆的中心或一个球的中心向周围扩散的作用力，张应力是张力的反作用力（图1-21）。

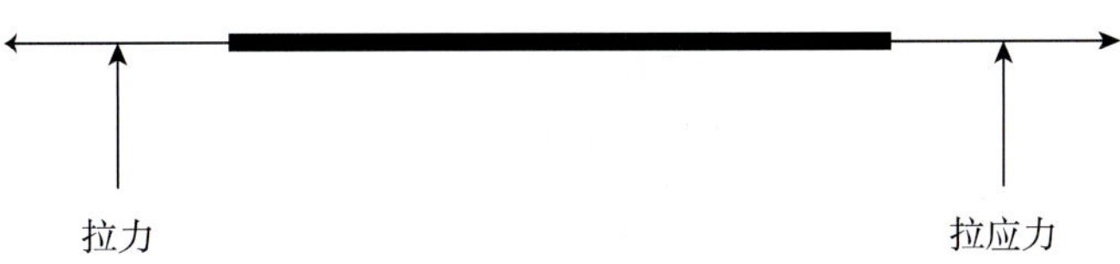

图1-19　拉力与拉应力示意图

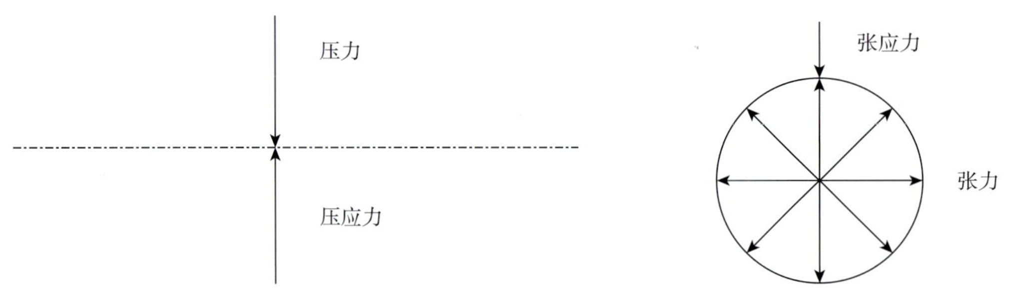

图1-20　压力与压应力示意图　　图1-21　张力与张应力示意图

（2）不动关节的力学分析　不动关节分纤维连结和软骨连结两种情况。

纤维连结分为缝和韧带连结（图1-4），缝主要见于颅骨。颅盖诸骨之间，多以缝的形式连接，即在骨间有薄层结缔组织膜相连。随着年龄的增长，缝可发生骨化而消失。缝中骨骼主要承受压应力、拉应力，中间的结缔组织主要承受拉应力。韧带连结是一种纤维性连结、其骨面被骨间韧带，较细的纤维索或腱膜连接在一起，通常两骨可作轻微的、偶尔范围较大的运动。韧带连结中骨骼主要承受压应力、拉应力，韧带主要承受拉应力。

软骨连结主要见于颅骨（初级软骨连结）和耻骨联合（次级软骨连结）。颅底诸骨之间则多以软骨性连接，这些连接极其牢固，不能运动，随着年龄的增长，可骨化而成为骨结。耻骨联合，由左、右髋骨的耻骨联合面借纤维软骨构成的耻骨间盘连结而成。软骨连结中骨骼主要承受压应力、拉应力，软骨主要承受压应力、拉应力。

（3）动关节的力学分析　包括头面、四肢、头-脊-肢弓弦力学解剖系统内滑膜关节和脊柱弓弦力学解剖系统内单关节力学关系。

1）头面、四肢、头-脊-肢弓弦力学解剖系统内滑膜关节的力学分析：在一个完整的滑膜关节中，同时受到张应力、压应力和拉应力的共同影响（图1-22）。三者之间既有区别，又有联系，不可分割。构成关节的骨骼主要承受压应力，关节周围的软组织（肌肉、韧带、筋膜、关节囊）主要承受拉应力，关节内的滑液主要承受张应力。正常情况下，三个力相互平衡，相互渗透，相互制约，它们共同维持关节的正常位置及关节的运动功能。一旦其中的一个应力发生改变，就会影响关节的整体力学平衡，引起关节功能障碍。

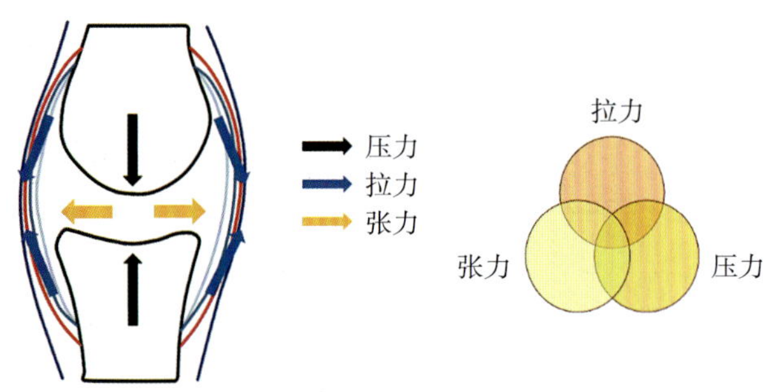

图1-22　关节力学结构示意图

2）脊柱弓弦力学解剖系统内单关节力学解剖系统单元的力学分析：以腰椎为例进行讲解，腰椎的正常生理弯曲是适应人体直立行走的姿势在长时间进化形成的，具有缓冲外界纵向压力，保护脊髓、神经、血管的作用。正常人的腰椎各椎体关节之间平衡是由关节囊、椎间盘及相连的韧带构成的静态弓弦力学解剖系统（图1-23）和由肌肉的调节和控制动态弓弦力学解剖系统（图1-24）两方面来维持。静态弓弦力学解剖系统和动态弓弦力学解剖系统处于动态平衡中，如果任何一个平衡遭到破坏，都会引起腰椎生理曲度的力学平衡的破坏。

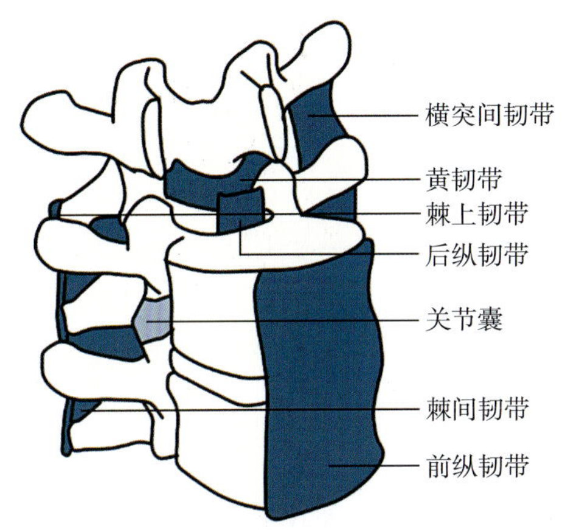

图1-23　腰椎静态弓弦力学解剖系统

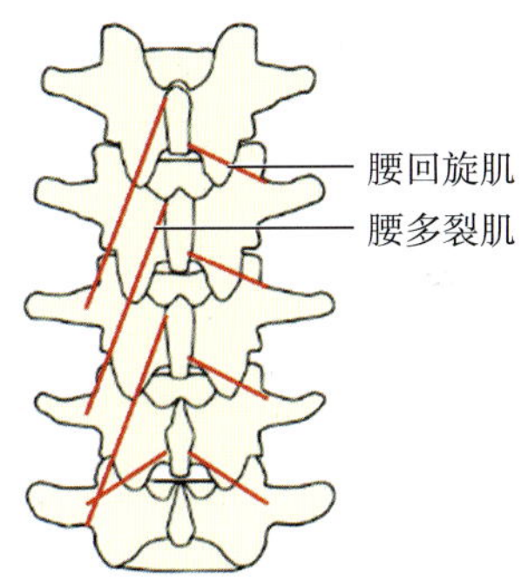

图1-24　腰椎动态弓弦力学解剖系统

腰椎病的发病是由动力平衡破坏到静力平衡破坏，最后进展到整体的失衡过程。正常情况下，腰部的生理活动及腰部的稳定性是以静力平衡为基础，经由腰部肌肉的时时调整逐渐达到动力平衡来实现的。腰椎的动静平衡被破坏，导致腰部血管和神经受到刺激和压迫，是引发腰椎病多种临床症状的关键点，而引起这一失衡的要素除椎间盘病变外，还包括肌肉、韧带等软组织的损伤。腰部肌肉具有灵敏、肌力小、耐力差、协同而容易失衡、受多重神经支配的特点，因此腰部肌肉的损伤更容易引起腰椎内外平衡失调。长期而高强度的腰部运动会导致腰伸侧关节囊韧带松弛和腰部肌肉张力减弱，对腰椎的支撑和保护作用减弱，使得这些软组织无法保持腰部关节和椎体的稳定，进而无法保持头颅腰部力矩的平衡。而这种不平衡又会引起反射性肌痉挛，加重软组织的损伤及椎体的不稳定性，造成恶性循环，最终病变间隙的稳定性变差，异常活动不断产生，导致腰椎病的发生。

腰椎生理曲度的改变，导致腰椎力学平衡的破坏加重。骨骼具有反馈控制系统，活的骨细胞完全按应变刺激程度不断地改建骨组织框架，当应力较大时，骨组织的成骨作用优于破骨作用，骨质增生。而椎体钩突部及前后缘承担的作用力常常高于其他部位，从而引起该处骨质出现异常增生，导致腰椎椎间孔的狭窄，使神经根受到刺激。腰椎生理曲度的改变，还可使得椎间隙变小，导致椎间盘受压突出于椎管内，造成相应的神经、血管受压，从而出现相应的临床症状，最终导致腰椎病的发生。

二、多关节弓弦力学解剖系统的力学基础

人体是一个复杂的力学结构生命体，为了人类的生存需要，构成了众多的形状不同、功能各异的单关节弓弦力学解剖系统。例如，在四肢形成了以长骨为主的灵活机动的单关节弓弦力学解剖系统。这类单关节弓弦力学解剖系统以杠杆为原理，以便于人类在自然界中寻找、采集、分类食物；头面部、胸腹部单关节弓弦力学解剖系统主要是保护人体重要生命器官免受外力打击。鉴于人体各部位骨连结结构及功能的多样性，所以根据力学传导途径，我们将人体单关节弓弦力学解剖系统分为五个独立的弓弦力学解剖系统，即头面弓弦力学解剖系统、四肢弓弦力学解剖系统，脊柱弓弦力学解剖系统，头–脊–肢弓弦力学解剖系统和内脏弓弦力学解剖系统。

（一）“斜拉桥”模型组成结构的力学特性

斜拉桥桥面及桥塔主要由钢筋混凝土构成。斜拉桥拉索主要是金属构成。斜拉桥的力学设计理念很简单：桥面承受主要的竖向荷载，斜拉索在梁中提供竖向支撑以达到减小桥面跨度之目的。斜拉桥的基本构造形式可以视为由受拉的拉索、受压的桥面和受压的桥塔组成的众多重叠的三角形（图1–25）。

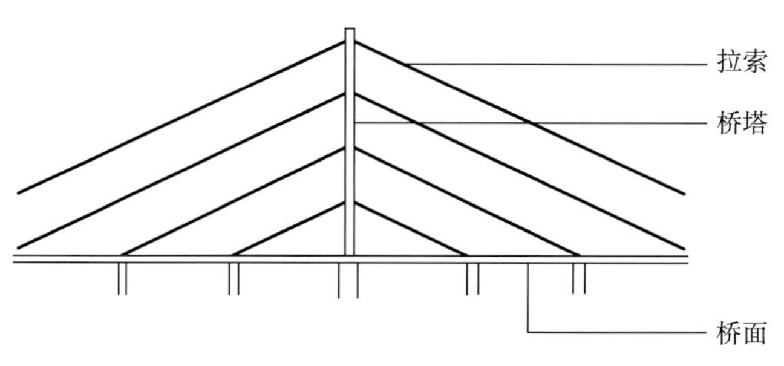

图1–25　斜拉桥

（二）多关节弓弦力学解剖系统组成结构的力学特性

见单关节弓弦力学解剖系统组成结构的力学特性内容。

（三）人体单关节弓弦力学解剖系统与“斜拉桥”模型的联系

针刀医学分析多关节弓弦力学解剖系统时，在一个弓弦结合部会存在多条弦发出，由此我们把弓弦结合部的骨性突起比喻为“桥塔”，把起止于弓弦结合部处弦所连接的骨比喻为“桥面”，连结“桥塔”和“桥面”间的弦比喻为“拉索”。人体为了完成不同的生理功能，就需要多个系统联合协调。从而形成了斜拉桥弓弦力学解剖单元。单塔斜拉桥的桥塔和桥面组成了“弓箭”的“弓”，而桥弦则为“弓箭”的“弦”（图1–26）。

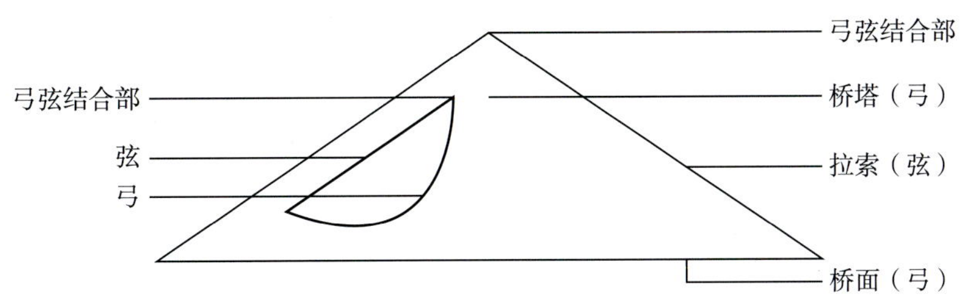

图 1-26　“斜拉桥”模型

（四）人体多关节弓弦力学解剖系统的力学分析

1.“斜拉桥”模型的力学分析　双侧拉索的拉力F相等，分力则为F_1、F_2。整个斜拉桥处于平衡状态（图1-27）。当一侧的弦拉力异常F′>F，分力为F_1、F_2'，$F_变=F_1'-F_1$。当$F_变$未超过桥塔的形变承受范围时，则可以通过桥塔的代偿继续维持整个斜拉桥的力学平衡，但当$F_变$超过桥塔的形变承受范围后，则会打破原来的力学平衡，使桥塔向力学异常的方向变形及倾斜，继续代偿异常应力，久而久之，则会逐渐影响桥面的平衡，弦先动，弓后动，弓随弦动（图1-28）。

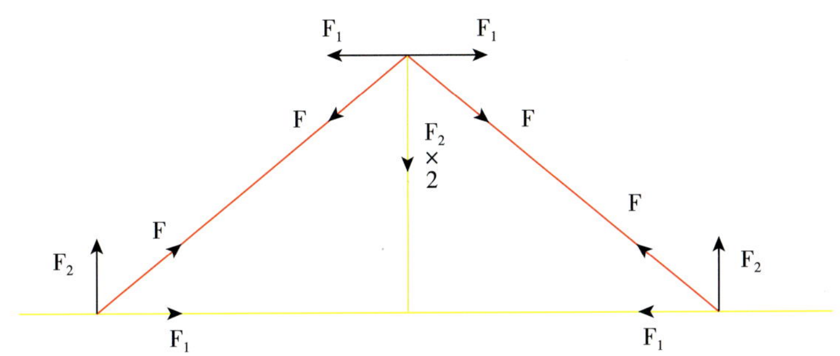

图 1-27　“斜拉桥”模型平衡状态力学分析（图中黄线为弓，红线为动态弦）

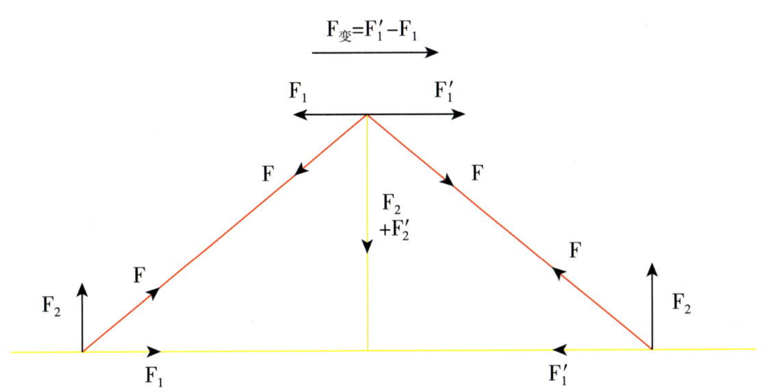

图 1-28　“斜拉桥”模型异常状态力学分析（图中黄线为弓，红线为动态弦）

进一步将单塔拆分为双塔，双塔间由拉索连接，进行力学的传导。例如，肘关节弓弦力学解剖子系统的肱骨下段和桡骨上段、尺骨上段各自构成该弓弦力学解剖系统“斜拉桥”模型中的双塔，而构成整个肘关节的静态弦则为连接两个桥塔的拉索。图1-29

为该模型处于平衡状态的示意图。

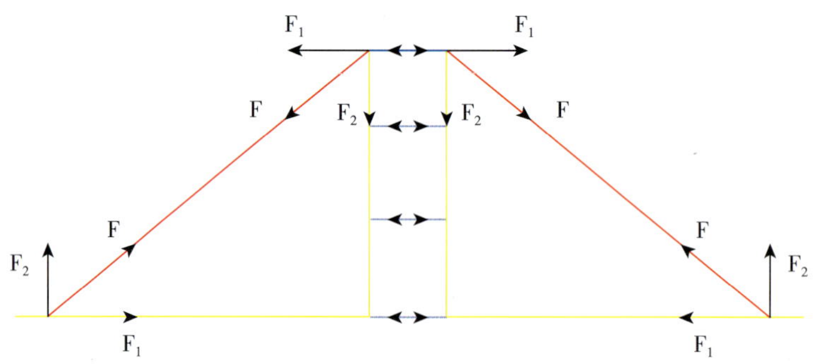

图 1-29 “斜拉桥”模型平衡状态力学分析（图中黄线为弓，蓝色为静态弦，红线为动态弦）

这个“斜拉桥”模型也好似由静态弦（图中两“桥塔”中间的蓝色连线）连结而成的两个“三角形”模型。当一个“三角形”内部异常应力增加时，则会导致整个“双塔斜拉桥”模型的力学平衡的失衡，如图。$F_{变}=F_1'-F_1$。当F变未超过桥塔的形变承受范围时，则可以通过桥塔的代偿继续维持整个斜拉桥的力学平衡，但当$F_{变}$超过桥塔的形变承受范围后，则会打破原来的力学平衡，使桥塔向力学异常的方向变形及倾斜，继续代偿异常应力，久而久之，则会逐渐影响桥面的平衡，弦先动，弓后动，弓随弦动（图 1-30）。

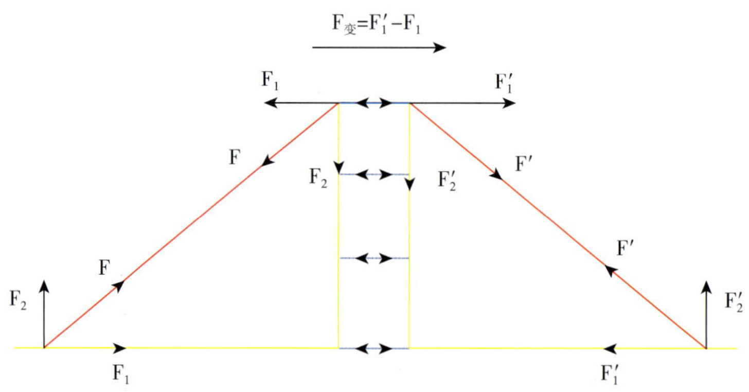

图 1-30 “斜拉桥”模型异常状态力学分析（图中黄线为弓，蓝色为静态弦，红线为动态弦）

2. 人体多关节弓弦力学解剖系统力学分析

（1）头面弓弦力学解剖系统的力学传导　头面部弓弦力学解剖系统虽归类于多关节弓弦力学解剖系统内，但是整个颅腔主要为骨缝连结，没有活动，我们就将其比作一整块骨头，整个颅腔和下颌骨之间就作为单关节弓弦力学解剖系统进行力学传导分析。

（2）脊柱弓弦力学解剖系统的力学传导　脊柱弓弦力学解剖系统，分析横突棘肌的力学传导时，我们以两个腰椎椎体为例进行力学传导分析。横突棘肌是由位于多个椎体节段跨越横突和棘突的肌束组成，分为回旋肌和多裂肌。回旋肌起于椎骨椎板的下缘和侧面或棘突基底部，止于下位横突；多裂肌起于棘突尾端或尖部，止于下方2~5个椎体的横突。以棘突为桥塔（图中黄线），椎弓为桥面（图中黄线），相邻两棘突之间会有棘上韧带、棘间韧带，两椎弓之间会有黄韧带，两横突之间会有横突间韧带，这些静态弦（图中蓝线）可以稳固两个桥塔之间的联系，而从一个棘突，会发出多条肌束，相邻两棘突之间发出的横突棘肌之间力学平衡失调，则会导致该单关节弓弦力学解剖系统平衡失调，进而影响整条脊柱，乃至全身（图1-31）。

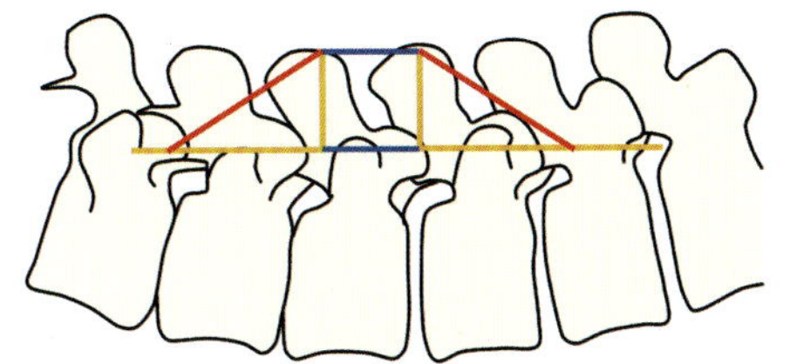

图1-31　脊柱弓弦力学解剖系统的力学传导（侧面）

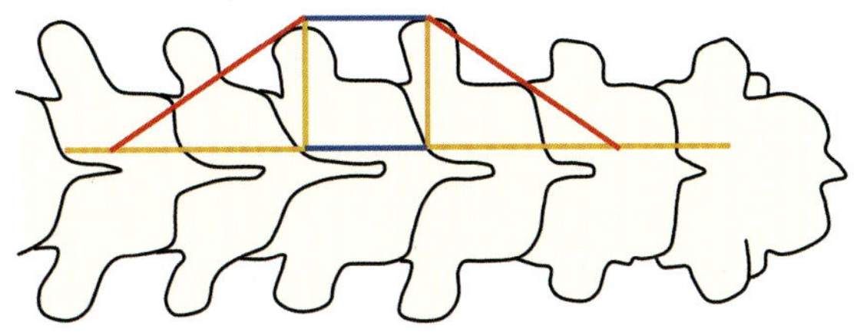

图1-32　脊柱弓弦力学解剖系统的力学传导（背面）

分析横突间肌的力学传导时，同样以两个腰椎椎体为例进行力学传导分析。横突间肌是椎骨横突之间的小块肌。以横突为桥塔（图中黄线），椎体为桥面（图中黄线），相邻两棘突之间会有棘上韧带、棘间韧带，两椎弓之间会有黄韧带，两横突之间会有横突间韧带，这些静态弦（图中蓝线）可以稳固两个桥塔之间的联系，而从一个横突，会发出多条肌束，两个横突之间和横突与棘突之间会发出很多肌肉，若出现力学平衡失调，则会导致该单关节弓弦力学解剖系统平衡失调，进而影响整条脊柱，乃至全身（图1-32）。

（3）四肢弓弦力学解剖系统的力学传导　以肘关节为例进行四肢弓弦力学解剖系统力学传导的分析，肘关节为肩关节和腕手关节中间的力学连结的枢纽，我们以肘关节处的肱二头肌、肱三头肌、肱桡肌、桡侧腕长伸肌、桡侧腕短伸肌为例分析。肱二头肌有长、短二头，长头起于肩胛骨盂上粗隆，短头起于肩胛骨喙突。长，短二头于肱骨中部汇合为肌腹，下行至肱骨下端，集成肌腱止于桡骨粗隆。肱三头肌长头起于肩盂下结节，外侧头起于肱骨体后面一线状斜嵴及外侧肌间隔，内侧头起点广泛，起于桡神经沟以下，距尺骨滑车2.5cm以下肱骨干的后面，以及肱骨内侧缘、内侧肌间隔和外侧肌间隔的下部，止于尺骨鹰嘴。肱桡肌起自肱骨外上髁的近侧2/3处和外侧肌间隔的前面，止于桡骨远端的外缘，桡骨茎突的近侧。桡侧腕长伸肌起于肱骨外上髁远侧1/3及外侧肌间隔的前部，止于第二掌骨底背面的桡侧缘。桡侧腕短伸肌起于肱骨外上髁，止于第三掌骨底背面的桡侧，茎突的远侧。从起止点看出，上述五肌都在肘关节附近存在起止，肱二头肌、肱三头肌从肩胛骨、肱骨连结至桡尺骨；肱桡肌从肱骨连结至桡骨茎突；桡侧腕长伸肌、桡侧腕短伸肌从肱骨连结至掌骨。

以肱骨外上髁和桡骨近端、尺骨鹰嘴为两个桥塔（图中纵行黄线），肱骨和桡骨、尺骨为桥面（图中横行黄线），肱骨与桡骨、尺骨之间的韧带、关节囊等静态弦（图中蓝线）维持肘关节的稳定，桡骨近端附着有肱二头肌、肱三头肌等；肱骨外上髁上附着肱桡肌、桡侧腕长伸肌、桡侧腕短伸肌等（图中红线）。若出现力学平衡失调，则会导致该单关节弓弦力学解剖系统平衡失调，进而影响整个上肢，乃至全身（图1–33）。

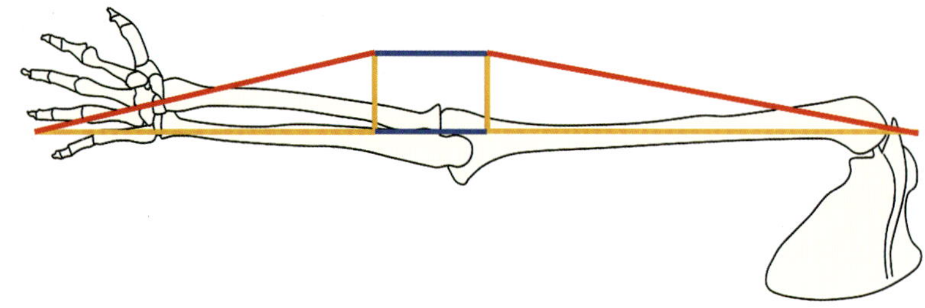

图1–33　四肢弓弦力学解剖系统的力学传导

（4）头–脊–肢弓弦力学解剖系统的力学传导　以头–脊–肩弓弦力学解剖子系统为例进行力学传导的分析。脊柱椎体间的静态弦将脊柱连接为一个整体，看作桥塔（图中竖着黄线），以肩胛骨为桥面（图中横着的黄线），从颈椎到肩胛骨之间会有许多肌肉附着，比如：肩胛提肌、斜方肌等（图中红线）（图1–34）。

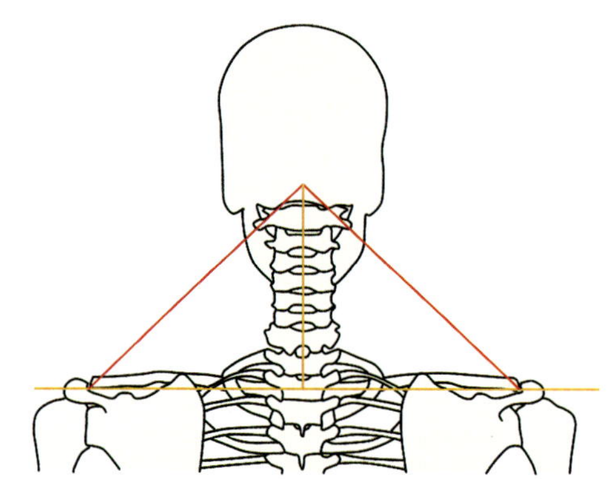

图1–34　头–脊–肢弓弦力学解剖系统的力学传导

5.内脏弓弦力学解剖系统的力学传导　内脏弓弦力学解剖系统除了少数内脏有着自己的固有弦，其弓与弦的主要构成为共用脊柱弓弦力学解剖系统和头–脊–肢弓弦力学解剖系统中的弓与弦（但是其固有弦也是将内脏连接于脊柱弓弦力学解剖系统和头–脊–肢弓弦力学解剖系统中的弓与弦），故内脏弓弦力学解剖系统的力学传导于脊柱弓弦力学解剖系统和头–脊–肢弓弦力学解剖系统的力学传导相关，详见本小节前文内容。

三、人体弓弦力学解剖系统的力学传导

前文中分别描述了多关节弓弦力学解剖系统和多关节弓弦力学解剖系统的力学基础及分析，其都是为了人体弓弦力学解剖系统的力学分析作铺垫，下文将以三种生命活动作为例子阐述人体弓弦力学解剖系统的力学传导。

（一）喝水

用人体弓弦力学解剖系统分析人拿起杯子喝水的全过程中的力学传导过程，人要先运动头－脊－肢弓弦力学解剖系统中的胸大肌、背阔肌、大圆肌等肌肉，将人体的上肢向前举起，然后运用头－脊－肩弓弦力学解剖子系统和肘部弓弦力学解剖子系统的肱二头肌，肱桡肌等肌肉，进行屈肘运动，最后通过肘部弓弦力学解剖子系统和腕手部弓弦力学解剖子系统的屈指屈腕肌群、掌腱膜等进行屈指屈腕运动，将杯子拿在手中。

接下来要将水杯送至嘴边，这个过程需要联合运用头－脊－肩弓弦力学解剖子系统、肘部弓弦力学解剖子系统、腕手部弓弦力学解剖子系统中的肱二头肌、肱桡肌、屈指屈腕肌群等肌肉，完成肩关节内收、肘关节屈曲、腕关节屈曲等活动，将水杯送至嘴边。

接下来人要喝水。首先完成低头的动作，低头的过程，由头－脊－肢弓弦力学解剖系统中的胸锁乳突肌、颈阔肌等肌肉以及脊柱弓弦力学解剖系统中的颈长肌，横突棘肌等肌肉协同完成。而后，上肢随着头部后仰运动一起运动，将水倾倒至口中，这个过程需要头－脊－肢弓弦力学解剖系统中的背阔肌、大圆肌、冈上肌、冈下肌、小圆肌、肩胛下肌与斜方肌、头夹肌、竖脊肌等肌肉协同完成伸颈及肩关节外展等活动。然后，在这个过程中，头面部弓弦力学解剖系统中的颧大肌、颧小肌、口轮匝肌、降下唇肌等肌肉完成张嘴活动。

接下来人要进行吞咽活动。水通过食道进入胃中，其中涉及头－脊－肢弓弦力学解剖系统和胃部弓弦力学解剖子系统的联合运作。

人体一个简单的喝水过程就联合了头面部弓弦力学解剖系统、脊柱弓弦力学解剖系统、四肢弓弦力学解剖系统、头－脊－肢弓弦力学解剖系统及内脏弓弦力学解剖系统的联合运作，也体现了人体弓弦力学解剖系统的整体观念。

（二）行走

用人体弓弦力学解剖系统分析人行走的全过程中的力学传导过程，以右侧发力为例进行说明，人要先运用右侧的踝足部弓弦力学解剖子系统以及膝部弓弦力学解剖子系统中的相关肌肉使踝关节产生背伸运动蹬地，同时运用左侧的脊柱弓弦力学解剖系统中的横突棘肌和横突间肌及头－脊－髋弓弦力学解剖子系统中的股前侧肌群和臀肌等协同作用完成抬腿动作，完成向前前进的动作。随后运用右侧的脊柱弓弦力学解剖系统中的横突棘肌和横突间肌及头－脊－髋弓弦力学解剖子系统中的股前侧肌群和臀肌等协同作用完成抬腿动作，同时运用右侧膝部弓弦力学解剖子系统中的膝后部肌肉完成屈膝运动，进而左侧踝足部弓弦力学解剖子系统以及膝部弓弦力学解剖子系统中的相关肌肉使踝关节产生背伸运动蹬地，如此往复，即产生人体的行走整个过程。

人体一个日常所需的行走过程也联合了脊柱弓弦力学解剖系统、四肢弓弦力学解剖系统及头–脊–肢弓弦力学解剖系统的联合运作。

(三)子宫运动

用人体弓弦力学解剖系统分析人体子宫运动的全过程中的力学传导过程。通过子宫弓弦力学解剖子系统能了解到，子宫是通过子宫固有韧带将其固定于共用弓之上，即脊柱弓弦力学解剖系统、头–脊–胸弓弦力学解剖子系统、头–脊–髋弓弦力学解剖子系统相关弓之上。故人体子宫运动状态与这三个弓弦力学解剖系统相关，进而言之，脊柱弓弦力学解剖系统、头–脊–胸弓弦力学解剖子系统、头–脊–髋弓弦力学解剖子系统这三个的运动也将影响子宫的正常运动过程。

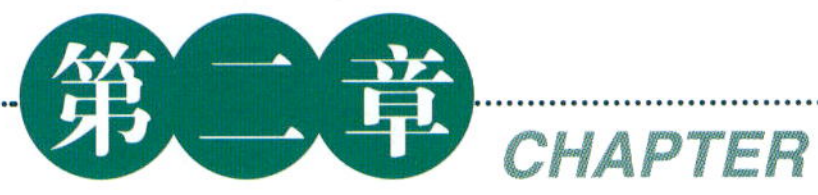

头面部弓弦力学解剖系统

本章介绍头面部弓弦力学解剖系统组成、功能及其临床应用举例。头面部弓弦力学解剖系统由脑颅骨、面颅骨与其上附着的软组织以及皮肤、皮下等辅助装置组成，头面部弓弦力学解剖系统的功能是维持头面部的正常解剖位置和头面部动静态弓弦力学解剖单元的力学平衡。

第一节　弓

头面部弓弦力学解剖系统的弓包括8块脑颅骨以及15块面颅骨，其功能是供颈部相应的弦附着，构成颈段弓弦力学解剖子系统的骨架，与软组织共同维持颈段弓弦力学解剖子系统力学平衡。

一、脑颅骨

脑颅骨位于颅的后上部，包括成对的顶骨和颞骨，不成对的额骨、蝶骨、枕骨和筛骨，共8块，围成颅腔，容纳脑，下面主要介绍与针刀医学解剖学有关联的脑颅骨。

1.枕骨（图2-1，图2-2） 枕骨主要形成颅底后部，呈菱形，内面凹，围绕枕骨大孔。枕骨有四个部分，枕骨大孔前方的四边形部分是基底部（又称基枕骨），向后上膨大的板是鳞部，枕骨大孔两侧的是侧部（又称髁部或外枕骨）。枕骨大孔位于颅底后部的前正中，孔呈卵圆形，后部较宽，前后径最大。

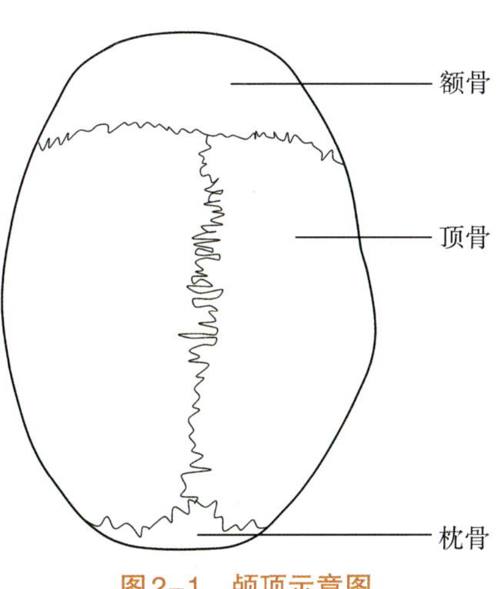

图2-1　颅顶示意图

2.额骨（图2-1~图2-3） 额骨位于颅的前上方，分三部：额鳞、眶部、鼻部。额骨内有空腔叫额窦，开口于鼻腔的中鼻道。

3.顶骨（图2-1~图2-3） 顶骨位于颅顶中部的两侧，为方形扁骨，分内、外面，四角四缘。

4.蝶骨（图2-2，图2-3） 蝶骨位于颅底，在额骨、颞骨和枕骨之间。中央为蝶骨体，从蝶骨体向外侧伸出成对的大翼和小翼，在蝶骨体和大翼交界处向下伸出2个翼突。蝶骨体内包含蝶窦，其上有一凹陷容纳脑垂体（垂体腺）。

5.筛骨（图2-3） 筛骨位于两眶之间，分筛板、垂直板和筛骨迷路三部。筛板正中有向上突起的鸡冠，表面有筛孔。垂直板向下伸出，组成鼻中隔。筛骨迷路位于筛板两侧内有筛窦，窦口通鼻腔。迷路外侧面组成眶的内侧壁，叫眶板，迷路的内侧面有上、中鼻甲。

6.颞骨（图2-2，图2-3） 颞骨由鳞部、岩乳突部、鼓部和茎突部四部分组成。鳞部包括一浅的构成颞下颌关节的下颌窝。乳突部相对较大，其中岩部是由骨密质构成，内有听觉器官；而乳突部分则是由骨小梁和无定型气室间隔构成的疏松结构。鼓部是很薄且不完全的环状结构，环的末段与鳞部融合。茎突部分为相关肌肉提供附着点。颞骨还包括两个重要的管道，一个是颅骨侧面的外耳道，它与声波向鼓膜的传播相关；另一个是通往颅内、开口于颞骨岩部后面中部的内耳道，它是前庭神经和面神经的通道。

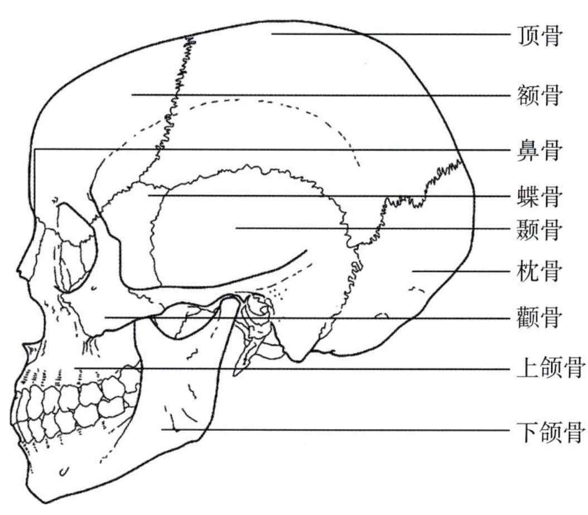

图2-2　颅骨示意图（侧面观）

二、面颅骨

面颅为颅的前下部分，包含成对的上颌骨、颧骨、鼻骨、泪骨、腭骨及鼻甲骨，不成对的犁骨、下颌骨、舌骨，共15块，构成眶、鼻腔、口腔和面部的骨性支架，下面主要介绍与针刀医学解剖学有关联的面颅骨。连接颅腔和面颅的关节为颞下颌关节。

1.鼻骨（图2-3） 鼻骨一对，位于上颌骨额突的前内侧。

2.上颌骨（图2-2，图2-3） 上颌骨位于面部中央，分为体部和四个突，体内有空腔称上颌窦。表面分四个面，上面即眶面，内含眶下管，管向后连于眶下沟，向前通眶下孔；后面对向颞下窝，又叫颞下面，其下部隆起，叫上颌结节；内侧面又叫鼻面，有上颌窦开口。前面对向面部，有眶下孔。由前面内侧向上伸出额突；向下伸出牙槽突；向外侧有颧突；向内侧伸出水平腭突，两侧上颌骨的腭突相连接组成硬腭前部。

3. 颧骨（图2-2，图2-3） 颧骨一对，对于面部两侧。

4. 下颌骨（图2-2，图2-3） 下颌骨位于上颌骨下方，分体和支。体呈弓状，下缘光滑，上缘生有下牙槽。外面前方正中向前的隆起叫颏隆凸，对第三颗牙槽下方处有颏孔。在体的内面中线处有尖锐的颏棘，其下方两侧有二腹肌窝，由窝的上缘一条斜线，叫下颌舌骨线，线的内上方和外下方各有一浅窝，上方为舌下腺窝，外下方为下颌下腺窝。下颌支末端分叉形成前方的冠突，后方的髁突，中间凹陷处叫下颌切迹，髁突上端膨大，叫下颌头，其下稍细，叫下颌颈，颈的前面有翼肌凹。在支的内面中央有下颌孔，经下颌管通向颏孔，在下颌孔前方有下颌小舌。支与体的接合部叫作下颌角，角的外面有咬肌粗隆，内面有翼肌粗隆。

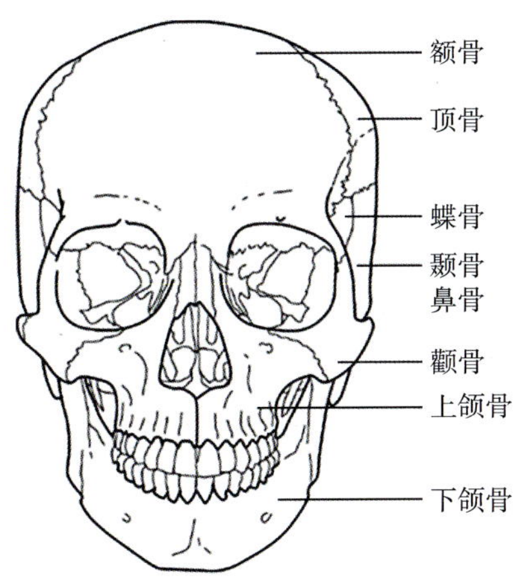

图2-3　颅骨示意图（前面观）

第二节　弦

头面部弓弦力学解剖子系统的弦包括静态弦（关节囊、韧带、筋膜）和动态弦（肌肉），其功能是附着在头面部弓的弓弦结合部，构成头面部弓弦力学解剖系统的软组织，与骨组织共同维持头面部弓弦力学解剖系统力学平衡。

一、静态弦（图2-4）

（一）关节囊

颞下颌关节囊　颞下颌关节的下部由紧张纤维包绕，其连接下颌髁突和关节盘（侧副韧带），而上部由松弛纤维所包绕，其连接关节盘和颞骨。因此，关节盘分别附着于颞骨和下颌髁突，形成的关节囊应该是2个。这些连结稳定了关节盘，但允许其在髁突上进行旋转。长纤维直接连接髁突和颞骨，起到加强关节的作用（颞下颌关节存在）。关节囊向上连接窝前平面前缘，向后到鳞鼓裂的边缘，在窝前平面和鳞鼓裂之间附着于关节凹边缘，向下附着于下颌颈周围。

（二）韧带

1. 颞下颌（外侧）韧带 颞下颌韧带宽大，在外侧加强关节囊，韧带上方在颞骨颧突根部连接于关节结节，与水平面呈45°向下、后方延伸，附着于腮腺深面的下颌髁突颈部的外侧面和后缘。短的且几乎水平的胶原带在关节结节前方连于髁突外侧极后面。它可能在静止时阻止髁突后脱位，也可能在张口时启动髁突平移。

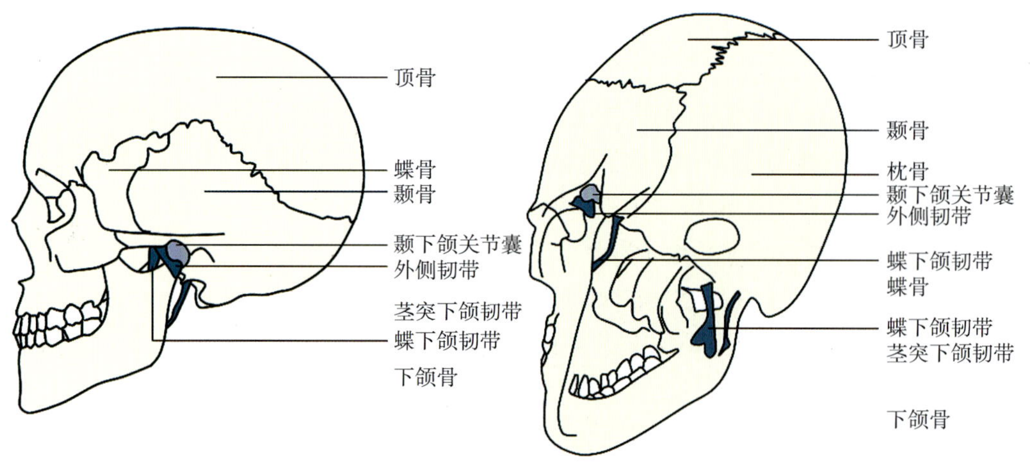

图2-4　头面部弓弦力学解剖系统静态弦示意图

2.蝶下颌韧带　蝶下颌韧带位于关节囊内侧，通常与之分开。韧带呈扁平薄带状，从蝶骨棘下行，并在下颌孔小舌处增宽，其在下颌骨止点处的宽度约12mm。一些纤维横跨岩鼓裂内侧端，止于蝶骨前突。这里是Meckel软骨背部端的遗迹。当下颌骨闭合时，该韧带出现5mm的松弛，但在半张口时拉紧。

3.茎突下颌韧带　茎突下颌韧带是增厚带状的深部颈筋膜，从茎突尖端及邻近的前部延续到下颌角及其后缘。它的位置和方向表明不能机械性地约束任何下颌骨正常的运动。

二、动态弦

1.颅顶腱膜（帽状腱膜）（图2-5）　覆盖于颅骨顶部，与颅顶肌一起，形成后起枕部、前达眉弓的一层连续的纤维肌膜。它向后位于枕额肌的枕肌两肌腹之间，附于枕骨的枕外隆凸和上项线。向前，它分别包围两侧的额肌，并以窄短腱膜伸至两肌腹之间。在两侧，它是耳上肌和耳前肌的附着处。此处，帽状腱膜较为薄弱，并于颞筋膜表面向下延伸至颧弓。帽状腱膜由纤维性浅筋膜紧密粘贴于颅顶皮肤，而与颅骨外膜之间则以疏松结缔组织相连，这样的结构关系使帽状腱膜连同其表面的颅顶皮肤可较为自由地移动。

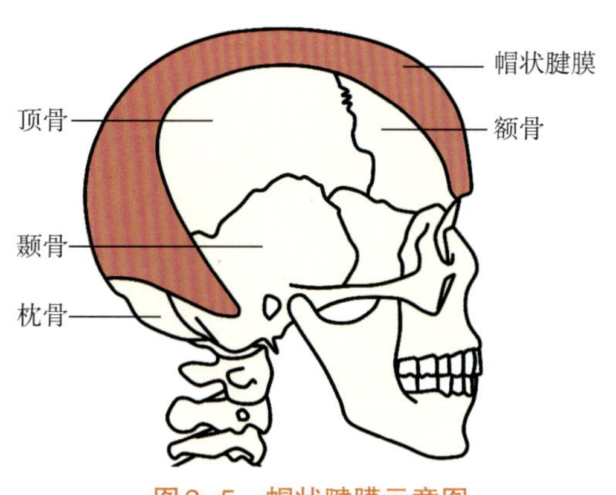

图2-5　帽状腱膜示意图

2.枕额肌（图2-6）　枕额肌起于上项线、止于眉弓，覆盖整个颅穹隆顶部。它是一层宽阔的肌纤维层，由4块四边形薄片状肌腹组成，包括2块枕肌和2块额肌，其间由帽状腱膜相连。2块枕肌分别以腱纤维起自枕骨上项线的外2/3及颞骨乳突部，向前伸展至帽状腱膜。两侧枕肌之间的间隙由帽状腱膜的后延部分覆盖。额肌主要附着于眉弓及周围的浅筋膜。尽管额肌没有骨性附着点，但其纤维与其邻近的肌（降眉间肌、皱眉肌、眼轮匝肌）相交织，向上在冠状缝前方连于帽状腱膜。向上收缩，额肌可抬高眼眉及鼻根部皮肤。向下收缩，额肌可使头皮前移，前额部出现横纹。枕肌可使头皮后移，枕肌与额肌协调运动，可使整个头皮向前或向后运动。

3.咬肌（图2-6，图2-8） 咬肌是四边形肌，包括3层，在前面混合。其中浅层最大，它以厚腱膜起自颧骨上颌突和颧弓下缘前2/3部分。它的肌纤维向后向下走行，止于下颌支外侧面下方后半部分和下颌角。咬肌中层起自颧弓前2/3的内侧面和颧弓后1/3下缘，止于下颌支中部，咬肌深层起自颧弓深面，止于下颌支上部和冠突。咬肌在咀嚼时上提下颌使牙齿闭合，对下颌的侧方运动、前伸和后缩的作用较小。

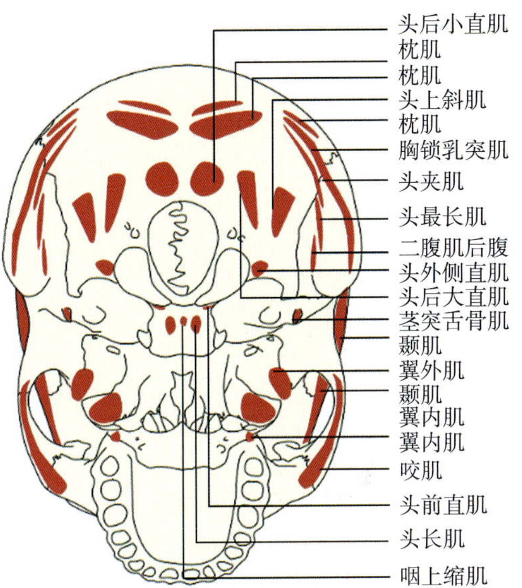

图2-6　颅底动态弦示意图

4.颞肌（图2-6，图2-8，图2-9） 颞肌起自从颞窝全部到下颞线（由颧骨形成的部分除外）以及颞筋膜深面。颞肌肌纤维聚合下行，形成肌腱通过额弓和颅骨侧面之间的间隙。一平面存在于颞筋膜和颞肌的下面，颞筋膜附着于颧弓的浅面，肌通过颧弓的深面。颞肌附着于冠状突内侧面、顶部、前缘及后缘，还附着于下颌支前缘直到第三磨牙处。颞肌前纤维垂直走行，绝大多数后纤维几乎水平走行，中间的肌纤维倾斜走行，呈扇状。颞肌纤维有时也附着于颞下颌关节盘。颞肌能上提下颌使唇齿闭合，也参与侧方研磨动作，及在下颌骨伸出后向后牵拉下颌骨。

5.翼外肌（图2-6，图2-9） 它包括两个头。翼外肌上头起自蝶骨大翼颞下面和颞下嵴。翼外肌下头起自翼突外侧板侧面。翼外肌纤维自两个起点开始融合，向后向外侧面进入下颌颈前面的凹陷（翼肌凹）。部分上头可能附着于颞下颌关节囊及其关节盘的前缘和内侧缘。翼外肌在下颌骨张开中发挥特殊的作用，当左右肌肉同时收缩时，下颌骨髁突被向前牵拉以及轻微向下牵拉。

6.翼内肌（图2-6，图2-9） 翼内肌是一块粗大、四边形的肌肉，有两个头。翼内肌深头是主要部分，它起自蝶骨翼外侧板内侧面，因此它位于翼外肌下头深部。而翼内肌浅头较小，它起自上颌结节和腭骨锥突，因此它位于翼外肌下头之上。翼内肌纤维向后外侧下行，并通过一块强大的腿板附着，直到下颌支后下部和下颌角内侧面，高度达下颌孔，向前几乎到下颌舌骨沟。单侧收缩使下颌骨向对侧移动；双侧收缩上提下颌骨，并前移。

7.眼轮匝肌（图2-7） 眼轮匝肌是一宽扁的椭圆形肌，围绕眶的周围，并延伸到眼睑，颞前区、眶下颊区及眉弓区，可分为眶部、睑部、泪部和一小的睫状束。眶部起自额骨鼻部、上颌骨额突和睑内侧韧带，其纤维组成一个完整的椭圆体，外侧部分无骨性附着点，肌纤维也无中断；眶上部的纤维和枕额肌的额部及皱眉肌交织，许多纤维深入眼眉处的皮肤及皮下组织形成降眉肌；下部和内侧肌纤维与邻近的肌（提上唇鼻翼肌、提上唇肌和颧小肌）不同程度地覆盖或交织；外周边部的纤维与帽状腱膜的颞区延伸部有断续的疏松网状连接。睑部起自睑内侧韧带，主要自韧带表面以及紧邻它上下的骨面。这些纤维在眶隔前方横行于眼睑，在睑外侧联合处互相交织形成睑外侧缝，一小束纤细肌纤维紧靠于两眼睑的边缘、睫毛的深面，称为睫状束。泪部起于泪骨的泪嵴上部及其邻近的外侧面。其肌纤维向外侧经泪囊的后方，分为上、下两束（一些纤维附着于泪囊筋膜），少部分肌纤维止于紧靠泪小管的睑板，但大多数纤维横行于睑板前方，在睑外侧缝处相互交织。眼轮匝肌是眼睑的括约肌，对面部表情的产生和多种眼部反射有重要的作用。

8.皱眉肌（图2-7） 皱眉肌是位于两侧眼眉内侧端的一块锥形小肌，它位于枕额肌额部和眼轮匝肌深面，并部分与之融合，其肌纤维起自眉弓内侧端的骨面，向外稍上斜行，牵拉眶上缘中部上方的皮肤。可与眼轮匝肌协同动作，可将眼眉拉向下内，还参与皱眉动作。

9.降眉间肌（图2-7） 降眉间肌是靠近枕额肌额部内侧部分的一小块锥形肌束，并经常与枕额肌额腹内侧边部分融合，它以腱膜起自覆盖于鼻骨下部的筋膜、鼻外侧软骨上部的软骨膜和鼻肌横部的腱膜，其纤维进入前额下部两眉间的皮肤。降眉间肌可将眉内侧角下拉，产生鼻背上的皮肤横纹，它参与皱眉及双眉集中动作。

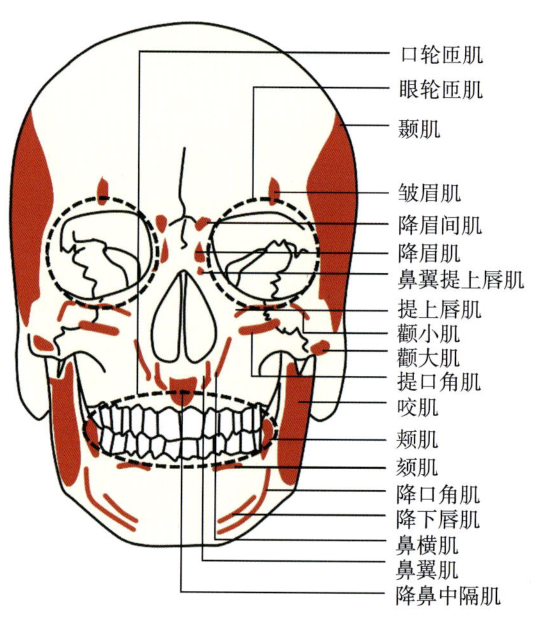

图2-7　颅骨动态弦示意图（前面观）

10.鼻肌（图2-7） 鼻肌由横部和翼部组成。横部又称压鼻肌，起自上颌骨切牙窝的上外侧和鼻翼的外侧部，其纤维向上内走行，扩展成薄的腱膜，在鼻背部与对侧鼻肌横部腱膜、降眉间肌腱膜和提上唇鼻翼肌纤维相融合。来自于横部的纤维也可能混合入鼻唇和翼部皱褶的皮肤。鼻肌翼部又称鼻孔后开大肌，起自上颌骨侧切牙和尖牙上方、降鼻中隔肌骨性附着的外侧、鼻肌横部的内侧。肌纤维走向前上方，附着于鼻翼下外侧软骨上方的皮肤和可动鼻中隔的后部。人中的上嵴前鼻孔开大肌（也称作鼻尖肌或小鼻开大肌）非常小，附着于上外侧软骨、鼻肌鼻翼部，以及外侧脚和外侧翼脚的后缘。该肌包绕鼻孔，是主要的鼻孔开大肌。鼻肌横部可于鼻前庭和鼻腔交界处紧缩鼻孔。翼部可将鼻翼和鼻柱的后部向下、向外拉，从而有助于鼻孔变宽和鼻孔开大。

11.降鼻中隔肌（图2-7） 降鼻中隔肌近邻上唇黏膜深面，通常起自覆盖中切牙和侧切牙上方的上颌骨和鼻前棘的骨膜，以及中切牙上发的口轮匝肌的纤维。该肌纤维进入鼻小柱、鼻中隔可动部和鼻软骨内侧脚基部。一些肌束在内侧脚之间到达鼻尖。降鼻中隔肌向下拉鼻小柱、鼻尖和鼻中隔。

12.提上唇鼻翼肌（图2-7） 提上唇鼻翼肌起自上颌骨额突的上部，向下外斜行，分为内侧部和外侧部。内侧部附着于鼻翼大软骨外侧脚的软骨膜及其上的皮肤。外侧部延伸入上唇的外侧部，并在此与提上唇肌、口轮匝肌融合，外侧部的浅层纤维还向外弯曲，越过提上唇肌前面，附着于上部鼻唇沟和鼻唇嵴真皮下。外侧部可使上唇上提并外翻，使鼻唇沟顶部上升加深并增加其弧度。内侧部向上拉外侧脚能使鼻孔扩大，使环鼻翼沟外移，改变其曲度。

13.提上唇肌（图2-7） 提上唇肌起自眶下孔以上的上颌骨和颧骨。其纤维于提上唇鼻翼肌和颧小肌之间会聚于上唇的肌性部分。提上唇肌使上唇上提、外翻，并与其他肌一起改变鼻唇沟的形状。

14.颧大肌（图2-7） 颧大肌起自颧骨，邻近颧颞缝，行至口角，与提口角肌、口轮匝肌和更深的肌束相交织。在发笑时，颧大肌将口角向外上牵拉。

15.颧小肌（图2-7） 颧小肌起自颧骨的外侧面，紧邻颧上颌缝，向内下斜行汇入上唇的肌性部分。肌的上部以一窄的三角形间隙与提上唇肌相隔；下部与提上唇肌相交织。颧小肌使上唇上提，暴露上颌的牙齿。并协助鼻唇沟的上提和加深。

16.提口角肌（图2-7） 口角肌起自上颌骨的尖牙窝、眶下孔的下方，止于口角，此处与其他肌（颧大肌、降口角肌、口轮匝肌）的纤维交织。部分浅部的肌纤维向前弯曲附着于鼻唇沟下部的真皮层。能在微笑时上提口角，并改变鼻唇沟的形状和深度。

17.降下唇肌（图2-7，图2-8） 降下唇肌是四边形肌，起自颏联合和颏孔之间的下颌骨斜线，肌纤维向内上与口轮匝肌和对侧同名肌相交错，止于下唇的皮肤和黏膜，向外下与颈阔肌相延续。在咀嚼动作中，降下唇肌能将下唇下拉，并轻度向外，也可帮助下唇外翻。

18.降口角肌（图2-7，图2-8） 降口角肌以一长附着带起自颏结节及与之连续的下颌骨斜线，位于降下唇肌起点的外下方。其肌纤维会聚成一窄束纤维，在口角处与口轮匝肌和笑肌交织部分纤维延续入提口角肌。向下，降口角肌与颈阔肌和颈部筋膜延续。有些纤维可向下越过颏结节或越过中线，与对侧降口角肌交织在一起，组成颏横肌。可将口角拉向下外。

19.颊肌（图2-7，图2-8） 颊肌呈薄四边形，位于上、下颌骨之间的颊部。它的上、下缘分别附着于磨牙对应的上下颌骨牙槽突的外表面，其后部附着于翼下颌缝的前缘。在上颌结节和翼下颌缝上端之间，有数束纤维发自连于上颌骨和翼钩之间的一纤细腱膜束。在此腱膜束后方的小间隙内，有腭帆张肌的肌腱穿过咽壁，到达软腭。因此，颊肌后部位置较深，位于下颌支及其附着结构的内面，均在翼突内侧板平面。颊肌前部在第三磨牙后弯向外面，位于颊和唇的黏膜下层。颊肌纤维在口角旁朝向口角轴方向会聚。其中部（翼下颌肌）纤维互相交叉，来自下部的纤维到达口轮匝肌上部，而来自上部的纤维则到其下部。最上边（上颌部）和最下部（下颌部）的纤维则向前行，不经交叉到达相应的上、下唇。在颊肌行经颊部和口角轴的过程中，发出相当数量的纤维，向内附着于口腔黏膜下层。在咀嚼时颊肌收缩能使颊部紧贴牙和牙龈，并协助舌将食物送到磨牙进行研磨。

20. 口轮匝肌（图2-7）

（1）口轮匝肌唇周部　口轮匝肌每一唇周部都有一外侧柄附着口角轴的唇侧，附着点包括从口角轴尖到底的全层及相应的上、下两角。口轮匝肌纤维进入上、下唇相应区域后，散开成三角形的薄肌，在皮肤与唇红的交界处最厚，到达唇区边缘逐渐变薄。

（2）口轮匝肌唇缘部　每侧唇缘部都由1条（偶有2条）细的纤维束构成，位于唇红边缘的组织内，两侧的唇缘部内侧端纤维在中线以唇周部相似的方式相互交织。外侧端纤维沿着口角水平线会聚并附着于口角轴底的最深部。

21. 颈阔肌（图2-8）　颈阔肌属颈肌，但是这里认为它属于口轮匝肌复合体。它包括下颌部、唇部和口角轴部。颈阔肌下颌部附着于下颌骨体的下缘，在此附着处的后方，一扁平肌束分开，并向上内走行，至降口角肌的外侧缘，有部分纤维加入该肌。其余纤维继续进入降口角肌的深层，可达其内侧缘。此处连于下唇外侧半的部分即颈阔肌唇部，属唇直牵引肌。颈阔肌唇部位于降口角肌和降下唇肌之间，与降下唇肌处于同一层次，3块肌边缘融合，具有同样的唇附着点。

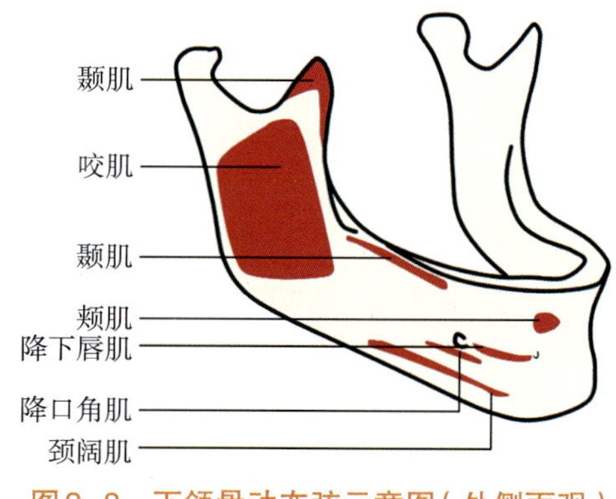

图2-8　下颌骨动态弦示意图（外侧面观）

口角轴部颈阔肌除少许纤细的纤维束直接止于颊部皮肤或颊黏膜之外，所有的肌束均止于唇后部降口角肌的后外侧。有些颈阔肌束向上内行，深入笑肌，最终附着于口角轴尖部。

22. 二腹肌（图2-9，图2-10）　后腹较前腹长，附着于颞骨乳突的乳突切迹，伸向前下方；前腹附着于下颌基部近中线处的二腹肌窝，斜向后下方；两个肌腹在中间腱处相遇，该腱穿过茎突舌骨肌，经过一附于舌骨体和舌骨大角的纤维吊索，有时中间腱衬有滑膜鞘。该肌可下拉下颌骨，上提舌骨。

23. 上睑提肌（图2-11）　上睑提肌为一薄的、三角形肌肉，起自位于视神经管上前方的蝶骨小翼下，与蝶骨小翼被上直肌附着点分隔。它在后附着点处为一细而狭窄的肌腱，并逐渐变宽，当其向前方通过眼球上方时又明显增宽，以一宽的腱膜止于前方；部分腱纤维向前直行，进入上眼睑附着睑板前。其余的放射状穿过眼轮匝肌止于上睑皮肤。其作用为提上睑。

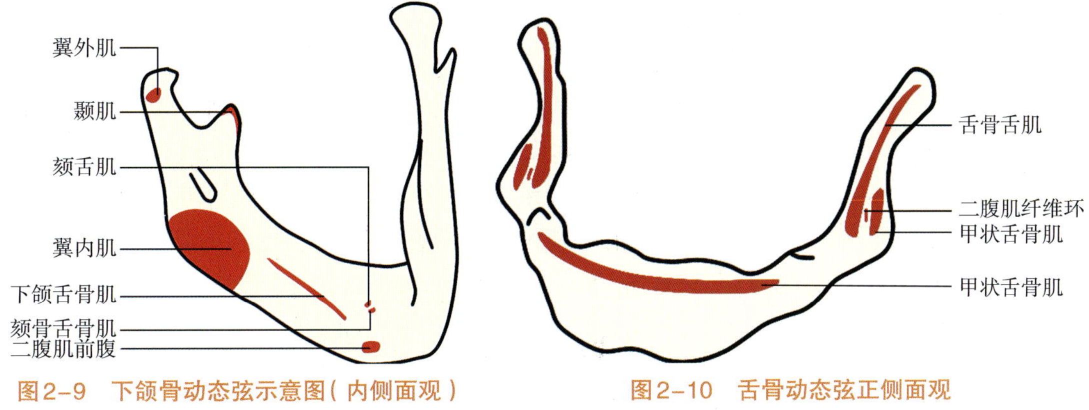

图2-9　下颌骨动态弦示意图（内侧面观）

图2-10　舌骨动态弦正侧面观

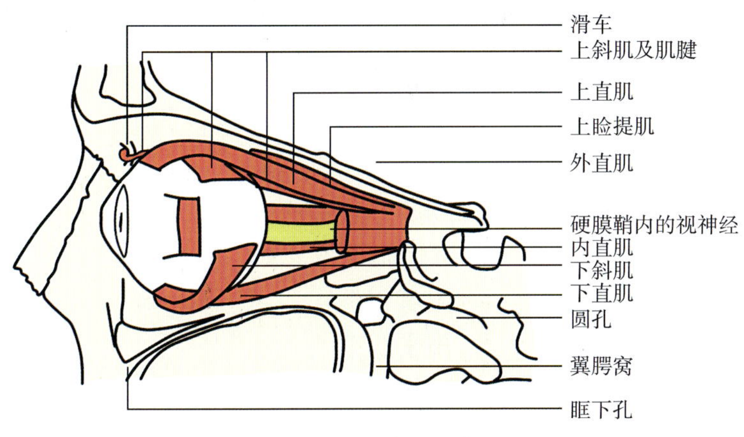

图2-11　眼外肌示意图

24.上直肌（图2-11） 起于视神经管外上方总腱环上部。一些纤维还起自视神经的硬脑膜鞘。肌纤维向前和内侧走行，止于距巩膜角膜缘约8mm处巩膜上部。作用为移动眼球，使角膜直接向上（上抬）和向内（内收）运动。

25.下直肌（图2-11） 起自视神经管下方的总腱环，斜行止于距巩膜角膜缘约6.5mm处的角膜下巩膜。作用为移动眼球，使角膜直接向下运动（压低）。

26.内直肌（图2-11） 起于总腱环内侧部和视神经硬脑膜鞘，止于距巩膜角膜缘5.5mm的巩膜内侧面，止点较其他直肌靠前。其作用为移动眼球，可使角膜直接向内移动（内收）。

27.外直肌（图2-11） 起自总腱环外侧部，部分纤维发自蝶骨大翼小嵴，向前止于距巩膜缘约7mm的巩膜外侧面，作用为转动眼球，使角膜向外侧移动（外展）。

28.上斜肌（图2-11） 上斜肌为梭形，起于视神经孔和上直肌肌腱附着处上内方的蝶骨体，向前行以圆柱形腱穿过附着于额骨滑车窝的纤维软骨环状滑车，腱与滑车之间有滑膜鞘相隔，经滑车后肌腱在上直肌下方向后外转折，在上直肌和外直肌之间止于眼球赤道后外象限内的巩膜。上斜肌动脉供应直接来源于眼动脉和间接来源于眼动脉的眶上支。上斜肌由进入到该肌上表面的滑车神经支配。由于该肌止于眼球后部，因此其收缩可使眼后部上抬，这样导致角膜下垂（特别是当眼球处于内收位时）。上斜肌使眼球向外侧移动，同时也引起眼球内旋。

29.下斜肌（图2-11） 为一薄而窄的肌肉，位于眶底前缘附近，起自上颌骨眶面鼻泪沟外侧。它先于下直肌与眶底间向后外上行，然后止于巩膜外侧部，即眼球赤道后的后下外象限下直肌与外直肌附着点之间。在近止点处，该肌增宽变薄，与其他眼外肌相比，其巩膜止点较为明显而易辨认。下斜肌的动脉供应来自眼动脉和上颌动脉眶下支。下斜肌由进入该肌眼眶面的动眼神经下支的分支支配。由于该肌止于眼球后部，因此其收缩可下压眼后部，导致角膜上抬（特别当眼球处于内收位时）。上斜肌使眼球向外侧移动，同时也引起眼外旋。

第三节　辅助结构

头面部弓弦力学解剖系统的辅助结构包括皮肤、皮下、脂肪、神经、血管等，皮下、脂肪已在第一章第二节进行描述，此处只介绍头面部弓弦力学解剖系统的特殊辅助结构。

一、皮肤

面部的皮肤薄而柔软，富于弹性，有较多的皮脂腺、汗腺和毛囊，是皮脂腺囊肿与疖肿的好发部位。皮肤血液供应丰富，创伤时出血较多，但创口愈合快，抗感染能力也较强。皮肤中神经末梢丰富，感觉敏锐。由于小动脉有丰富的血管运动神经分布，当情绪变化或疾病时，血管收缩或扩张，面部皮肤发生色泽变化。面部皮肤有不同走向的皮纹，随着年龄增长，皮纹逐渐明显。皮纹走行方向基本上与深面的面肌垂直，如口裂、睑裂周围呈放射状，耳郭周围呈环状。面部的手术切口应尽可能与皮纹一致，使愈合后的瘢痕减小，不致影响美观。

二、关节软骨

关节软骨是覆盖于骨关节面的一薄层软骨，多为特化的透明软骨，在结构上与一般的透明软骨有一定的差异，少数为纤维软骨，如颞下颌关节的关节软骨。关节软骨终身不骨化。关节软骨牢固地附着在骨关节面上，其表面光滑，无软骨膜覆盖。关节软骨有着耐磨损和低摩擦的润滑表面，能吸收由重力和肌力产生的压力和剪力，以缓冲震荡和冲击。

关节软骨的厚薄因关节和年龄而异，一般为2~7mm，多呈半透明的浅蓝色。青年人较大关节的关节软骨厚度可达5~7mm，且色白、平滑、光亮和耐挤压；随年龄的增加，关节软骨的颜色逐渐加深，老年人的关节软骨细胞少、较薄、较硬且易碎，表面变成不规则的黄色不透明体。关节头的关节软骨中央最厚，周边薄；而关节窝的关节软骨则相反。

透明软骨性关节软骨的组织学结构类似骺软骨，呈板层状，由表及里可分为表层（切线层）、中间层（移行层）、深层（放射层）和钙化层。钙化层近骨部，软骨基质钙化，钙化的软骨组织与软骨下骨相连。关节软骨基质内的胶原原纤维在表层沿关节面呈拱形平行排列，中间层纵横交错，而在深层与关节面垂直分布。

关节软骨在正常生理应力作用下，通过关节滑液获取营养，维持其正常结构和功能。当关节应力超过生理限度后，软骨细胞及基质可受到损伤，成为诱发关节软骨退变的重要原因。

关节软骨生理性正常老化过程开始于20岁以后，随年龄增加而发展，关节软骨在化学成分、组织学结构、合成和退变等方面发生一系列改变。其退变引起退变性关节病。

关节软骨没有血管、淋巴管和神经，偶尔在深部可见血管穿过钙化层达软骨的血管袢，其营养依赖于滑膜的周围血管丛、关节滑液和邻近骨髓腔的血管。关节滑液既可营养关节软骨，也可排出其代谢废物。关节适当的运动可使关节软骨不断地受到压力刺激，促进其新陈代谢，所以运动对于维持关节软骨的正常结构起着重要的作用。

关节盘位于两骨的关节面之间，其周缘附着于关节囊，将关节腔分成上、下两部分。关节盘多呈中部稍薄，周缘略厚的圆盘状。关节盘可使关节面更加吻合，减少外力对关节的冲击和震荡。此外，分隔而成的两个腔可增加关节运动的形式和范围（图2-12）。

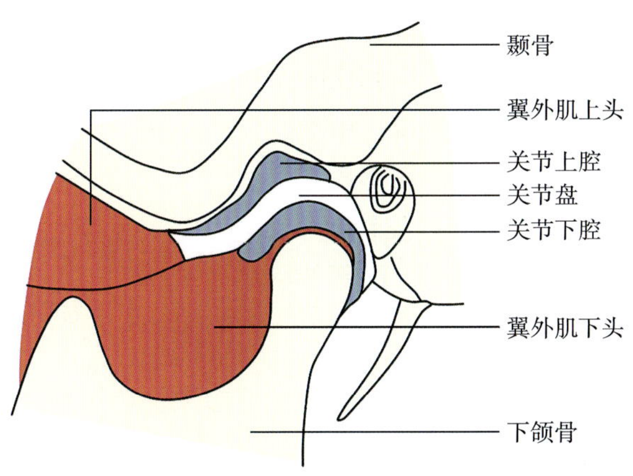

图2-12　颞下颌关节关节盘示意图

颞下颌关节的关节囊内有纤维软骨构成的椭圆形关节盘，上面如鞍状，前凹后凸，与关节结节和下颌窝的形状相对应。当下颌关节作侧方运动时，一侧的下颌头对关节盘做旋转运动，对侧的下颌头则和关节盘一起对关节窝作向前的运动；张口时，下颌骨下降并伴有向前的运动，故大张口时，下颌体降向下后方，而关节盘随同下颌头滑至关节结节下方。如过度张口且关节囊过分松弛时，滑向关节结节前方的下颌头则不能退回关节窝而造成下颌关节脱位；闭口则是下颌骨上提并伴下颌头和关节盘一起滑向关节窝的运动。

第四节　功　　能

一、静态弓弦力学解剖系统功能

静态弓弦力学单元由弓（颅骨）和弦（关节囊、韧带、筋膜）组成，其功能是维持头面部骨关节的正常位置，和头面部静态弓弦力学解剖系统的力学平衡。

二、动态弓弦力学解剖系统功能

动态弓弦力学单元是在头面部静态弓弦力学单元基础上加上附着在颅骨上的骨骼肌组成，其功能是完成头面部的各种动作表情，和调节头面部动态弓弦力学解剖系统的力学平衡。

第五节　临床应用举例

头面部弓弦力学解剖系统力平衡失调会引起多种慢性软组织损伤和骨质增生性疾病，如颞下颌关节功能紊乱综合征、帽状腱膜挛缩、粉刺等。现以颞下颌关节功能紊乱综合征、帽状腱膜挛缩为例，介绍针刀体表定位及针刀治疗全过程。

一、颞下颌关节功能紊乱综合征

（一）治疗原则

依据针刀医学人体弓弦力学解剖系统及疾病病理构架的网眼理论，颞下颌关节紊乱是由于颞下颌关节（图2-13）弓弦力学解剖系统力平衡失调所致，应用针刀整体松解颞下颌关节弓弦力学解剖系统软组织的粘连和瘢痕，恢复力平衡，从而治愈该病。

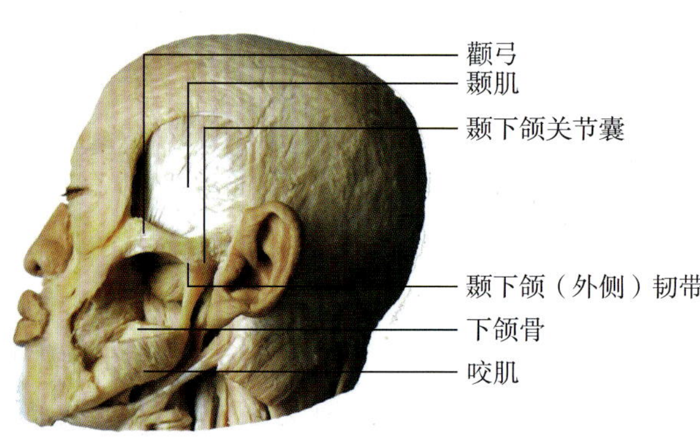

图2-13　颞下颌关节尸体解剖图

（二）针刀治疗

1.第1次针刀松解两侧咬肌的粘连瘢痕和挛缩

（1）体位　仰卧仰头位，闭口。

（2）体表定位　颧弓的下缘和内面，下颌骨咬肌粗隆及咬肌肌腹硬结条索。

（3）消毒　常规消毒铺巾。

（4）麻醉　用1%利多卡因局部浸润麻醉，每个治疗点注药1ml。

（5）刀具　Ⅰ型4号弧形防滑3针刀。

（6）针刀操作　以左侧咬肌为例（图2-14）。

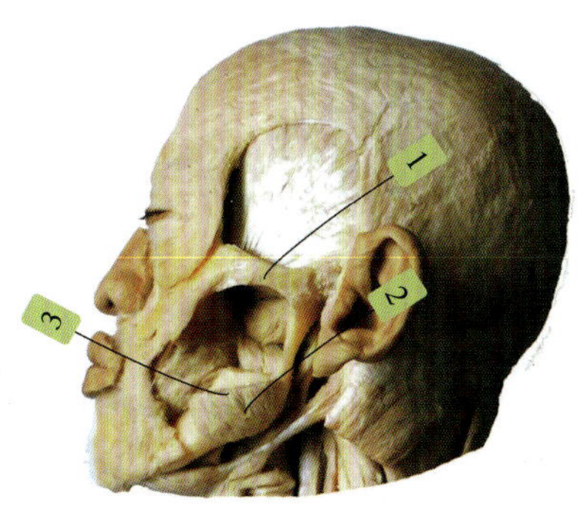

图2-14　针刀松解咬肌尸体解剖示意图

①第1支针刀松解左侧咬肌起点的粘连和瘢痕。在颧弓的下缘定点，刀口线与人体纵轴方向平行，针刀体与皮肤垂直，严格按四步进针刀规程进针刀，针刀经皮肤、皮下组织，直达骨面，提插切开2~3刀，范围0.5cm，然后，调转刀口线90°，沿骨面向下铲剥3刀，范围0.5cm。

②第2支针刀松解左侧咬肌止点及行经路线的粘连和瘢痕。在下颌骨咬肌粗隆定点，刀口线与人体纵轴方向平行，针刀体与皮肤垂直，严格按四步进针刀规程进针刀，针刀经皮肤、皮下组织，直达骨面，提插切开2~3刀，范围0.5cm，然后，调转刀口线90°，沿骨面向下铲剥3刀，范围0.5cm。

③第3支针刀松解左侧咬肌肌腹的粘连和瘢痕。在颧弓咬肌肌腹硬结条索处定点，刀口线与人体纵轴方向平行，针刀体与皮肤垂直，严格按四步进针刀规程进针刀，针刀经皮肤、皮下组织，到达咬肌肌腹硬结条索处，纵横分离2~3刀，范围0.5cm。

④术毕，拔出针刀，局部压迫止血3分钟，创可贴覆盖针刀口。

（7）注意事项　针刀松解颞下颌关节时，要注意保护面部神经和血管，在定点时要先将面神经和面动脉的行经路线标记出来。

2.第2次针刀松解两侧颞下颌关节关节囊及韧带的粘连瘢痕和挛缩

（1）体位　仰卧仰头位，张口。

（2）体表定位　张口触摸到颞下颌关节凹陷两侧的骨突定点。

（3）消毒　常规消毒铺巾。

（4）麻醉　用1%利多卡因局部浸润麻醉，每个治疗点注药1ml。

（5）刀具　Ⅰ型4号弧形防滑针刀。

（6）针刀操作　以左侧为例（图2-15）。

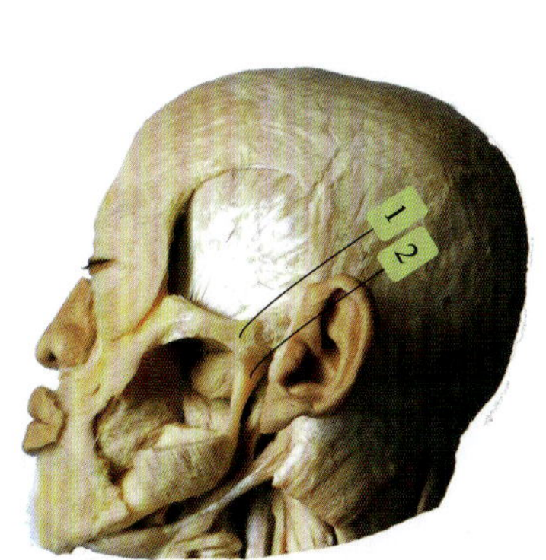

图2-15　针刀松解颞下颌关节囊尸体解剖示意图

①第1支针刀松解左侧颞下颌关节关节囊颞骨起点处的粘连和瘢痕。张口触摸到颞下颌关节凹陷上缘颞骨

关节窝定点，刀口线与人体纵轴方向平行，针刀体与皮肤垂直，严格按四步进针刀规程进针刀，针刀经皮肤、皮下组织，直达颞骨骨面，提插切开2~3刀，范围0.5cm，然后，调转刀口线90°，沿骨面向下铲剥2~3刀，范围0.5cm。

②第2支针刀松解左侧颞下颌关节关节囊下颌骨止点处及外侧韧带起点的粘连和瘢痕，张口触摸到颞下颌关节凹陷下缘下颌骨髁状突定点，刀口线与人体纵轴方向平行，针刀体与皮肤垂直，严格按四步进针刀规程进针刀，针刀经皮肤、皮下组织，直达颞骨骨面，提插切开2~3刀，范围0.5cm，然后，调转刀口线90°，沿骨面向上铲剥2~3刀，范围0.5cm。

③术毕，拔出针刀，局部压迫止血3分钟，创可贴覆盖针刀口。

（7）注意事项　针刀松解颞下颌关节时，要注意保护面部神经和血管，在定点时要先将面神经和面动脉的行经路线标记出来。

二、帽状腱膜挛缩

（一）治疗原则

依据针刀医学人体弓弦力学解剖系统及疾病病理构架的网眼理论，应用针刀整体松解帽状腱膜（图2-16）的粘连、瘢痕和挛缩，破坏疾病的病理构架，恢复局部弓弦力学解剖系统的力平衡。

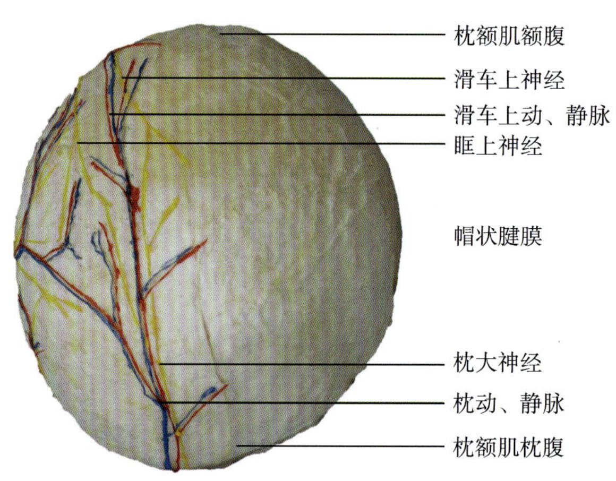

图2-16　帽状腱膜尸体解剖图

（二）针刀操作

1.体位　坐位。

2.体表定位　前额发际的正中线向左右旁开3cm，枕外隆凸向左右旁开3cm。

3.消毒　常规消毒铺巾。

4.麻醉　用1%利多卡因局部浸润麻醉，每个治疗点注药1ml。

5.刀具　Ⅰ型4号直形针刀。

6.针刀操作（图2–17）

（1）第1支针刀松解前额右侧帽状腱膜的粘连和瘢痕。针刀体与进针刀处颅骨骨面垂直，刀口线与帽状腱膜纤维走行方向一致，严格按照四步进针刀规程进针刀，针刀经皮肤、皮下、筋膜到达帽状腱膜后，提插切开2~3刀，范围0.5cm。

（2）第2支针刀松解前额左侧帽状腱膜的粘连和瘢痕。针刀体与进针刀处颅骨骨面垂直，刀口线与帽状腱膜纤维走行方向一致，严格按照四步进针刀规程进针刀，针刀经皮肤、皮下、筋膜到达帽状腱膜后，提插切开2~3刀，范围0.5cm。

（3）第3支针刀松解枕部右侧帽状腱膜的粘连和瘢痕。操作方法同第1支针刀。

（4）第4支针刀松解枕部左侧帽状腱膜的粘连和瘢痕。操作方法同第2支针刀。

（5）术毕，拔出针刀，局部压迫止血3分钟，创可贴覆盖针刀口。

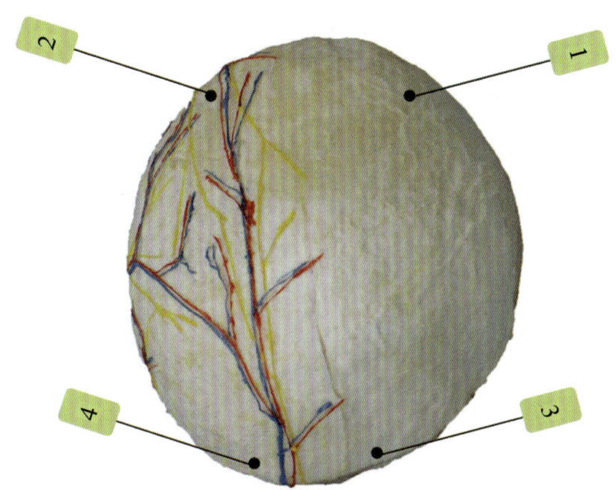

图2–17　针刀松解帽状腱膜尸体解剖示意图

7.注意事项　头部神经血管众多，定点时必须避开神经血管，针刀操作过程中要严格遵守四步进针刀规程，不可大面积暴力切割。

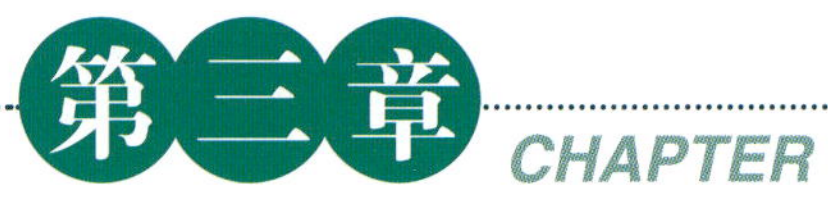

脊柱弓弦力学解剖系统

人体弓弦力学解剖系统各系统相互协作共同完成人体整体运动功能，各自也有其相应的功能，本章介绍脊柱弓弦力学解剖系统组成、功能及其临床应用举例。为了便于理解，本章分别描述脊柱各关节的结构及运动功能，同学们在学习过程中需要理解的是：脊柱功能并不是独立的，而是通过协同作用，完成脊柱各项功能。

第一节 概 述

脊柱弓弦力学解剖系统由脊柱与其上附着的软组织以及皮肤、皮下等辅助装置组成，包括颈段弓弦力学解剖子系统、胸段弓弦力学解剖子系统、腰段弓弦力学解剖子系统和骶尾段弓弦力学解剖子系统。脊柱弓弦力学解剖系统的功能是维持脊柱的正常解剖位置和脊柱动静态弓弦力学解剖单元的力学平衡。

一、定义

脊柱弓弦力学系统由静态弓弦力学解剖单元和动态弓弦力学解剖单元及辅助装置组成。脊柱静态弓弦力学解剖单元是以椎骨为弓，连结椎骨的关节囊、韧带、筋膜为弦。其功能是维持脊柱的正常解剖位置，脊柱动态弓弦力学解剖单元是在脊柱静态弓弦力学解剖单元的基础上加上附着于脊柱的肌肉组成。

脊柱是人体的中轴线，人体为了生存的需要，在脊柱的矢状面上逐渐形成了一个曲线形状，也就是我们常说的脊柱的生理曲度。脊柱弓弦力学解剖系统由多个单关节弓弦力学解剖系统组成，由于脊柱各段的形态、功能不同，故将脊柱弓弦力学解剖系统分为颈段、胸段、腰段、骶尾段弓弦力学解剖子系统。

二、分类

（一）单关节

1.寰枢关节（图3–1）

（1）弓

1）寰椎：即第一颈椎，呈不规则环形。它由一对侧块，一对横突和前后两弓组成，上与枕骨相连，下与枢椎构成关节。

2）枢椎：即第二颈椎，椎体上方有柱状突起，称“齿突”。除齿突外，枢椎外形与普通颈椎相似。枢椎椎体较普通颈椎为小，于齿突两旁各有一朝上的圆形上关节面，与寰椎的下关节面构成寰枢外侧关节。椎体前方中部两侧微凹，为颈长肌附着部。

（2）弦

1）静态弦

①关节囊：包括成对的侧块之间的关节和正中关节，后者位于枢椎齿突和寰椎横韧带、寰椎前弓之间。

②韧带

a.前纵韧带：上方附着于寰椎前弓结节的下边，下方附着于枢椎椎体的前方。

b.黄韧带：上方附着于寰椎椎板的下缘，下方附着于枢椎椎板的上缘。

c.寰椎横韧带：外侧附着于寰枢侧块内侧的一个小而明显的结节，内侧有所增宽，前部被一薄层的关节软骨覆盖，韧带中部的纤维以一定的角度相互交叉。

d.十字韧带：在寰椎横韧带上缘有1条坚韧的中央纵束发出，并附着于枕骨基底部，在寰椎横韧带下面，有1条薄弱且不连续的纵束发出，一直延伸至枢椎的后面。

2）动态弦：详见第三章第二节颈段弓弦力学解剖子系统的相关内容。

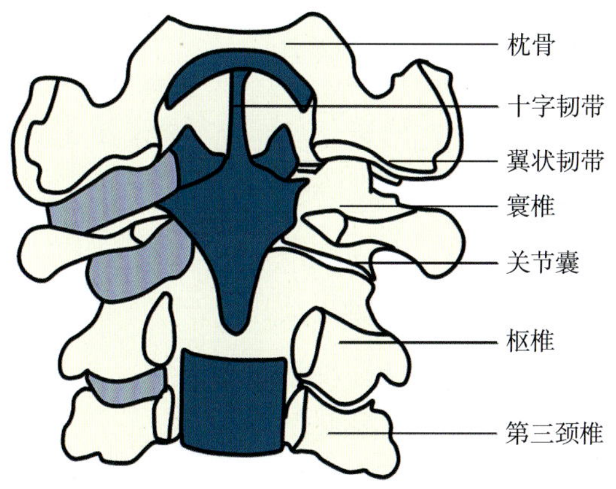

图3-1　寰枢关节示意图

2.普通椎骨连结

（1）弓　椎体。

（2）弦

1）静态弦（图3-2）

①韧带

a.前纵韧带：属于头-脊连结单元静态弦，详见第三章第一节概述的相关内容。

b.黄韧带：黄韧带连接椎管内相邻椎骨的椎弓板。自上一椎弓板的前面下部行至下一椎弓板的后面和上缘。

c.后纵韧带：后纵韧带位于椎管内椎体的后面，附着于枢椎与骶骨之间的所有椎体，并与上方的覆膜相延续。

d.棘间韧带：棘间韧带很薄，几乎是膜状，它们连接相邻棘突，附着于每个棘突的根部到棘突顶端。前方至黄韧带，棘上韧带存在时棘间韧带的后方与棘间韧带相连。

e.棘上韧带：棘上韧带是连接第七颈椎至第三腰椎或第四腰椎之间的棘突顶端的坚韧纤维索，第四腰椎以下，棘上韧带被背阔肌的交叉纤维所取代。

f.横突间韧带：位于相邻的横突间。

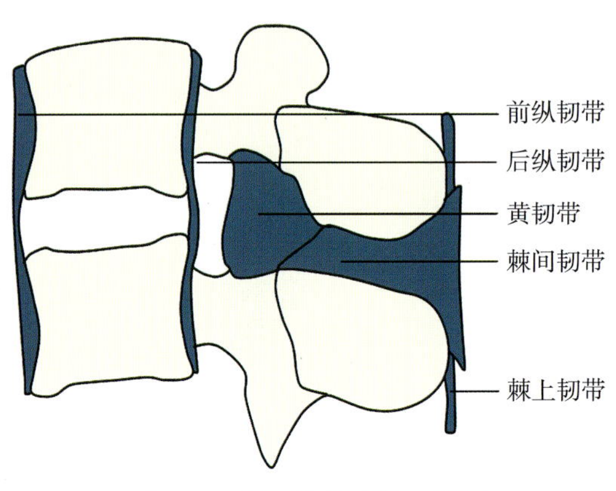

图3-2　普通椎体连结示意图

②椎间盘：椎间盘是椎体之间极重要的连接关节，椎间盘的轮廓与其相邻的椎体一致。不同区域椎间盘厚度不同，而胸椎各椎间盘的厚度几乎相等，每个椎间盘都由上、下软骨板，中央部的髓核和周围部的纤维环三部分组织所组成。

a.软骨终板：由纤维软骨组成，在椎体的上、下各一个，其平均厚度为1mm。软骨终板内有许多微孔，是髓核的水分和代谢产物的通路。胸椎间盘除了像其他椎间盘一样与前、后纵韧带相连外，其外侧还被关节内韧带连至与邻近椎骨相关节的肋骨头。终板内既含透明软骨，也含有纤维软骨。髓核上下终板的纤维软骨成分与纤维环的最内侧板共同形成一个胶原纤维平面包围并环绕髓核。

b.纤维环：纤维环分为外、中、内三层。外层有胶原纤维带组成，内层由纤维软骨带组成。各层之间有黏合样物质使彼此间牢固地结合在一起。纤维环的前侧部和两侧部最厚，几乎是后侧部的2倍。最内层纤维进入髓核内并与细胞间质相连，因此和髓核之间无明确的分界。整个纤维环几乎呈同心圆排列，其外周纤维较垂直，而越到中心倾斜度越大。纤维环十分坚固，紧密附着在软骨终板上，保持脊柱的稳定性。

c.髓核：是乳白色半透明胶状体，富于弹性，由纵横交错的纤维网状结构即软骨细胞和蛋白多糖黏液样基质构成的弹性胶冻物质。髓核在突然受到外力时，通过改变形态将应力传送到纤维环的各部分，再经过纤维环的张应力将其分散，具有吸收和传递外力振荡的作用。由于具有可塑性特点，其形态可随脊柱作各种运动时因重心不同而改变，起着类似轴承一样滚动支撑椎体的作用。

我们以板-球模型来模拟椎间盘在上下两个椎体间的受力：人体的重力F经上位椎

体A传递到椎间盘，在A、B两个平行的椎体间，椎间盘受到椎体A的压力F_1和椎体B对其的反作用力F_2，$F=F_1=F_2$。在水平方向上，椎间盘受对称的张力F_3。故椎间盘能稳定的处于两个椎体间而不发生位移（图3-3）。

在A、B两个相互倾斜的椎体间，椎间盘受到椎体A的压力F_1和椎体B对其的反作用力F_2，根据力的平行四边形原理，F_1在水平方向和竖直方向上有分力F_3和F_4，$F_1>F=F_2=F_4$。在水平方向上，椎间盘受F_3影响，向F_3的方向位移（图3-4）。

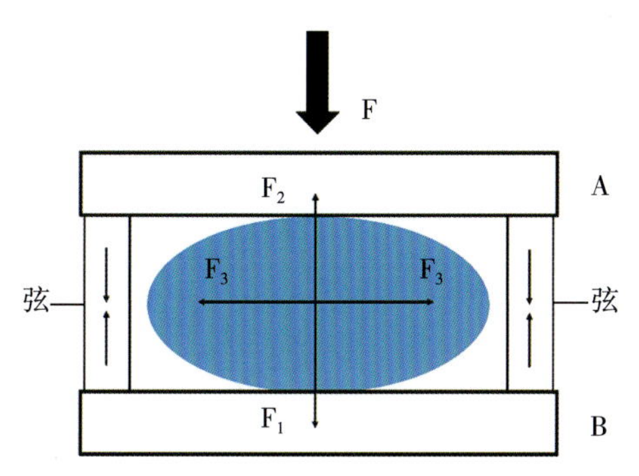

图3-3　板-球模型（稳定状态）

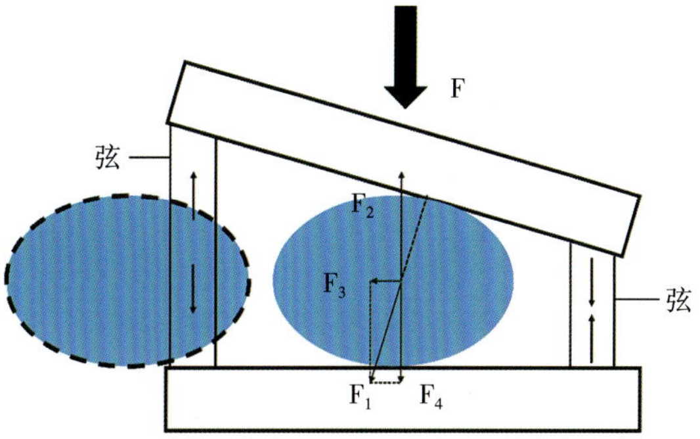

图3-4　板-球模型（失稳状态）

2）动态弦：主要以横突间肌与横突棘肌为主（图3-5）。

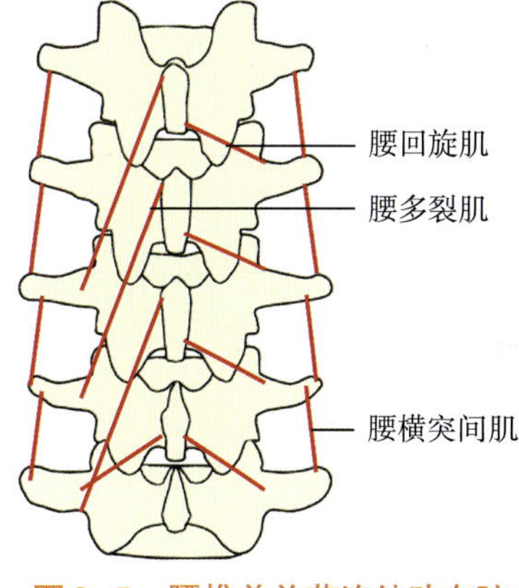

图3-5　腰椎单关节连结动态弦示意图

3.腰骶结合部　包括腰4、5和骶骨。

第五腰椎与第一骶椎间的关节与其他椎骨间的关节类似。椎体间的联合包含一个较大的椎间盘。这个椎间盘在腰骶角的前方更深的位置。两侧关节突关节的间距比上位各节段的关节突关节间距更宽。

（1）弓：第五腰椎、骶骨。

（2）弦

1）静态弦：髂腰韧带（图3-6）：起自第五腰椎横突尖和前下面，有的有一小部分起于第四腰椎横突，肌纤维向外辐射，主要附着于骨盆上。

2）动态弦：竖脊肌和脊柱弓弦和头脊肢弓弦共有弦。

竖脊肌位于脊柱两侧的沟内，其延长部达胸、颈平面。在胸腰椎段，表面有胸腰筋膜及下方的下后锯肌覆盖，而在上胸段有菱形肌和夹肌覆盖。竖脊肌在脊柱两侧不同平面形成大小不等的肌和腱群。在骶骨，竖脊肌细小呈“U”形，起点处的腱性成分多，且强韧，在腰部，该肌增厚形成一大的肌肉隆起。其外侧靠近腰背外侧沟。在肋角处横越肋骨上行至胸背部，先向上外，后垂直，最后向上内走行，直至被肩胛骨覆盖。

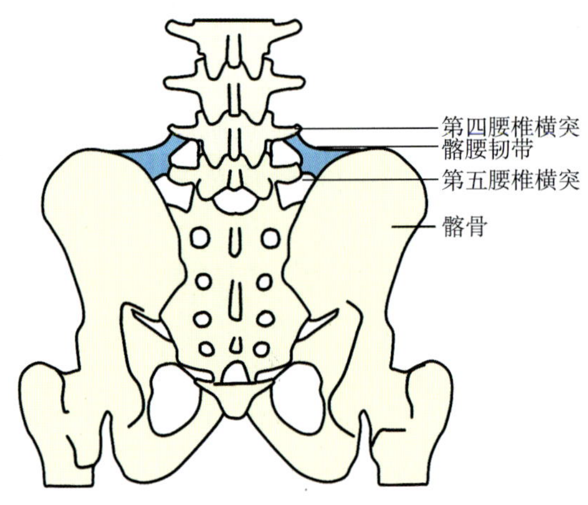

图3-6 髂腰韧带示意图

竖脊肌起于骶正中嵴，骶骨背面，向上附着于腰椎，第十一至十二胸椎棘突及棘上韧带，肌肉外侧部起于髂嵴背内侧和骶外侧嵴，在此与骶结节韧带和骶髂后韧带融合。肌纤维在上腰部分为3个纵柱，即外侧的髂肋肌，中间的最长肌和内侧的棘肌。髂肋肌的功能是伸直脊柱及脊柱侧屈，胸最长肌和颈最长肌可使脊柱向后及侧方弯曲，头最长肌可仰头，并使面部转向同侧。棘肌的功能是伸脊柱。髂肋肌和最长肌由下位颈神经、胸神经和腰神经的后支支配，棘肌由下位颈神经和胸神经的后支支配。每一纵柱又分为3个部分（表3-1）。

表3-1 上腰部分肌纤维3个纵柱又分为3个部分

髂肋肌	最长肌	棘肌
腰髂肋肌	胸最长肌	胸棘肌
胸髂肋肌	颈最长肌	颈棘肌
颈髂肋肌	头最长肌	头棘肌

①腰髂肋肌：起于竖脊肌的起点，止于下6位肋角缘。

②胸髂肋肌：起于下6位肋角的上内缘，腰髂肋肌止点的内侧，上行止于上6位肋角上内缘及第七颈椎横突后结节。

③颈髂肋肌：起于第三至六肋角后缘，在胸髂肋肌止点的内侧，上行止于第四至六颈椎横突后结节。

④胸最长肌：是髂肋肌的最大的延伸部分，在腰部，它与腰髂肋肌融合，有部分肌纤维止于腰椎整个横突和副突的后面及胸腰筋膜的中层，在胸部，该肌借圆形肌腱和肌束分别止于全部胸椎的横突尖和下10位肋骨的肋角和肋结节之间。

⑤颈最长肌：位于胸最长肌的内侧，以长而薄的肌腱起于上5位胸椎横突，并以腱的形式止于第二至六颈椎横突后结节。

⑥头最长肌：位于颈最长肌和头半棘肌之间，以腱的形式起于上5位胸椎横突及下

4位颈椎关节突。在胸锁乳突肌和头夹肌的深面止于乳突的后缘。在该肌的中上份常有一横行的腱划。

⑦胸棘肌：是竖脊肌的内侧部分，位于胸长肌内侧并与其融合，以3~4条肌腱起于T_{11}~L_2的棘突，然后汇合成一束肌，向上以分开的腱止于上部胸椎的棘突，并与位于其前方的胸半棘肌紧密相连。

⑧颈棘肌：可以缺如，如果存在，起于项韧带的下份和颈7及腰1~2棘突，向上止于枢椎棘突，也有止于C_3~C_4棘突。

⑨头棘肌：多与头半棘肌融合。

（二）多关节

多关节解析在下面章节中进行详细描述。

三、功能

1.力学分析　脊柱是人体的中轴线，人体为了生存的需要，在脊柱的矢状面上逐渐形成了多个曲线形状，这就是脊柱弓弦力学解剖系统，也就是我们常说的脊柱的生理曲度。脊柱弓弦力学解剖系统由多个单关节弓弦力学解剖系统组成，由于脊柱各段的形态、功能不同，故将脊柱弓弦力学解剖系统分为颈段、胸段、腰段、骶尾段弓弦力学子系统（图3-7）。

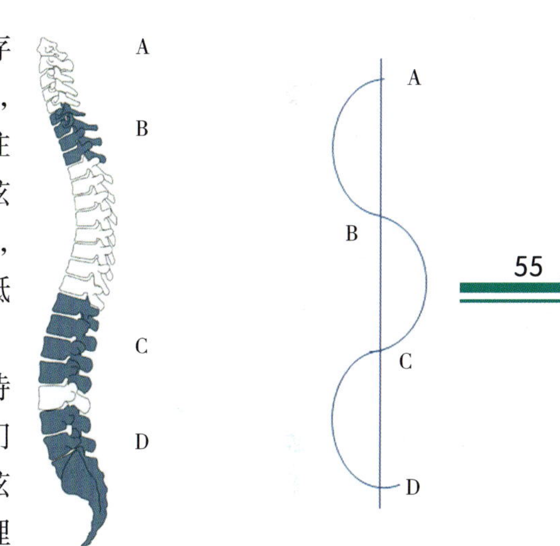

图3-7　脊柱力线示意图

在正常情况下，脊柱弓弦力学解剖系统为了维持人体正常功能就形成了不同的脊柱生理曲度，即我们通常所说的颈曲、胸曲、腰曲和骶曲。由于脊柱弓弦力学解剖系统是一个整体，因此四个生理曲度在生理病理上相互影响。我们以一个生理曲度中的某一段曲线为例进行分析。在此我们引入微积分的曲率概念来加以说明。

曲线的曲率就是针对曲线上某个点的切线方向角对弧长的转动率，通过微分来定义，表明曲线偏离直线的程度。曲率是几何体不平坦程度的一种衡量。某段曲线的曲率计算如下，曲线CD上点A和临近一点A'各作一条切线，A和A'之间的弧长为ΔS，两条切线夹角为α，则曲线CD在A点的曲率$K=\alpha/\triangle S$（图3-8）。

在弧长不变的情况下，我们以任意一段曲线进行分析如下。曲线的变化有以下两种情况：①2、3点其中一点移动，往右或者往左；②2、3点同时移动，同时往右或者同时往左移动。

我们先以①为例进行分析，先考虑3点往右移动的情况：如图3-9所示，3点往右移动变成了3′，蓝色曲线表示变化之前的，黑色表示变化之后的曲线，通过几何作图。

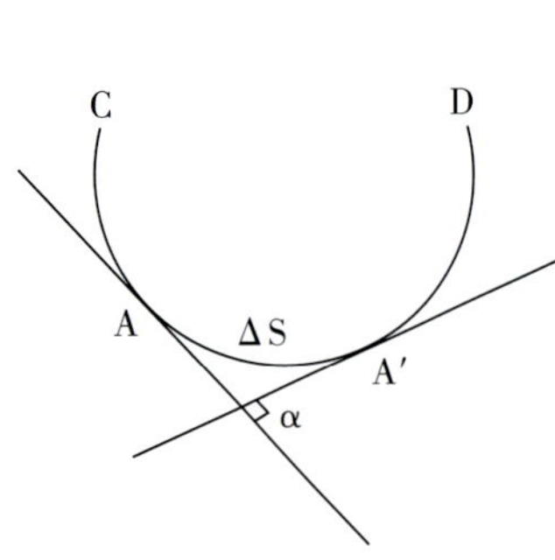

图3-8 曲线CD上某点曲率的计算图

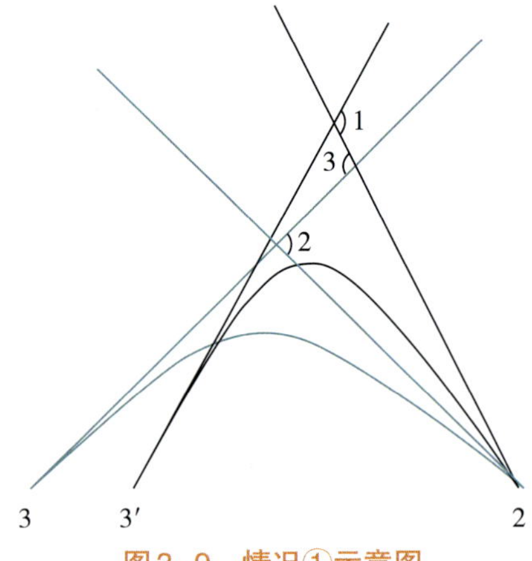

图3-9 情况①示意图

由于三角形的外角大于和它不相邻的任意一个内角，于是有∠1>∠3>∠2。由于平均曲率$\overline{K}=\frac{\alpha}{S}$，而S即曲线段的弧长是不变的，故$\frac{\angle 1}{S}=\frac{\angle 2}{S}$，所以3点向右移动之后，曲线的平均曲率变大了。同理画图可知：3点往左移动，曲线的平均曲率变小；2点往右移动，曲线的平均曲率变小；2点往左移动，曲线的平均曲率变大。

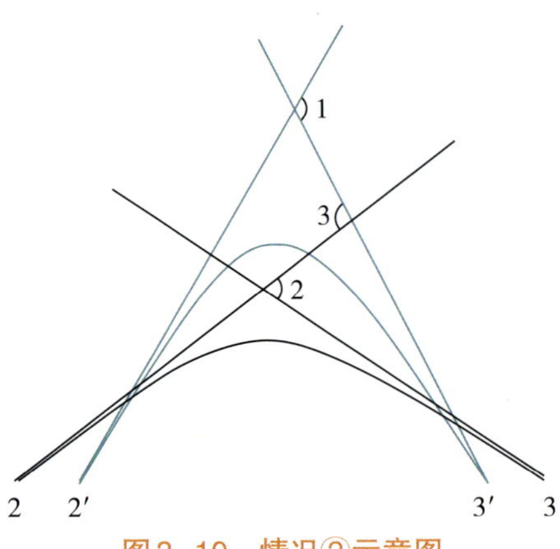

图3-10 情况②示意图

下面对情况②进行分析如下（图3-10）。

当2、3同时向内侧移动时，由于三角形的外角大于和它不相邻的任意一个内角，于是有∠1>∠3>∠2。由于平均曲率$\overline{K}=\frac{\alpha}{S}$，而S即曲线段的弧长是不变的，故$\frac{\angle 1}{S}=\frac{\angle 2}{S}$，所以2、3点同时向内侧移动时，曲线的平均曲率变大了；当2、3同时向外侧移动时，也易证其本身的平均曲率变小。

根据上述推论，可以得出（图3-7），在曲线AD的长度不变的情况下，当A点向下移动，或B点向上移动时，曲线AB的曲率变大，此时曲线BC的曲率变小；同理可得知曲线CD的曲率变大。同理，在脊柱弓弦力学解剖系统中，当颈段、胸段、腰段、骶段弓弦力学解剖系统中任何一段弓的曲率发生改变，并且超出人体自我代偿与修复范围时就会引起其他节段弓弦力学解剖系统中弓的曲率的变化。即脊柱弓弦力学解剖系统是一个整体，它的各节段的弓弦力学解剖系统在生理病理上相互影响。

2.力学功能

（1）静态弓弦力学解剖系统功能　静态弓弦力学单元由弓（脊柱椎骨）和弦（关节囊、韧带、筋膜）组成，其功能是维持整个脊柱骨关节的正常位置和脊柱静态弓弦力学解剖系统的力学平衡。

（2）动态弓弦力学解剖系统功能　动态弓弦力学单元是在脊柱静态弓弦力学单元基础上加上附着在整个脊柱椎骨之间的骨骼肌组成，其功能是完成脊柱的各种运动和调节脊柱动态弓弦力学解剖系统的力学平衡。

第二节　颈段弓弦力学解剖子系统

颈段弓弦力学解剖子系统由弓（颈椎）及其上附着的弦（关节囊、韧带、肌肉及筋膜）、辅助装置（皮肤、皮下等）共同组成。颈段弓弦力学解剖子系统的功能是维持颈段的正常解剖位置和颈段动静态弓弦力学解剖单元的力学平衡。

一、弓

颈段弓弦力学解剖子系统的弓包括7个颈椎，其功能是供颈部相应的弦附着，构成颈段弓弦力学解剖子系统的骨架，与软组织共同维持颈段弓弦力学解剖子系统力学平衡。

（一）颈椎

1.特殊颈椎

（1）寰椎（图3-11）　寰椎是第一颈椎，与其他颈椎不同，它无椎体和棘突，由前后弓和侧块组成。寰椎的前弓较短，其后（内）面中部有关节面与第二颈椎的齿状突构成寰齿关节；前面中部有前结节，是两侧颈长肌的附着处，前结节甚为突出，向下，前纵韧带和左、右头长肌从其越过。后弓相当于棘突的部分，后弓较长，其后方有一结节而无棘突；此后结节突向上、后方，是两侧头小直肌的附着处。后弓上面两侧近侧块部各有一沟，称椎动脉沟；椎动脉上行出横突孔，绕过侧块，跨过此沟，再穿通寰枕后膜，经枕骨大孔而进入颅腔。侧块上方有椭圆形凹陷的关节面，朝向内、前、上方，与枕骨髁构成寰枕关节；侧块下方有较平坦的关节面，朝向前、下，稍内方，与第二颈椎的上关节面构成寰枢关节。侧块的外方有横突，能作为寰椎旋转运动的支点，比其他颈椎的横突既长且大。

（2）枢椎（图3-11）　枢椎是第二颈椎，它和一般的颈椎相似，其特点是椎体有一个向上的齿突。但椎体上方有齿状的隆突称为齿突，此齿突可视为寰椎的椎体。齿突根部的后方，有寰横韧带，但此韧带较细小；齿突前面有一关节面与寰椎前弓构成寰齿关节。上关节面位于椎体和椎根连结处上方的粗大稍出的骨块上，朝向上、后、稍外方，与寰椎的下关节面构成寰枢关节；第二颈脊神经位于该关节的后方，与下位颈脊神经和椎间关节的位置关系不同。齿突前面有卵圆形关节与寰椎前弓后面形成关节，椎体上方在齿突两侧各有一向上关节面与寰椎连接。枢椎的椎板较厚，其前外侧面有深椎动脉沟，下面有椎下切迹，此处是椎弓根的关节间部。横突向下外侧突出，横突孔直接向外侧，椎动脉在上关节面之下转向外侧。棘突宽大且分叉，供黄韧带附着，其外侧面是头下斜肌的起点，稍后有头后直肌起点，尖切迹有项韧带附着，下方凹面有半棘肌、颈棘肌、多裂肌、棘突间肌附着。

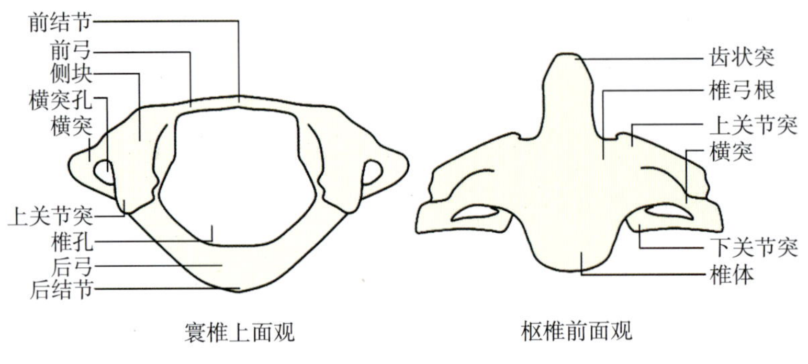

图3-11　寰椎、枢椎示意图

（3）隆椎（图3-12）　隆椎是第七颈椎，有长的棘突位于项沟的下端，其特点除了伸向后方的棘突很长外，其余的结构和普通颈椎一样。由于其棘突很长，末端不分叉而呈结节状，它随着颈部的转动而转动，是临床上作为辨认椎骨序数的标志。在棘突末端的结节，有斜方肌、头棘肌、胸半棘肌、多裂肌、棘突间肌附着。横突位于横突孔外侧，只有椎静脉通过。椎板上有第七颈椎颈神经前支沟，还有小的不明显的前结节和明显的后结节。横突前缘有前斜角肌附着，第一肋提肌也附着于此。

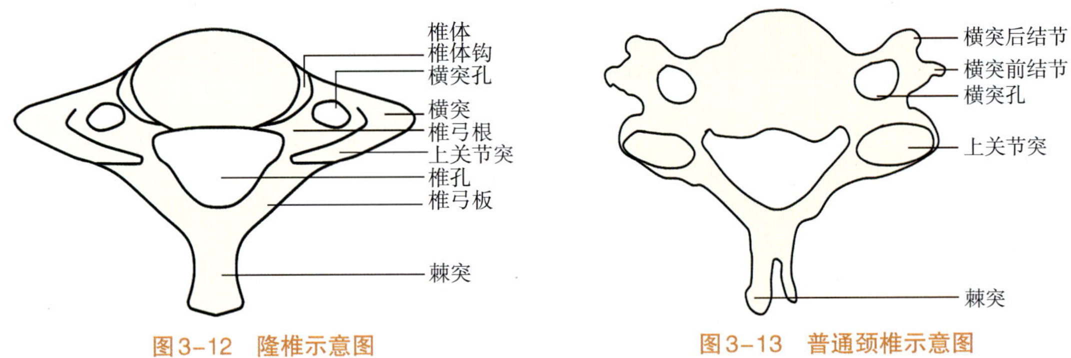

图3-12　隆椎示意图

图3-13　普通颈椎示意图

2.普通颈椎（图3-13）　普通颈椎组成包括椎体、椎弓、和突起3部分。椎体是支持体重的主要部分，颈椎椎体较胸、腰椎体小，一般下位颈椎较上位颈椎大。颈椎弓根由1对椎弓根和1对椎板组成。颈椎弓根短而细，与椎体外后缘呈45°相连接，上下的凹陷分别称为椎骨上切迹和椎骨下切迹。相邻颈椎上下切迹之间形成椎间孔，有脊神经和伴行血管通过。颈椎突起分横突、关节突和棘突。颈椎横突比较特殊，有横突孔，C_6~ C_1横突孔有椎动脉、椎静脉从中通过。横突有许多肌肉附着，自前向后有颈长肌、头长肌、前斜角肌、中斜角肌、后斜角肌、肩胛提肌、颈夹肌、颈髂肋肌、颈最长肌、头半棘肌、颈半棘肌等。横突终端分成前后结节，前结节和后结节之间为结节间沟，有脊神经经此穿出，故又称脊神经沟。颈椎关节突分为上关节突和下关节突，左右各一，相邻上下关节突关节面形成关节突关节。颈椎棘突位于椎弓的正中，C_3~ C_6多有分叉。

二、弦

颈段弓弦力学解剖子系统的弦包括静态弦（关节囊、韧带、筋膜）和动态弦（肌肉），其功能是附着在颈部弓的弓弦结合部，构成颈段弓弦力学解剖子系统的软组织，与骨组织共同维持颈段弓弦力学解剖子系统力学平衡。

（一）静态弦

1.关节囊（图3-14~图3-16）

（1）寰枢关节囊　侧块关节的纤维囊薄而松弛，附着于关节的边缘相连。每个关节囊都含有一个后内侧副韧带，下方附着于其齿突基底部附近的枢椎椎体，向上附着于横韧带附近的寰椎侧块。正中关节的关节囊也相对较薄弱和疏松，特别是上面的部分。

（2）关节突关节囊　附着于脊柱椎体上下关节突间的腱性结构，其功能主要是加强关节突关节的稳定性。

2.韧带

（1）前纵韧带（图3-14，图3-15）　详见第三章脊柱弓弦力学解剖系统第一节概述相关内容

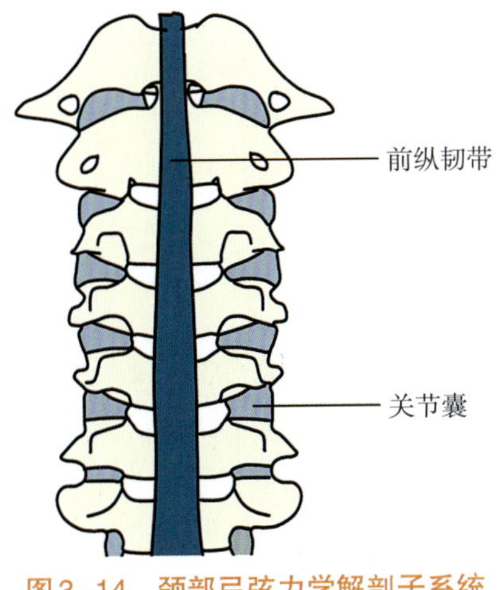

图3-14　颈部弓弦力学解剖子系统静态弦（前面观）

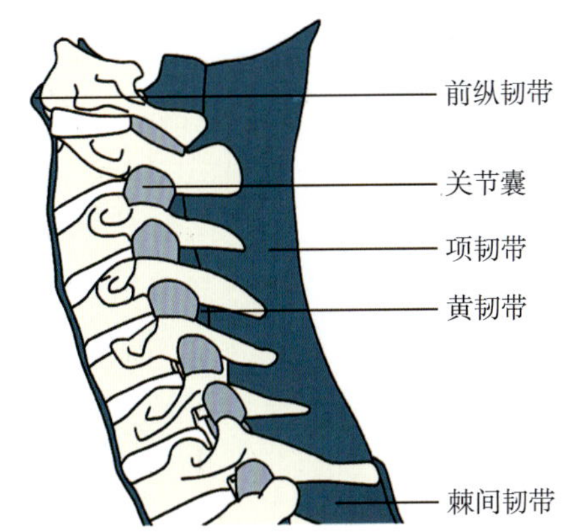

图3-15　颈部弓弦力学解剖子系统静态弦（侧面观）

（2）棘间韧带（图3-15）　棘间韧带很薄，几乎是膜状，它们连接相邻棘突，附着每个棘突的根部到棘突间。它们的前后两边分别与黄韧带和棘上韧带会合。颈椎的棘间韧带发育较差。一些观察者指出颈椎的所有棘间韧带纤维都属于项韧带的一部分，但另一些人则认为它们的结构与项韧带不同，它们的纤维由一个棘突的上缘向后上方斜行至其紧邻的上一棘突的下缘。

（3）项韧带（图3-15，图3-16）　呈三角形，它的基底部向上，附着于枕外隆凸和

枕外嵴，尖部向下，同寰椎后结节及第一至六颈椎棘突的尖部相连，后缘游离而肥厚，有斜方肌附着，两侧有头夹肌、颈夹肌等多块肌肉附着，在其起点的深面是棘间韧带。项韧带是一个双层弹性纤维肌间隔，常被认为与棘上韧带和颈部棘突间韧带同源，但结构不同。结构上是双层致密弹性纤维板，其间由一层网状组织所分离，两板层的后游离缘结合，后者延伸于枕外隆凸到第七颈椎棘突，弹性纤维板从此处附着于枕外嵴的正中部，第一颈椎横突后结节和颈椎分叉棘突的内侧面。它的功能主要是维持头颈部的直立体位，控制颈部过度前屈和头的左右旋转。

（4）黄韧带（图3-15，图3-16） 黄韧带连接椎管内相邻椎骨的椎弓板，其附着部起自关节突关节囊至两椎弓板愈合成棘突处，在此处它们的后缘相接触并部分联合，留有连接椎内和椎后外静脉丛的静脉间隙。它们主要是黄色弹性纤维组织，其纤维几乎呈垂直排列，自椎弓板的前面下部下行至下一椎弓板的后面和上缘。韧带的前面被一层连续的薄而光滑的分界膜所覆盖，黄韧带在颈部薄、宽且长，脊椎前屈时，它抑制椎弓板分离，防止破裂。避免运动突然受限，帮助前屈的脊柱恢复直立姿势、还可能保护椎间盘免受损伤。

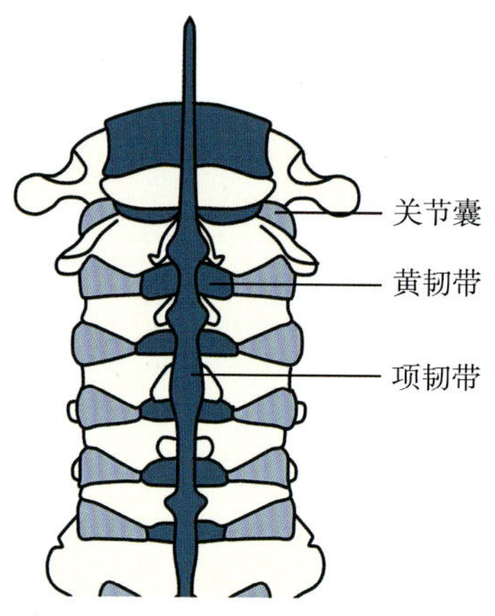

图3-16 颈部弓弦力学解剖子系统静态弦（背面观）

（5）横突间韧带 横突间韧带在相邻横突间走行。在颈部，它们由少量不规则的纤维组成，并大部分被横突间肌所取代；在胸部它们是与相邻的肌肉紧密混合的纤维索；在腰部，横突间韧带则呈薄膜状。

3.筋膜（图3-17）

（1）颈浅筋膜 颈筋膜浅层围绕整个颈部，包绕斜方肌和胸锁乳突肌，形成两肌的鞘；向后附着于项韧带及第七颈椎棘突，向前在正中线两侧彼此延续；向上附着于颈上界的骨面；向下附着于颈、胸交界处的骨面。颈筋膜浅层在下颌下三角和腮腺区分为两层，分别包绕下颌下腺和腮腺，形成筋膜鞘。

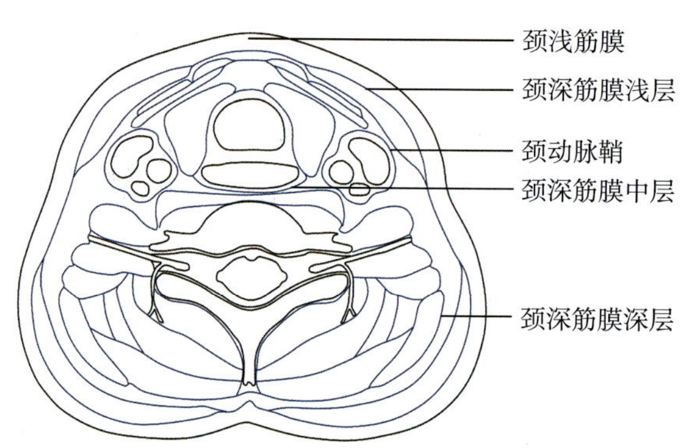

图3-17 颈部弓弦力学解剖子系统静态弦（横断观）

（2）颈深筋膜

1）颈深筋膜浅层：颈深筋膜浅层又称封套层，环绕着颈部包裹着斜方肌和胸锁乳突肌。在斜方肌和胸锁乳突肌之间位于颈前三角的部分，由蜂窝组织形成，与颈浅筋膜和深面潜在性的组织间隙没有区别。在上方，深筋膜与枕骨沿上项线的骨膜相融合，越过乳突和整个下颌骨底。该筋膜在下颌角和胸锁乳突肌前缘之间的部分特别强大。在下颌骨和乳突之间，封套层与腮腺相联系，在腺体的下面延伸并附着于颧弓。强大的茎突下颌韧带自此区域上升至茎突。在下方，沿着斜方肌和胸锁乳突肌，颈深筋膜的封套层附着于肩峰、锁骨和胸骨柄，并与各骨的骨膜相融合。在胸骨柄上方不远处，封套层与颈阔肌的腱膜纤维和肩带肌筋膜交织在一起。封套层又分浅层和深层，分别附于胸骨柄的前缘、后缘以及锁间韧带。在这两层之间有一狭缝样区间，即胸骨上间隙，包含有少量的蜂窝组织、颈前静脉的下部和颈静脉弓、胸锁乳突肌的胸骨头，有时还有一个淋巴结。

2）颈深筋膜中层：中层常被分为一个包绕着舌骨下肌群的肌层和一个脏层，脏层包括气管前筋膜和颊咽筋膜。脏层自后方的颅底、前方的舌骨和侧方的甲状软骨向下延伸，形成不同厚度的筋膜鞘包裹甲状腺、喉、气管、咽和食管。在下方，中层沿着大血管与上纵隔相延续，并与纤维心包相融合。在外侧，中层与颈深筋膜的封套层以及颈动脉鞘相融合。

3）颈深筋膜深层：颈筋膜的深层包括背层和腹层，分别是椎前筋膜和翼状筋膜。在一些描述中，椎前筋膜即等同于深层。椎前筋膜离颈椎体最近，覆盖于头长肌和颈长肌的前面，其自颅底向下延伸，在颈长肌的前面下降进入上纵隔，与前纵韧带相混合。其向外后方延伸为斜角肌筋膜，覆盖于斜角肌、头夹肌和肩胛提肌。所有颈神经的前支最初均位于椎前筋膜的后面，支配菱形肌和前锯肌的神经以及膈神经的近侧部在颈部的整个行程中仍保留着这个位置，但副神经位于椎前筋膜的浅面。当锁骨下动脉和臂丛自前斜角肌后面出现时，它们带着椎前筋膜向下外方于锁骨的后面形成腋鞘。椎前筋膜附于椎骨棘突，形成颈后三角底部的筋膜。

翼状筋膜是一个冠状位的薄片，附于颈椎横突，位于椎前筋膜的前面，以疏松结缔组织与之相隔，并充满所谓的危险间隙。翼状筋膜位于咽或食管和颈深筋膜中层的脏层后方，其间隔以疏松结缔组织，并充满咽后间隙。翼状筋膜向前外侧与椎前筋膜融合，自颅底向下延伸约至第七颈椎平面（在第六颈椎和第四胸椎之间水平各异），与颈筋膜中层的脏层相融合，因此限定了咽后间隙和危险间隙的最低范围。

（3）颈动脉鞘　颈动脉鞘通常描述为颈深筋膜包绕颈总动脉和颈内动脉、颈内静脉、迷走神经和颈袢而形成的结构，其包绕着动脉的部分厚于静脉周围的部分，有利于静脉的扩张。在周围，颈动脉鞘与相邻的筋膜层借疏松蜂窝组织相联系。

（4）胸膜上膜　胸膜上膜（Sibson筋膜）作为颈下部和胸部的分隔平面，其在前面附着于第一肋的内面，在后面附着于第七颈椎横突的前面，有来自斜角肌的一些扩散性肌纤维被覆并加强。

（二）动态弦

1.横突间肌（图3-18） 脊椎横突之间的小块肌。起于下位椎骨横突，止于上位椎骨横突。功能是将横突间前肌及横突间后肌外侧部将相邻脊椎的肋突连接起来，使脊柱侧屈。由脊神经背支和腹支支配。营养血管主要为肋间后动脉的背侧支。

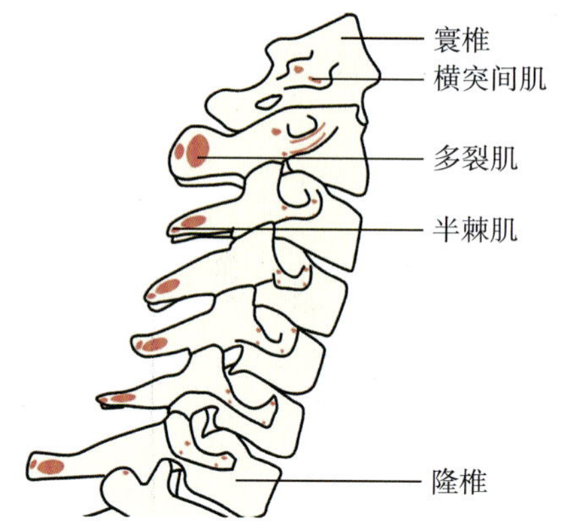

图3-18 颈部弓弦力学解剖子系统动态弦（侧面观）

2.横突棘肌（图3-18） 是有多个椎体节段跨越横突和棘突的肌束组成。回旋肌位于最深层，且肌肉最短，一般跨越1个或2个节段。多裂肌可跨越2~5个椎骨节段，而半棘肌可跨越6个椎骨节段。回旋肌、多裂肌、胸半棘肌、颈半棘肌都受相应的脊神经后支的内侧支支配。头半棘肌是由枕大神经的降支和第三颈神经支配。

（1）多裂肌　在颈椎、胸椎和上腰椎区域，多裂肌位于棘突侧方，覆盖相应椎骨的椎板，但是在腰骶部，它们延伸并覆盖骶骨背面。在每个椎骨节段，多裂肌有数个肌束起自棘突尾端及尖部，肌纤维向下呈辐射状附着于下方2~5椎体的横突。横突附着点在颈椎为上关节突，胸椎为横突背侧近基底部，腰椎为副突。位于第五腰椎以下的肌束附着于骶骨背面。

（2）半棘肌　半棘肌是由最长的横突棘肌群构成，根据起始位置分为3部分。

①颈半棘肌：起自第二至五颈椎棘突，肌束跨越6个节段覆盖颈椎和胸椎的多裂肌。

②胸半棘肌：起自下2个颈椎到上4个胸椎椎体，向下附着于第六至十胸椎横突。

③头半棘肌：起自枕骨上下项线区域的内侧骨面，以扁腱附着于下4个颈椎的上关节突及上6、7个胸椎的横突尖部。

④腰部没有半棘肌。

三、辅助结构

颈段弓弦力学解剖子系统的辅助结构包括皮肤、皮下、脂肪、神经、血管等，皮肤、皮下、脂肪已在第一章第二节进行描述，此处只介绍颈段弓弦力学解剖子系统的特殊辅助结构。

椎动脉（图3-19） 起于锁骨下动脉第一段的上后壁，穿经除第七颈椎外的颈椎横突孔，在寰椎侧块后方向内侧弯曲，经枕骨大孔进入颅腔。在脑桥下缘，椎动脉与对侧同名血管联合形成基底动脉。椎动脉第一段在颈长肌和前斜角肌之间向后上行，在颈总动脉和椎静脉后方，并有甲状腺下动脉跨过。左侧椎动脉被胸导管跨过，右侧则被右淋巴导管跨过。椎动脉后方有第七颈椎横突、颈下神经节和第七、八颈神经前支；椎动脉第二段穿经上6个颈椎横突孔上升，并与颈下神经节的一大分支和形成颈下部椎静脉的静脉丛伴行。此段椎动脉在第二至六颈神经（C_2~C_6）前支前方，几乎垂直上升至枢椎横突孔，继而转向外侧达寰椎横突孔；椎动脉第三段由头侧直肌内侧引出，并弯曲向后行至寰椎侧块内后方、第一颈神经前支外侧。其行于寰椎后弓上面的椎动脉沟内，在寰枕后膜下缘下方进入椎管。此段位于枕下三角内，并由头半棘肌覆盖，第一颈神经后支将其与寰椎后弓分开；椎动脉第四段穿硬膜和蛛网膜在舌下神经根前方上行，在延髓前面斜上行至脑桥下缘处，与对侧同名动脉联合形成沿中线走行的基底动脉。

分支一：脊髓支经椎间孔进入椎管，供应脊髓及其被膜。分支组成：脊髓支分成升支和降支与上、下方的降、升支相连，形成两条血管吻合链，位于椎体后面邻近椎弓根附着处。分支营养部分：两条血管吻合链发出的分支供应椎体和骨膜。其他分支间的吻合可跨越中线，又与上、下方的分支连接形成正中吻合链位于椎体后面。

分支二：肌支起于椎动脉弯曲绕过寰椎侧块处。分支营养部分：供应枕下区深层肌并与枕动脉、颈升动脉和颈深动脉相吻合。

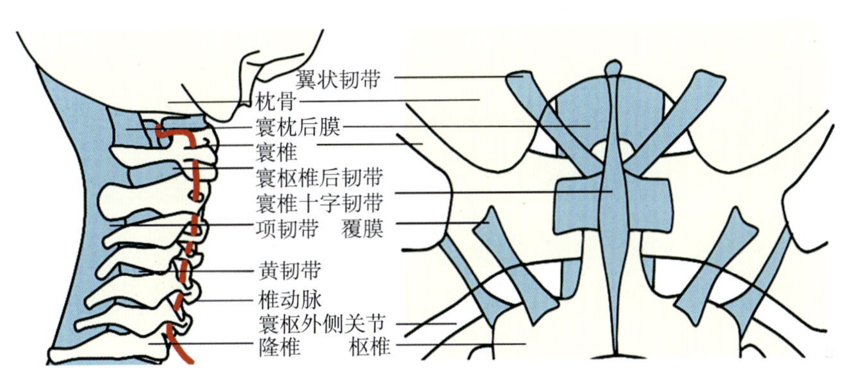

图3-19 椎动脉示意图

四、功能

1.静态弓弦力学解剖系统功能 静态弓弦力学单元由弓（颈椎椎骨）和弦（关节囊、韧带、筋膜）组成，其功能是维持颈段脊柱骨关节的正常位置和颈段静态弓弦力学解剖系统的力学平衡。

2.动态弓弦力学解剖系统功能 动态弓弦力学单元是在颈段静态弓弦力学单元基础上加上附着在颈椎椎骨之间的骨骼肌组成，其功能是完成颈段的各种运动和调节颈段动态弓弦力学解剖系统的力学平衡。

五、临床应用举例

颈段弓弦力学解剖子系统力平衡失调会引起多种慢性软组织损伤和骨质增生性疾病，如枕大神经卡压综合征、项韧带损伤、棘间韧带损伤等。现以枕大神经卡压综合征为例，介绍针刀体表定位及针刀治疗全过程。

（一）枕大神经卡压综合征

1.治疗原则 依据人体弓弦力学解剖系统理论，枕大神经卡压是由于神经周围软组织卡压神经所致。依据疾病病理构架的网眼理论，一侧神经受到卡压，另一侧软组织也会粘连，瘢痕、挛缩，通过针刀松解枕部的筋膜、肌肉等组织，减轻局部张力，减轻、解除其对枕大神经的卡压刺激，从而消除症状。

（1）体位 俯卧位。

（2）体表定位 在枕外隆凸与乳突尖连线的中内1/3交界处，寻找压痛并能诱发向头部放射痛的反应点并进行标记。

（3）消毒 常规消毒铺巾。

（4）麻醉 用1%利多卡因局部浸润麻醉，每点注药1ml，注射前要确认回抽无血。

（5）刀具 Ⅰ型4号直形针刀。

（6）针刀操作（图3-20）

①第1支针刀松解左侧枕大神经穿出皮下处的卡压。在枕外隆凸与左侧乳突连线的内1/3处（即枕大神经穿出皮下处）定位。刀口线与人体纵轴一致，针刀体向脚侧倾斜45°，与枕骨垂直，押手拇指贴在上项线进针刀点上，严格按四步进针刀规程进针刀，针刀经皮肤、皮下到达上项线骨面后，调转刀口线90°，铲剥3刀，范围0.5cm。

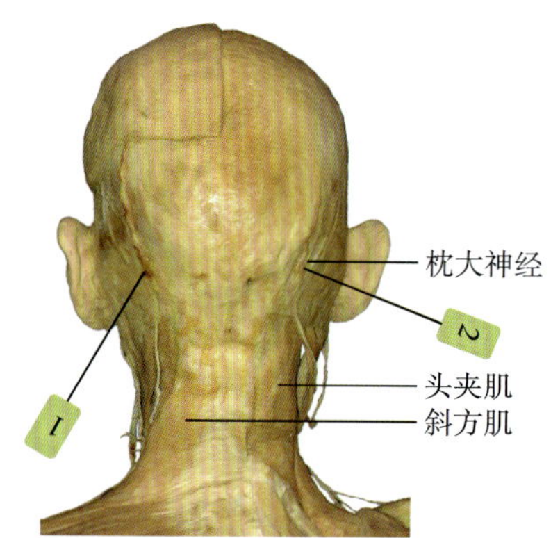

图3-20 针刀松解枕大神经卡压尸体解剖图

②第2支针刀松解右侧枕大神经穿出皮下处的卡压。在枕外隆凸与右侧乳突连线的内1/3处（即枕大神经穿出皮下处）定位。刀口线与人体纵轴一致，针刀体向脚侧倾斜45°，与枕骨垂直，押手拇指贴在上项线进针刀点上，严格按四步进针刀规程进针刀，针刀经皮肤、皮下到达上项线骨面后，调转刀口线90°，铲剥3刀，范围0.5cm。

③术毕，拔出针刀，局部压迫止血3分钟，创可贴覆盖针刀口。

（7）注意事项 在做针刀松解时，针刀刀口线与躯干纵轴呈外上45°方向，与枕骨面垂直，刀口线不能与纵轴垂直，否则有损伤椎管的危险。

第三节 胸段弓弦力学解剖子系统

胸段弓弦力学解剖子系统由弓（胸椎）及其上附着的弦（软组织）、辅助装置（皮肤、皮下等）共同组成。胸段弓弦力学解剖单元的功能是维持胸段的正常解剖位置和胸段动静态弓弦力学解剖单元的力学平衡。

一、弓

胸段弓弦力学解剖子系统的弓包括12个胸椎，其功能是供胸部相应的弦附着，构成胸段弓弦力学解剖子系统的骨架，与软组织共同维持胸段弓弦力学解剖子系统力学平衡。

胸椎

所有的胸椎椎体都有外侧肋凹，并且除了最低的2或3横突外，其他所有的横突都有肋凹。肋凹与肋头（肋头面）及肋结节（肋结节面）分别形成关节。第一及九至十二胸椎也有非典型特征，但除了一些小差别，其余的都相似。胸椎的基本结构与普通颈椎的结构基本相同，均由椎体、横突、椎弓根、椎板、上下关节突、棘突等结构构成（图3-21）。

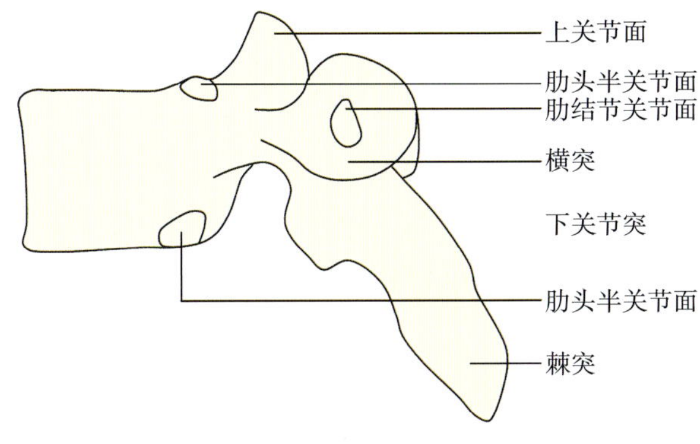

图3-21　典型胸椎示意图

因为胸椎承受的负荷比颈椎大，故胸椎的发育比颈椎粗大，比腰椎小，胸椎还有下列特点：

1.胸椎棘突的特点　长，向后伸出的方向多变。

（1）胸椎的棘突长　胸椎的棘突比颈、腰椎的棘突都长。

（2）胸椎的棘突向后伸出的方向多变　当人体直立时，胸椎棘突的伸出方向，除向后方伸出外，其向下伸的角度各段是不全一致的：从上胸椎（T_1~T_4）的T_1棘突开始，其向下伸出的程度逐渐加重；至中胸椎（T_5~T_8）的棘突，其向下伸出的程度最明显；尤以T_7~T_8的棘突更甚（T_8棘突可将T_9椎体完全覆盖，其顶部甚至可达T10椎体上缘平面）。下胸椎（T_9~T_{12}）从T_9开始，其向下伸出的程度又逐渐变小，至第十二胸椎棘突又基本呈水平、稍向下的方向伸出，由于胸椎的棘突较长，而且其向下方伸出又明显变化，因此，胸椎棘突顶部与其同序列的椎体可能不处于同一水平。如在人体上触及胸椎第一棘突时，其深面即为第一胸椎椎体；但触及第七胸椎棘突时，其深面却为第八椎体；第八胸椎棘突的顶部与第十胸椎体缘取平；当触及第十二胸椎棘突时，其深面又将是第十二胸椎的椎体。全脊柱的椎间孔，均位于同序椎体的下1/3处，此种关系永不改变，故欲以胸椎棘突顶部的位置去推测同序的椎间孔的位置时，就应考虑上述胸椎棘突顶部与同序列胸椎的椎体可能不处于同一水平。

2.胸椎椎体的特点 第一胸椎椎体与典型的颈椎椎体相同，其左右径几乎是前后径的两倍；第二胸椎椎体仍呈颈椎椎体的形状，两径的差异减小了。第三胸椎椎体最小，不同于第一、二胸椎扁平前面，它的前面凸出。其他椎体的大小因前后径增加都有所增加，第四胸椎椎体呈典型的“心形”。第五至八胸椎椎体前后大小增加，左右变化不大。它们左右不对称，左侧因胸主动脉的压迫而变平。剩下的胸椎椎体有更大程度的增大，因此，第十二胸椎椎体与典型的腰椎椎体相似。

特殊椎体（图3-22）：

（1）T_1 第一胸椎的椎体、形状以及形成上切迹前缘独特的后外侧唇都与颈椎类似。它的环状上肋关节面与第一肋头的整个面形成关节。小的半月形下面与第二肋头的半面相关节。上肋关节面经常不完整，此时，第一肋与第七颈椎和椎间盘相关节。在关节面下方常有一个小而深的凹陷。它的棘突长而粗，呈水平，通常与第七颈椎棘突一样突出。

（2）T_9 第九胸椎并不典型，但缺少下半肋关节面，因此，常不能与第十肋相关节。

（3）T_{10} 第十胸椎仅与第十对肋相关节，因此椎体也只有上肋关节面。它们通常较大，呈半月形或卵圆形。当第十肋不能与第九胸椎和椎间盘相关节，横突上可能有或没有第十肋结节对应的关节面。

（4）T_{11} 第十一胸椎仅与第十一肋头相关节。其环状关节面距椎体上缘较近，并延伸至椎弓根。横突较小，无关节面。第十一、十二胸椎的棘突呈三角形，尖端较钝，下缘水平，上缘倾斜。

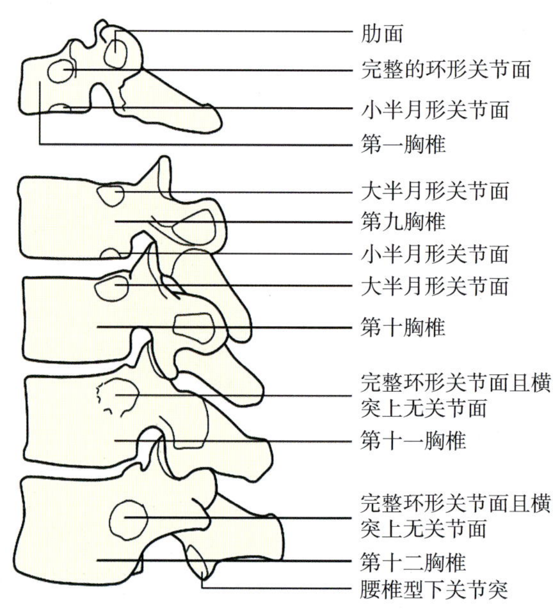

图3-22 特殊胸椎示意图

（5）T_{12} 第十二胸椎借由位于上缘稍下方并扩展到椎弓根的环状肋凹与第十二肋骨头相关节。该椎骨有某些腰椎的特点，并且椎体较大。其横突被三个小结节所代替：最上方的结节最大，向上伸出，虽然它与腰椎乳突间的距离不如上关节突近，但可以与之相对应；外侧结节与横突同源；而下结节则与腰椎副突同源。在某些标本中上下关节突都特别长。

3.胸椎横突特点 有肋横关节面。胸椎横突尖部的前外面，也有一个小凹面，叫横突肋凹（或叫肋横关节面）。肋横关节面，与肋骨头部的相应的关节面，构成肋横关节。

4.胸椎的上、下关节突及关节间隙方向的特点 胸椎上下关节突基本呈垂直向下方伸出；上关节突的关节面向后外方向；下关节突的关节面向前内方向。胸椎左、右上下关节突关节所形成的关节间隙的方向，在前后位上呈倒“八”字方向；因而其关节囊、韧带的走向呈顺“八”字形。

二、弦

胸段弓弦力学解剖子系统的弦包括静态弦（关节囊、韧带、筋膜）和动态弦（肌肉），其功能是附着在胸部弓的弓弦结合部，构成胸段弓弦力学解剖子系统的软组织，与骨组织共同维持胸段弓弦力学解剖子系统力学平衡。

（一）静态弦

1.关节囊（图3-23~图3-25） 关节突关节囊 附着于脊柱椎体上下关节突间的腱性结构，其功能主要是加强关节突关节的稳定性。

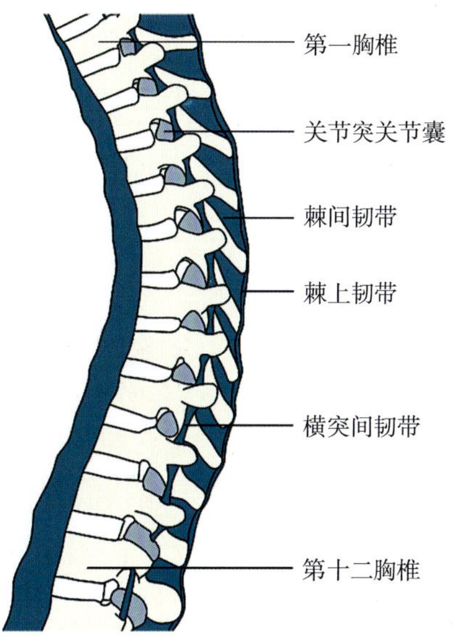

图3-23 胸段弓弦力学解剖子系统静态弦示意图（侧面观）

2.韧带

（1）棘上韧带（图3-23~图3-25） 详见第三章脊柱弓弦力学解剖系统第一节概述相关内容。

（2）棘间韧带（图3-23~图3-25） 详见第三章第二节颈段弓弦力学解剖子系统第一节概述相关内容。

（3）横突间韧带（图3-23~图3-25） 详见第三章第二节颈段弓弦力学解剖子系统第一节概述相关内容。

（4）前纵韧带（图3-23，图3-25） 详见第三章脊柱弓弦力学解剖系统第一节概述相关内容。

3.筋膜（图3-26） 胸腰筋膜在胸背区较为薄弱，覆于竖脊肌表面，向上续项筋膜，内侧附于胸椎棘突和棘上韧带，外侧附于肋角，向下至腰区增厚，并分为前、中、后三层。

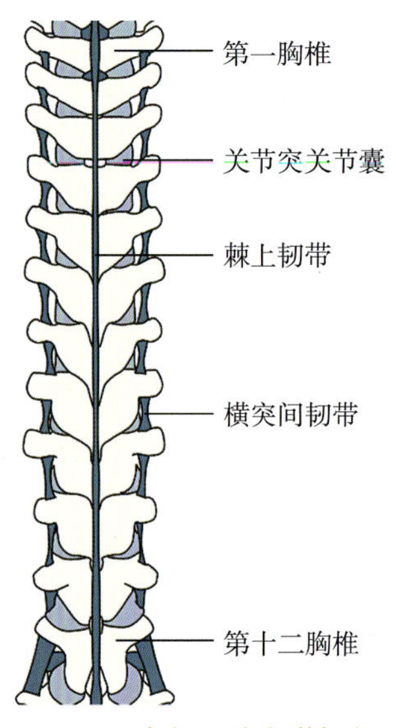

图3-24 胸段弓弦力学解剖子系统静态弦示意图（背面观）

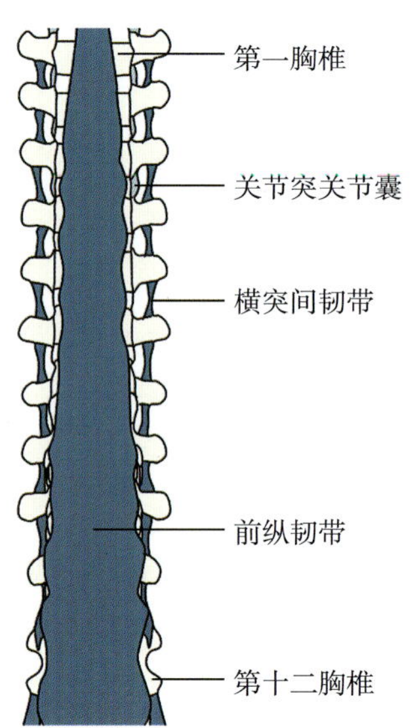

图3-25 胸段弓弦力学解剖子系统静态弦示意图（前面观）

（1）后层　后层覆于竖脊肌后面，与背阔肌和下后锯肌腱膜愈着，向下附于髂嵴，内侧附于腰椎棘突和棘上韧带，外侧在竖脊肌外侧缘与中层愈合，形成竖脊肌鞘。在胸腰筋膜浅层与竖脊肌之间存在着间隙，称胸腰筋膜下间隙，内有皮神经、脂肪及疏松结缔组织。正常情况，胸腰筋膜浅层有限制竖脊肌、增强竖脊肌作用力的作用，而胸腰筋膜下的疏松结缔组织则在胸腰筋膜和竖脊肌之间起润滑作用。

（2）中层　中层位于竖脊肌与腰方肌之间，内侧附于腰椎横突尖和横突间韧带，外侧在腰方肌外侧缘与前层愈合，形成腰方肌鞘，并作为腹横肌起始部的腱膜，向上附于第十二肋下缘，向下附于髂嵴。

（3）深层　位于腰方肌前面，又称腰方肌筋膜，内侧附于腰椎横突尖，向下附于髂腰韧带和髂嵴后份，上部增厚形成内、外侧弓状韧带。

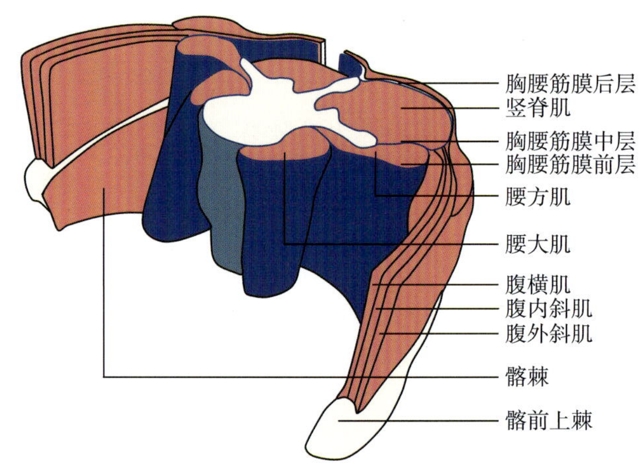

图3-26 胸腰筋膜示意图

（二）动态弦

1.回旋肌（图3-27，图3-28） 胸回旋肌是由11对小的四边形肌肉组成。第一对位于第一与第二胸椎之间，最后一对肌肉位于第十一与第十二胸椎之间。

2.半棘肌（图3-27，图3-28） 详见第三章脊柱弓弦力学解剖系统第二节颈段弓弦力学解剖子系统相关内容。

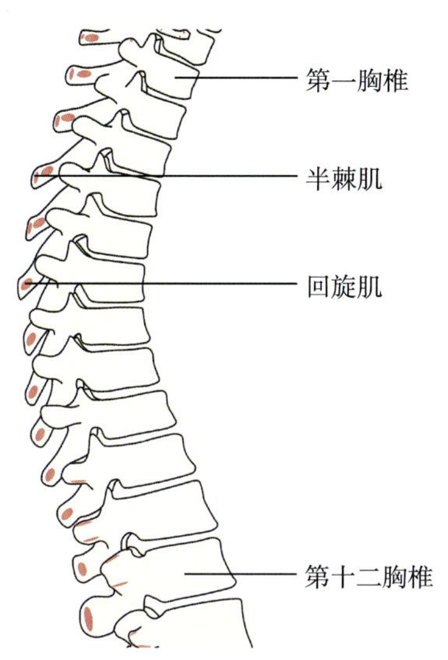

图3-27 胸段弓弦力学解剖子系统动态弦示意图（侧面观）

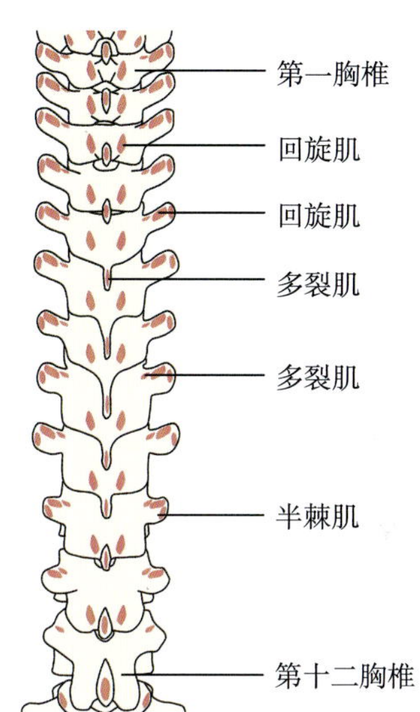

图3-28 胸段弓弦力学解剖子系统动态弦示意图（背面观）

3.多裂肌（图3-28） 详见第三章脊柱弓弦力学解剖系统第二节颈段弓弦力学解剖子系统相关内容。

三、辅助结构

胸段弓弦力学解剖子系统的辅助结构包括皮肤、皮下、脂肪、神经、血管等，皮肤、皮下、脂肪已在第一章第二节进行描述，此处只介绍胸段弓弦力学解剖子系统的特殊辅助结构。

1.腹主动脉 腹主动脉起于膈肌上的主动脉裂孔，向前到第十二胸椎。它下降走在腰椎的前方，终止于第四腰椎下缘或第四至五腰椎椎间盘，在正中线的稍偏左侧，分为左右髂总动脉。

2.下腔静脉 下腔静脉将膈以下所有结构的静脉血输回右心房，其主要行经在腹部，但有一段位于胸部纤维性心包内。它由两侧的髂总静脉在第五腰椎体的稍后方汇合而成。

四、功能

1.静态弓弦力学解剖系统功能 静态弓弦力学单元由弓（胸椎椎骨）和弦（关节囊、韧带、筋膜）组成，其功能是维持胸段脊柱骨关节的正常位置和胸段静态弓弦力学解剖系统的力学平衡。

2.动态弓弦力学解剖系统功能 动态弓弦力学单元是在胸段静态弓弦力学单元基础上加上附着在胸椎椎骨之间的骨骼肌组成，其功能是完成胸段的各种动作和调节胸段动态弓弦力学解剖系统的力学平衡。

第四节 腰段弓弦力学解剖子系统

腰段弓弦力学解剖子系统由弓（腰椎）及其上附着的弦（软组织）、辅助装置（皮肤、皮下等）共同组成。腰段弓弦力学解剖单元的功能是维持腰段的正常解剖位置和腰段动静态弓弦力学解剖单元的力学平衡。

一、弓

腰段弓弦力学解剖子系统的弓包括5个腰椎，其功能是供腰部相应的弦附着，构成腰段弓弦力学解剖子系统的骨架，与软组织共同维持腰段弓弦力学解剖子系统力学平衡。

腰椎（图3-29） 5个腰椎的总体特点是较大且无肋凹和横突孔。其椎体横径较宽，前部较深。椎孔呈三角形，比胸椎大，但比颈椎小。椎弓根短，棘突大多呈水平、方形，并沿其下缘和后缘增厚。其上关节突有一个垂直凹陷的关节面，朝向后内侧，其后缘有一个粗糙的乳突。下关节突有一个垂直凸出的关节面，朝向前外侧，除了第五对横突较坚固外，其他的横突都是薄而长的。每个横突根部的后下面都有一个小副突。每个椎体上缘附近都有一对坚固的椎弓根向后外侧伸出。腰椎的上切迹浅，而下切迹深。椎弓板宽而短，但并不像胸椎重叠的面积那样大，腰椎横突的长度从第一至三腰椎逐渐增大，之后又缩短，第五腰椎棘突最小，其尖端常呈圆形且转向下方。上部腰椎的上关节面间距比下方腰椎的宽。第五腰椎横突有角，先伸向外侧，再转向上外并且顶端较钝。除第五腰椎外，其他的腰椎横突都是前后压缩并伸向后外侧。腰椎的棘突宽并且水平向后，由众多肌肉、韧带附着其上，共同维持脊柱的力学平衡。相邻棘突间空隙较大，适于穿刺。腰椎椎间盘具有承重和良好的缓冲作用。

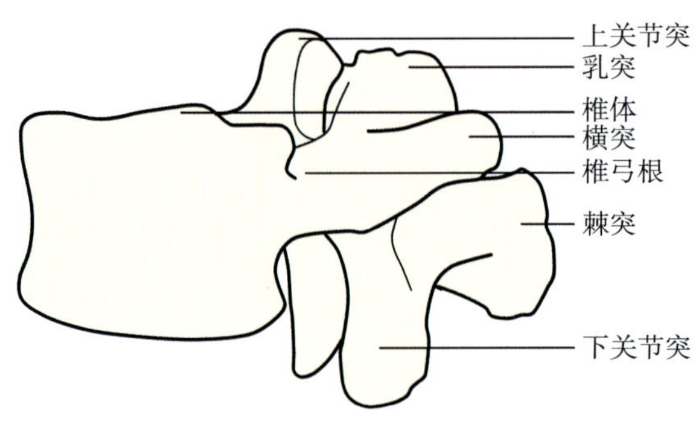

图3-29 典型胸椎示意图

二、弦

腰段弓弦力学解剖子系统的弦包括静态弦（关节囊、韧带、筋膜）和动态弦（肌肉），其功能是附着在腰部弓的弓弦结合部，构成腰段弓弦力学解剖子系统的软组织，与骨组织共同维持腰段弓弦力学解剖子系统力学平衡。

（一）静态弦

1.关节囊（图3-30） 关节突关节囊　关节突关节囊主要位于关节突的后外侧部，而前内侧的关节囊大部分由黄韧带代替，关节囊的最内层为关节滑膜，滑膜组织向关节间隙内突出形成皱褶。椎间关节囊较紧张，有一定的活动度，囊外有多裂肌附着，内侧与黄韧带相连。关节囊分为纤维层和滑膜层，滑膜层约1/3起自关节软骨边缘，滑膜起点与关节软骨缘之间由结缔组织连接，关节腔狭小密闭。滑膜层在相邻关节面之间双层突入形成滑膜皱褶，伸至关节腔内。关节囊外层纤维组织内包含有丰富的神经末梢，其中以有髓纤维形式存在的机械感受器阈值较低，受到较强的机械与化学刺激时才反应，这种感受器可能与腰痛的发生过程有关。

2.韧带

（1）前纵韧带（图3-30，图3-32）　详见第三章脊柱弓弦力学解剖系统第一节概述相关内容。

（2）棘上韧带（图3-30，图3-31）　详见第三章脊柱弓弦力学解剖系统第一节概述相关内容。

（3）棘间韧带（图3-30）　见第三章脊柱弓弦力学解剖系统第二节颈段弓弦力学解剖子系统相关内容。

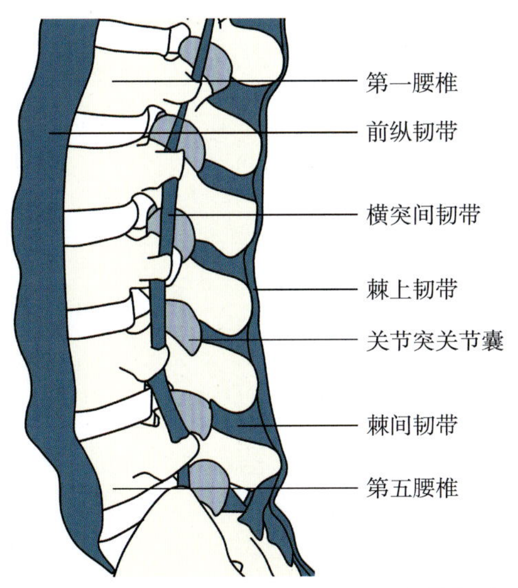

图3-30　腰段弓弦力学解剖子系统静态弦示意图（侧面观）

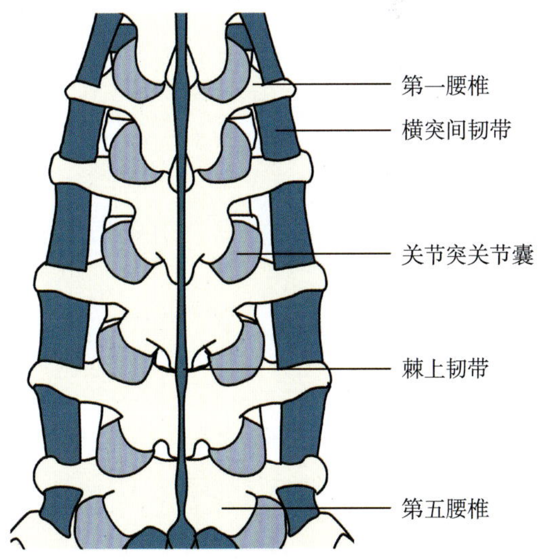

图3-31　腰段弓弦力学解剖子系统静态弦示意图（背面观）

（4）横突间韧带（图3-30~图3-32） 见第三章脊柱弓弦力学解剖系统第二节颈段弓弦力学解剖子系统相关内容。

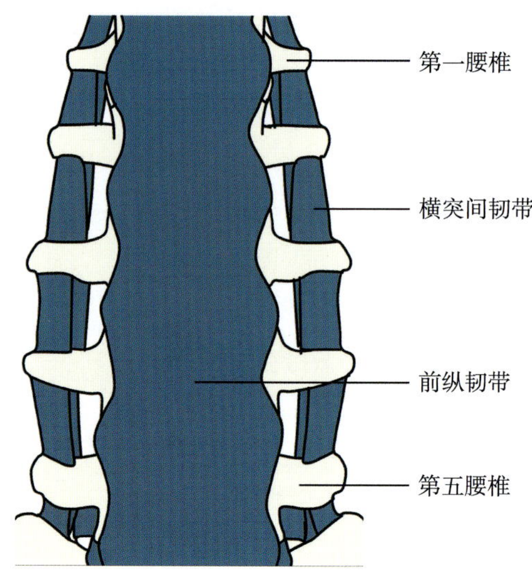

图3-32 腰段弓弦力学解剖子系统静态弦示意图（前面观）

（二）动态弦

1.横突间肌（图3-33） 见第三章第二节颈段弓弦力学解剖子系统相关内容。

2.多裂肌（图3-33，图3-34） 见第三章第二节颈段弓弦力学解剖子系统相关内容。

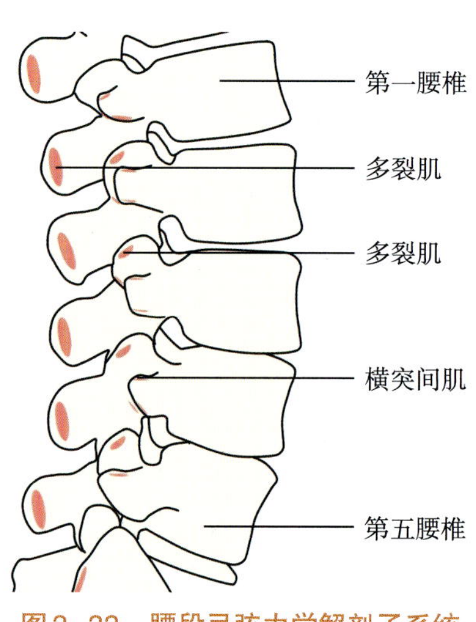

图3-33 腰段弓弦力学解剖子系统动态弦示意图（侧面观）

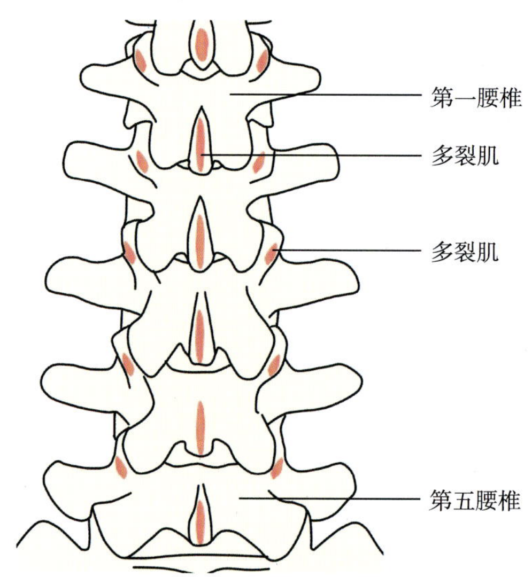

图3-34 腰段弓弦力学解剖子系统动态弦示意图（背面观）

三、辅助结构

腰段弓弦力学解剖子系统的辅助结构包括皮肤、皮下、脂肪、神经、血管等，皮肤、皮下、脂肪已在第一章第二节进行描述，此处只介绍腰段弓弦力学解剖子系统的特殊辅助结构。

1.腹主动脉　见第三章第三节胸段弓弦力学解剖子系统相关内容。

2.下腔静脉　见第三章第三节胸段弓弦力学解剖子系统相关内容。

四、功能

1.静态弓弦力学解剖系统功能　静态弓弦力学单元由弓（腰椎椎骨）和弦（关节囊、韧带、筋膜）组成，其功能是维持腰段脊柱骨关节的正常位置和腰段静态弓弦力学解剖系统的力学平衡。

2.动态弓弦力学解剖系统功能　动态弓弦力学单元是在腰段静态弓弦力学单元基础上加上附着在腰椎椎骨之间的骨骼肌组成，其功能是完成腰段的各种动作和调节腰段动态弓弦力学解剖系统的力学平衡。

五、临床应用举例

颈段弓弦力学解剖子系统力平衡失调会引起多种慢性软组织损伤和骨质增生性疾病，如第三腰椎横突综合征、腰椎间盘突出症、棘上韧带损伤、棘间韧带损伤等。现以棘间韧带损伤、第三腰椎横突综合征、腰椎间盘突出症为例，介绍针刀体表定位及针刀治疗全过程。

（一）棘间韧带损伤

1.治疗原则　该疾病属于脊柱弓弦力学解剖系统力平衡失调。依据针刀医学人体弓弦力学解剖系统及疾病病理构架的网眼理论，运用针刀松解棘间韧带处的粘连、瘢痕，破坏疾病的病理构架，恢复棘间韧带弓弦力学结构。

2.操作方法（图3-35）

（1）体位　俯卧位。

（2）体表定位　棘突间隙。

（3）消毒　常规消毒铺巾。

（4）麻醉　用1%利多卡因局部浸润麻醉，每个治疗点注药1ml。注意：麻醉针头不可深入过深，以防麻药进入蛛网膜下腔中，造成严重后果。

（5）刀具　Ⅰ型4号直形针刀。

（6）针刀操作

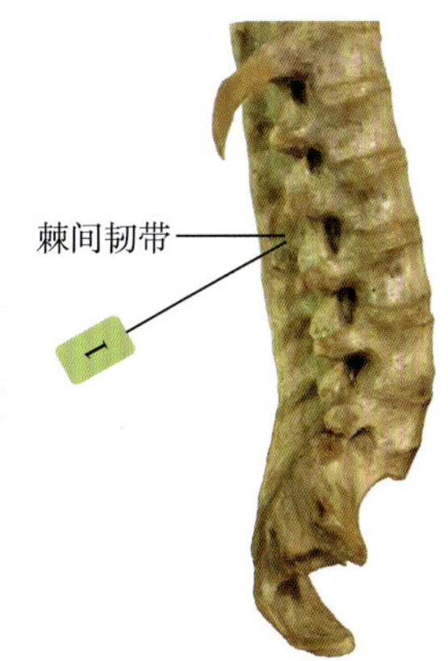

图3-35　针刀松解棘间韧带尸体解剖图

①针刀松解棘突间隙棘间韧带的粘连瘢痕。在棘突间隙进针刀。刀口线和脊柱纵轴平行，严格按四步进针刀规程进针刀，针刀体与皮肤垂直刺入，经皮肤、皮下、筋膜、棘上韧带，到达棘间韧带，先提插切开2~3刀，范围0.5cm，再将针刀体倾斜，与脊柱纵轴呈90°角，在上一椎骨棘突的下缘

和下一椎骨棘突的上缘，沿棘突矢状面提插切开2~3刀，范围0.5cm。

②术毕，拔出针刀，局部压迫止血3分钟，创可贴覆盖针刀口。

（二）第三腰椎横突综合征

1.治疗原则 该疾病属于头-脊-肢弓弦力学解剖系统力平衡失调。依据针刀医学人体弓弦力学解剖系统及疾病病理构架的网眼理论，运用针刀松解附着于第三腰椎横突部的筋膜、韧带、肌肉等组织处的粘连、瘢痕，破坏疾病的病理构架，恢复第三腰椎横突弓弦力学结构。

2.操作方法（图3-36）

（1）体位 俯卧位。

（2）体表定位 在第三腰椎棘突上缘左右旁开3cm处定点（第三腰椎横突尖）。

（3）消毒 常规消毒铺巾。

（4）麻醉 用1%利多卡因局部浸润麻醉，每个治疗点注药1ml。

（5）刀具 Ⅰ型4号直形针刀。

（6）针刀操作

①第1支针刀松解左侧第三腰椎横突软组织的粘连瘢痕。在第三腰椎棘突上缘向左旁开3cm定位。刀口线与脊柱纵轴平行，严格按四步进针刀规程进针刀，针刀经皮肤、皮下组织，直达横突骨面，针刀体向外移动，当有落空感时，即达第三腰椎横突尖，在此用提插刀法切开横突尖的粘连、瘢痕3刀，深度0.5cm，以松解腰肋韧带在横突尖部的粘连和瘢痕，然后，调转刀口线90°，沿第三腰椎横突上下缘用提插刀法切开2~3刀，深度0.5cm，以切开横突间韧带。

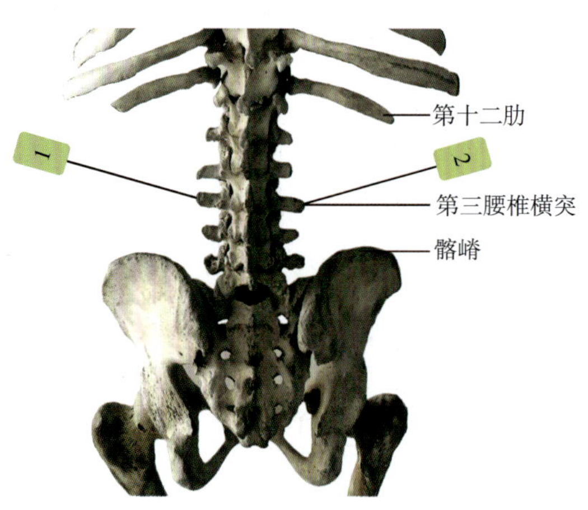

图3-36 针刀松解腰3横突解剖图

②第2支针刀松解右侧第三腰椎横突软组织的粘连瘢痕。在第三腰椎棘突上缘向右旁开3cm定位。刀口线与脊柱纵轴平行，严格按四步进针刀规程进针刀，针刀经皮肤、皮下组织，直达横突骨面，针刀体向外移动，当有落空感时，即达第三腰椎横突尖，在此用提插刀法切开横突尖的粘连、瘢痕3刀，深度0.5cm，以松解腰肋韧带在横突尖部

的粘连和瘢痕，然后，调转刀口线90°，沿第三腰椎横突上下缘用提插刀法切开2~3刀，深度0.5cm，以切开横突间韧带。

③术毕，拔出针刀，局部压迫止血3分钟，创可贴覆盖针刀口。

（7）注意事项

①在做第三腰椎横突剥离时，针刀切记不能离开横突背侧和尖端骨面，以保证操作的安全性。

②在第三腰椎横突尖及横突中部有诸多软组织附着，如胸腰筋膜中层起始部、腰大肌起点、横突间肌等。由于第三腰椎横突是腰椎横突中最长的，所以受伤机会多，根据网眼理论，一侧的横突受损伤，对侧必然代偿，也有粘连和瘢痕，故针刀还要松解对侧第三腰椎横突，否则，易出现针刀治疗见效快、复发率高的现象。

（三）腰椎间盘突出症

"回"字形针刀整体松解术（图3-37）

（1）术式设计 "回"字形针刀整体松解术适用腰椎间盘突出症、多发性腰椎管狭窄症及腰椎骨性关节炎的治疗。如为腰3~4椎间盘突出症，椎管内外口松解为腰3~4、腰4~5间隙，腰部的整体松解包括腰3~5棘上韧带、棘间韧带；左右腰3~5横突松解，胸腰筋膜的松解，髂腰韧带的松解，在骶正中嵴上和两侧骶骨后面竖脊肌起点的松解以及腰4~5、腰5~骶1两侧黄韧带松解。从各个松解点的分布上看，很像"回"字形状。棘上韧带点、棘间韧带点、左右第三至五腰椎横突点、骶正中嵴上和两侧骶骨后面竖脊肌起点的连线共同围成"回"字外面的"口"，而两侧4点黄韧带松解点的连线围成"回"字中间的"口"，故将腰部的针刀整体松解术称为"回"字形针刀松解术。

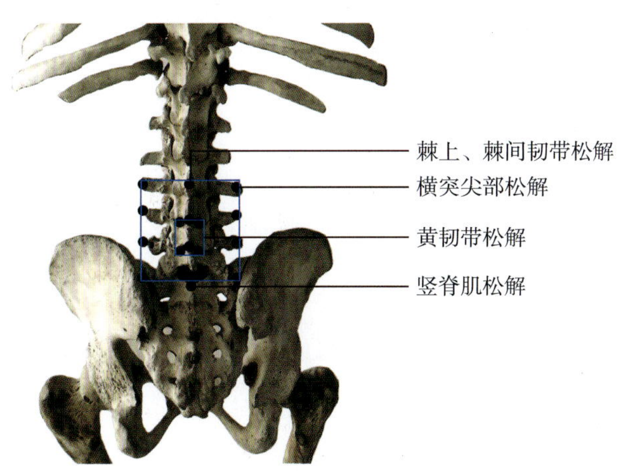

图3-37 "回"字形针刀整体松解术体表定位尸体解剖图

（2）体位 俯卧位，腹部置棉垫，使腰椎前屈缩小。

（3）体表定位 第三至五腰椎棘突及棘间，第三至五腰椎横突，骶正中嵴及骶骨后面，第四至五腰椎、第五腰椎至第一骶椎之间的黄韧带。

（4）消毒 常规消毒铺巾。

（5）麻醉　用1%利多卡因局部浸润麻醉，每个治疗点注药1ml。

（6）刀具　Ⅰ型4号直形针刀。

（7）针刀操作

①第1支针刀松解第三腰椎棘突棘上韧带的粘连瘢痕。在第三棘突顶点定点，刀口线与脊柱纵轴平行，严格按四步进针刀规程进针刀，针刀经皮肤、皮下组织，直达棘突骨面，在骨面上铲剥2~3刀，范围0.5cm，然后，贴骨面向棘突两侧分别提插切开2~3刀，以松解两侧棘肌的粘连、瘢痕，深度0.5cm。

②第2支针刀松解第三至四腰椎棘突棘间韧带的粘连瘢痕。在第三腰椎棘突下缘定点，刀口线与脊柱纵轴平行，严格按四步进针刀规程进针刀，针刀经皮肤、皮下组织，直达棘突骨面，调转刀口线90°，沿棘突下缘提插切开2~3刀，深度0.5cm。

③第3支针刀松解第四腰椎棘突棘上韧带的粘连瘢痕。在第四棘突顶点定点，操作同第1支针刀。

④第4支针刀松解第四至五腰椎棘间韧带的粘连瘢痕。在第四腰椎棘突下缘定点，操作同第2支针刀。

⑤第5支针刀松解第五腰椎棘突棘上韧带的粘连瘢痕。在第五棘突顶点定点，操作同第1支针刀。

⑥第6支针刀松解腰5~骶1棘间韧带的粘连瘢痕。在第五腰椎棘突下缘定点，操作同第2支针刀。

⑦第7支针刀松解左侧第三腰椎横突软组织的粘连瘢痕。在第三腰椎棘突上缘向左旁开3cm定位。刀口线与脊柱纵轴平行，严格按四步进针刀规程进针刀，针刀经皮肤、皮下组织，直达横突骨面，针刀体向外移动，当有落空感时，即达第三腰椎横突尖，在此用提插刀法切开横突尖的粘连、瘢痕3刀，深度0.5cm，以松解腰肋韧带在横突尖部的粘连和瘢痕，然后，调转刀口线90°，沿第三腰椎横突上下缘用提插刀法切开2~3刀，深度0.5cm，以切开横突间韧带。

⑧第8支针刀松解右侧第三腰椎横突软组织的粘连瘢痕。在第三腰椎棘突上缘向右旁开3cm定位。刀口线与脊柱纵轴平行，严格按四步进针刀规程进针刀，针刀经皮肤、皮下组织，直达横突骨面，针刀体向外移动，当有落空感时，即达第三腰椎横突尖，在此用提插刀法切开横突尖的粘连、瘢痕3刀，深度0.5cm，以松解腰肋韧带在横突尖部的粘连和瘢痕，然后，调转刀口线90°，沿第三腰椎横突上下缘用提插刀法切开2~3刀，深度0.5cm，以切开横突间韧带。

⑨第9支针刀松解左侧第四腰椎横突软组织的粘连瘢痕。在第四腰椎棘突上缘向左旁开3cm定位。操作同第7支针刀。

⑩第10支针刀松解右侧第四腰椎横突软组织的粘连瘢痕。在第四腰椎棘突上缘向右旁开3cm定位。操作同第8支针刀。

⑪第11支针刀松解左侧第五腰椎横突软组织的粘连瘢痕。在第五腰椎棘突上缘向左旁开3cm定位。操作同第7支针刀。

⑫第12支针刀松解右侧第五腰椎横突软组织的粘连瘢痕。在第五腰椎棘突上缘向右旁开3cm定位。操作同第8支针刀。

⑬第13支针刀松解第四至五腰椎左侧黄韧带的粘连瘢痕。在第四至五腰椎棘突间隙中点向左旁开1cm定位，刀口线与脊柱纵轴平行，针刀体向内，与矢状轴呈20°角。严格按四步进针刀规程进针刀，针刀经皮肤、皮下组织、胸腰筋膜浅层、竖脊肌，当刺到有韧性感时，即达黄韧带。稍提针刀，寻找到第五腰椎椎板上缘，调转刀口线90°，在第五腰椎椎板上缘切开部分黄韧带。当有明显落空感时，停止进针刀。

⑭第14支针刀松解第四至五腰椎右侧黄韧带的粘连瘢痕。在第四至五腰椎棘突间隙中点向右旁开1cm定位，刀口线与脊柱纵轴平行，针刀体向内，与矢状轴呈20°角。严格按四步进针刀规程进针刀，针刀经皮肤、皮下组织、胸腰筋膜浅层、竖脊肌，当刺到有韧性感时，即达黄韧带。稍提针刀，寻找到第五腰椎椎板上缘，调转刀口线90°，在第五腰椎椎板上缘切开部分黄韧带。当有明显落空感时，停止进针刀。

⑮第15支针刀松解腰5~骶1左侧黄韧带的粘连瘢痕。在腰5~骶1棘突间隙中点向左旁开1cm定位，操作同第13支针刀。

⑯第16支针刀松解腰5~骶1右侧黄韧带的粘连瘢痕。在腰5~骶1棘突间隙中点向右旁开1cm定位，操作同第14支针刀。

⑰第17支针刀松解骶正中嵴竖脊肌起点的粘连瘢痕。从骶正中嵴顶点进针刀，刀口线与脊柱纵轴平行，严格按四步进针刀规程进针刀，针刀经皮肤、皮下组织，直达骶正中嵴骨面，在骨面上铲剥2~3刀，范围0.5cm，然后，贴骨面向骶正中嵴两侧分别提插切开2~3刀，深度0.5cm。

⑱第18支针刀松解竖脊肌、髂腰肌在左侧髂后上棘的粘连瘢痕。从左侧髂后上棘进针刀，刀口线与脊柱纵轴平行，严格按四步进针刀规程进针刀，针刀经皮肤、皮下组织，直达骨面，调转刀口线90°，沿骨面向髂骨内面铲剥2~3刀，范围0.5cm。

⑲第19支针刀松解竖脊肌、髂腰肌在右侧髂后上棘的粘连瘢痕。从右侧髂后上棘进针刀，刀口线与脊柱纵轴平行，严格按四步进针刀规程进针刀，针刀经皮肤、皮下组织，直达骨面，调转刀口线90°，沿骨面向髂骨内面铲剥2~3刀，范围0.5cm。

⑳术毕，拔出针刀，局部压迫止血3分钟，创可贴覆盖针刀口。

（8）注意事项

①切断部分黄韧带，可以扩大椎管容积，降低椎管内压，从而缓解神经根周围的粘连、瘢痕。但在具体操作时，第一要注意刀口线的方向。针刀进入皮肤、皮下组织时，刀口线与人体纵轴一致，在椎板上缘切开黄韧带时，需调转刀口线90°，否则不能切开黄韧带，切开黄韧带有落空感以后，不能再进针刀。第二是在切断部分黄韧带时，针刀始终在椎板上进行操作，不能离开椎板骨面。为防止针刀不慎刺破硬脊膜，引起低颅压性头痛，"回"字形针刀整体松解术后，要求患者6小时内不能翻身，绝对卧床7日。

②"回"字形针刀整体松解术的第一步是要求定位准确，特别是腰椎棘突的定位十分重要，因为棘突定位直接关系到椎间隙的定位和横突的定位。所以若棘突定位错

误，将直接影响疗效。如果摸不清腰椎棘突，可先在透视下将棘突定位后，再做针刀松解。

第五节　骶尾段弓弦力学解剖子系统

骶尾段弓弦力学解剖子系统由弓（骶、尾椎）及其上附着的弦（软组织）、辅助装置（皮肤、皮下等）共同组成。骶尾段弓弦力学解剖子系统的功能是维持骶尾段的正常解剖位置和骶尾段动静态弓弦力学解剖单元的力学平衡。

一、弓

骶尾段弓弦力学解剖子系统的弓包括1块骶椎、1块尾椎，其功能是供骶尾部相应的弦附着，构成骶尾段弓弦力学解剖子系统的骨架，与软组织共同维持骶尾段弓弦力学解剖子系统力学平衡。

（一）骶椎（图3-38）

骶骨是由5块骶椎融合而成的一个大三角骨，底向上，尖向下，前面凹陷。它的尾侧钝尖与尾骨及其上缘相关节，宽底与第五腰椎在腰骶角处形成关节。它斜向固定并纵向弯曲，它的背面突出，盆面凹陷。该腹侧弯曲扩大了盆腔容积。它的顶、底之间有背侧、盆侧和外侧3个面，以及一个骶管。骶骨由5块骶椎融而成，为骨盆的后壁，上与第五腰椎相连，下与尾骨相连。

尾椎弓弦力学解剖子系统由静态弓弦力学解剖单元和动态弓弦力学解剖单元及辅助装置组成。尾椎弓弦力学解剖子系统以4个相融合退化的椎骨为弓，连结这些骨骼的关节囊、韧带、筋膜、肌肉为弦。其作用是建立尾椎的动、静态力学构架，维持尾椎的力学平衡，并完成尾椎的生理运动功能。

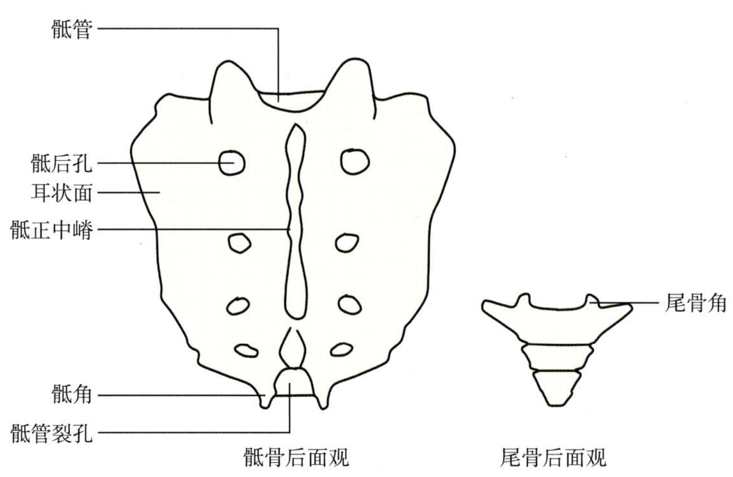

图3-38　骶、尾骨示意图

（二）尾椎（图3-38）

尾椎：尾骨是一块小三角形骨，形状往往不对称。通常由4个相融合退化的椎骨组成：数目在3~5块之间，第一块有时是分离的。它自骶骨尖腹侧向下：其盆面斜向前上方，背部斜向后下方。它位于三角形的骶骨下面，在髋部骨盆两个髂骨构成的骶髂关节之间，和上面的骶骨形成关节。

二、弦

骶尾段弓弦力学解剖子系统的弦包括静态弦（关节囊、韧带、筋膜）和动态弦（肌肉），其功能是附着在骶尾部弓的弓弦结合部，构成骶尾段弓弦力学解剖子系统的软组织，与骨组织共同维持骶尾段弓弦力学解剖子系统力学平衡。

（一）静态弦

1.棘上韧带（图3-39，图3-40） 详见第三章脊柱弓弦力学解剖系统第一节概述相关内容。

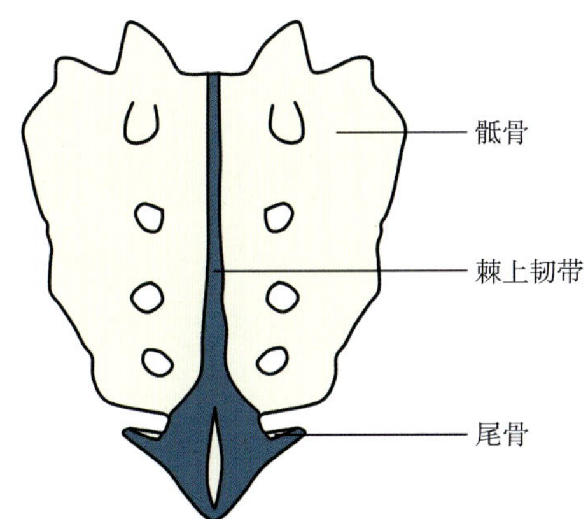

图3-39　骶尾段弓弦力学解剖子系统静态弦示意图（背面观）

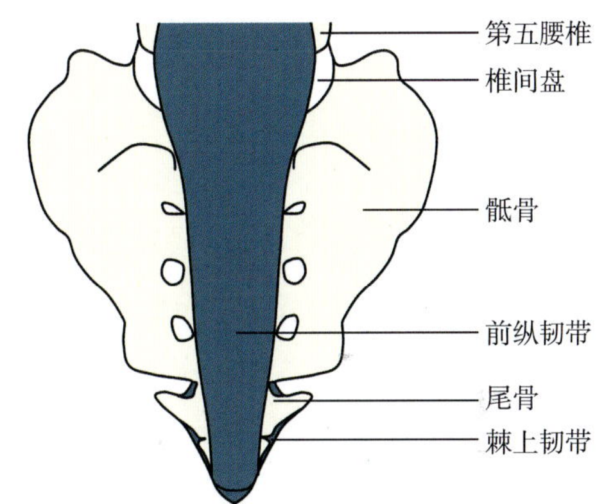

图3-40　骶尾段弓弦力学解剖子系统静态弦示意图（前面观）

2.前纵韧带（图3-40） 详见第三章脊柱弓弦力学解剖系统第一节概述相关内容。

（二）动态弦

多裂肌（图3-41） 见第三章第二节颈段弓弦力学解剖子系统相关内容。

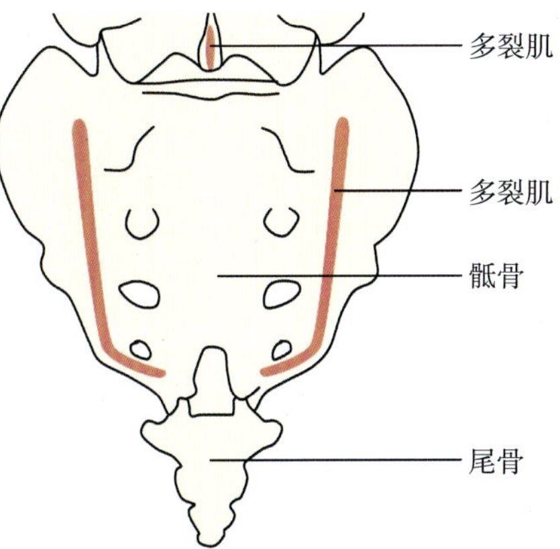

图3-41　骶尾段弓弦力学解剖子系统动态弦示意图（背面观）

三、辅助结构

骶尾段弓弦力学解剖子系统的辅助结构包括皮肤、皮下、脂肪、神经、血管等，皮肤、皮下、脂肪已在第一章第二节进行描述，此处只介绍骶尾段弓弦力学解剖子系统的特殊辅助结构。

1.髂内动脉 每侧的髂内动脉约长4cm，均起自髂总动脉的分叉处，与腰骶部的椎间盘平行，位于骶髂关节的前方。

2.髂内静脉 髂内静脉由坐骨大孔上方的一些静脉汇集而成。它上行到达髂内动脉的后内侧加入髂外静脉，在骨盆的边缘即骶髂关节下部的前方形成髂总静脉。

3.髂外动脉 髂外动脉都从髂总动脉的分叉处起始并沿腰大肌的内侧缘的外部下行，达到髂前上棘与耻骨连线的中点处。

4.髂外静脉 起自腹股沟韧带的后方，沿着盆腔上行并在骶髂关节的前方汇入髂内静脉，从而形成髂总静脉。

四、功能

1.静态弓弦力学解剖系统功能 静态弓弦力学单元由弓（骶骨、尾骨）和弦（关节囊、韧带、筋膜）组成，其功能是维持骶尾段脊柱骨关节的正常位置和骶尾段静态弓弦力学解剖系统的力学平衡。

2.动态弓弦力学解剖系统功能 动态弓弦力学单元是在骶尾段静态弓弦力学单元基础上加上附着在骶骨、尾骨之间的骨骼肌组成，其功能是完成骶尾段的各种动作和调节骶尾段动态弓弦力学解剖系统的力学平衡。

五、临床应用举例

骶尾段弓弦力学解剖子系统力平衡失调会引起多种慢性软组织损伤和骨质增生性疾病，如竖脊肌下段损伤等。现以竖脊肌下段损伤为例，介绍针刀体表定位及针刀治疗全过程。

（一）竖脊肌下段损伤

针刀治疗（图3-42）：

（1）体位　让患者俯卧于治疗床上，肌肉放松。

（2）体表定位　竖脊肌起点、骶髂部压痛点。

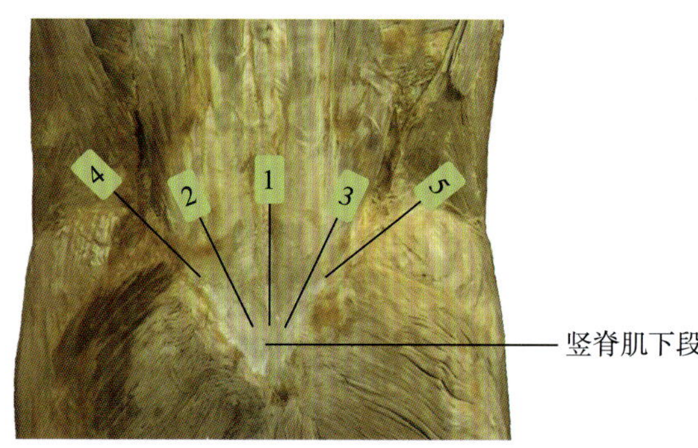

图3-42　竖脊肌起点针刀松解尸体解剖图

（3）消毒　施术部位，用活力碘消毒2遍，然后铺无菌洞巾，使治疗点正对洞巾中间。

（4）麻醉　1%利多卡因局部麻醉。

（5）刀具　使用Ⅰ型针刀。

（6）针刀操作

①第1支针刀松解竖脊肌骶正中嵴起点：两侧髂嵴连线最高点与后正中线的交点为第四腰椎棘突，向下摸清楚L5棘突顶点，顺L5棘突沿脊柱纵轴在后正中线上向下摸到的骨突部即为骶正中嵴，在此定位，从骶正中嵴顶点进针刀，刀口线与脊柱纵轴平行，针刀经皮肤、皮下组织，直达骶正中嵴骨面，在骨面上纵疏横剥2~3刀，范围不超过1cm，然后，贴骨面向骶正中嵴两侧分别用提插刀法切割2刀，深度不超过0.5cm。

②第2支针刀松解竖脊肌骶骨背面左侧起点：在第1支针刀松解竖脊肌骶正中嵴起点的基础上，从骶正中嵴左侧旁开2cm，在此定位，从骶骨背面进针刀，刀口线与脊柱纵轴平行，针刀经皮肤、皮下组织，直达骶骨骨面，在骨面上纵疏横剥2~3刀，范围不超过1cm。

③第3支针刀松解竖脊肌骶骨背面右侧的起点：在第1支针刀松解竖脊肌骶正中嵴起点的基础上，从骶正中嵴右侧旁开2cm，在此定位，从骶骨背面进针刀，刀口线与脊柱纵轴平行，针刀经皮肤、皮下组织，直达骶骨骨面，在骨面上纵疏横剥2~3刀，范围不超过1cm。

④第4支针刀松解竖脊肌髂嵴背左内侧和左骶外侧嵴起点（骶髂部压痛点）：在第1支针刀松解竖脊肌骶正中嵴起点的基础上，从骶正中嵴左侧旁开4cm，在此定位，从骶骨背面进针刀，刀口线与脊柱纵轴平行，针刀经皮肤、皮下组织，直达骶骨骨面，在骨面上纵疏横剥2~3刀，范围不超过1cm。

⑤第5支针刀松解竖脊肌髂嵴背右内侧和右骶外侧嵴起点（骶髂部压痛点）：在第1支针刀松解竖脊肌骶正中嵴起点的基础上，从骶正中嵴右侧旁开4cm，在此定位，从骶骨背面进针刀，刀口线与脊柱纵轴平行，针刀经皮肤、皮下组织，直达骶骨骨面，在骨面上纵疏横剥2~3刀，范围不超过1cm。

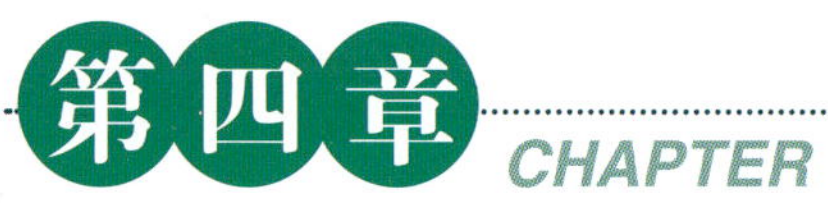

四肢弓弦力学解剖系统

人体弓弦力学解剖系统各系统相互协作共同完成人体整体运动功能，各自也有其相应的功能，本章介绍四肢弓弦力学解剖系统组成、功能及其临床应用的举例。为了便于理解，本章分别描述四肢各关节的结构及运动功能，同学们在学习过程中需要理解的是：四肢功能并不是独立的，而是通过协同作用，完成四肢各项功能。

第一节　概　　述

四肢弓弦力学解剖系统由上下肢骨与其上附着的软组织以及皮肤、皮下、脂肪、滑囊、籽骨等辅助装置组成，包括肘部弓弦力学解剖子系统、腕手部弓弦力学解剖子系统、膝部弓弦力学解剖子系统、踝足部弓弦力学解剖子系统。四肢弓弦力学解剖系统的功能是维持四肢的正常解剖位置和四肢动静态弓弦力学解剖单元的力学平衡。

一、定义

由静态弓弦力学解剖单元、动态弓弦力学解剖单元和辅助装置组成。静态弓弦力学解剖单元由弓（肱骨、尺桡骨、腕骨、掌指骨、股骨、髌骨、胫腓骨、跖趾骨）和弦（关节囊、韧带、筋膜）组成。动态弓弦力学解剖单元是在四肢静态弓弦力学解剖单元基础上加上附着在肱骨、尺桡骨、腕骨、掌指骨、股骨、髌骨、胫腓骨、跖趾骨上的肌肉组成。

二、分类

（一）肘部弓弦力学解剖子系统

肘关节弓弦力学解剖子系统由静态弓弦力学解剖单元和动态弓弦力学解剖单元及辅助装置组成。肘部静态弓弦力学解剖单元以肱骨，尺桡骨为弓，连结这些骨骼的关节囊、韧带、筋膜为弦。其功能是维持肘部的正常解剖位置，肘关节动态弓弦力学解剖单元是在肘关节静态弓弦力学解剖单元的基础上加上附着于肱骨，尺桡骨的肌肉组成。其功能是完成肘关节的运动功能。

（二）腕手部弓弦力学解剖子系统

腕关节弓弦力学解剖子系统由静态弓弦力学解剖单元和动态弓弦力学解剖单元及辅助装置组成。腕关节静态弓弦力学解剖单元以尺桡骨下端、腕骨为弓，连结这些骨骼的关节囊、韧带、筋膜为弦。其功能是维持腕部的正常解剖位置，腕关节动态弓弦力学解剖单元是在腕关节静态弓弦力学解剖单元的基础上加上附着于尺桡骨下端、腕骨的肌肉组成，其功能是完成腕关节的运动功能。

手部关节弓弦力学解剖子系统由静态弓弦力学解剖单元和动态弓弦力学解剖单元及辅助装置组成。手部关节静态弓弦力学解剖单元以掌骨、指骨为弓，连结这些骨骼的关节囊、韧带、筋膜为弦。其功能是维持手部的正常解剖位置，手部关节动态弓弦力学解剖单元是在手部关节静态弓弦力学解剖单元的基础上加上附着于掌指骨的肌肉组成。其功能是完成手部的运动功能。

（三）膝部弓弦力学解剖子系统

膝关节弓弦力学解剖子系统由静态弓弦力学解剖单元和动态弓弦力学解剖单元及辅助装置组成。膝关节静态弓弦力学解剖单元以股骨、髌骨、胫骨、腓骨为弓，连结这些骨骼的关节囊、韧带、筋膜为弦。其功能是维持膝部的正常解剖位置，膝关节动态弓弦力学解剖单元是在膝关节静态弓弦力学解剖单元的基础上加上附着于股骨、髌骨、胫骨、腓骨的肌肉组成。其功能是完成膝关节的运动功能。

（四）踝足部弓弦力学解剖子系统

踝关节弓弦力学解剖子系统由静态弓弦力学解剖单元和动态弓弦力学解剖单元及辅助装置组成。踝部静态弓弦力学解剖单元以胫骨下端、腓骨下端和距骨为弓，连结这些骨骼的关节囊、韧带、筋膜为弦。其功能是维持踝部的正常解剖位置，踝部动态弓弦力学解剖单元是在踝部静态弓弦力学解剖单元的基础上加上附着于股骨、髌骨、胫骨、腓骨的肌肉组成。其功能是完成踝关节的运动功能。

足部关节弓弦力学解剖子系统由静态弓弦力学解剖单元和动态弓弦力学解剖单元及辅助装置组成。足部关节静态弓弦力学解剖单元以跗骨、跖骨及趾骨为弓，连结这些骨骼的关节囊、韧带、筋膜为弦。其功能是维持足部的正常解剖位置，足部关节动态弓弦力学解剖单元是在足部关节静态弓弦力学解剖单元的基础上加上附着于跗骨、跖骨及趾骨的肌肉组成。其功能是完成足部关节的运动功能。

三、辅助结构

1. 皮肤　肘部的皮肤较薄，富有弹性。腕前区的皮肤较薄而松弛，移动性较大。腕后区皮肤比前区厚，浅筋膜薄而松弛。手掌部皮肤厚而坚硬，角化层较厚，汗腺丰富，无毛囊和皮脂腺。手指掌侧皮肤较厚，无毛囊和皮脂腺，手指背侧皮肤较薄。膝部的皮肤较薄。踝前区和足背的皮肤较薄，踝后区皮肤移动性较大。足背的皮肤较薄，而足底皮肤致密坚厚，移动性差，尤以足根、足外侧和第一跖骨头承重部位更为显著。

2.脂肪 肘部外部有较少的脂肪组织，内侧则较为丰富，起缓冲保护作用。腕手部的脂肪组织较少。膝部脂肪组织较少，为人体的机械减震装置。踝前区浅筋膜疏松，缺少脂肪。踝后区浅筋膜较疏松，跟腱两侧有较多脂肪。足部的脂肪组织较少。

其余辅助结构，如滑液囊、籽骨、副骨、神经血管都在下面各自章节进行详细描述。

四、功能

静态弓弦力学解剖单元是维持四肢关节的正常解剖位置和四肢静态弓弦力学解剖系统的力学平衡，动态弓弦力学解剖单元是完成四肢关节的运动功能和调节四肢动态弓弦力学解剖系统的力学平衡。

第二节 肘部弓弦力学解剖子系统

肘部弓弦力学解剖子系统由弓（肱骨远端、桡骨近端和尺骨近端）及其上附着的弦（软组织）、辅助装置（皮肤、皮下、脂肪、滑囊等）共同组成。肘部弓弦力学解剖子系统的功能是维持肘部的正常解剖位置和肘部动静态弓弦力学解剖单元的力学平衡。

一、弓

肘部弓弦力学解剖子系统的弓包括肱骨远端、桡骨近端和尺骨近端，其功能是供肘部相应的弦附着，构成肘部弓弦力学解剖子系统的骨架，与软组织共同维持肘部弓弦力学解剖子系统力学平衡。

（一）肱骨远端（图4-1，图4-2）

肱骨远端横向较宽，并具有关节部和非关节部，关节部在肘部与桡、尺骨相连，并分为外侧突出的肱骨小头和内侧的肱骨滑车。非关节的髁包括内上髁、外上髁、鹰嘴窝、冠突窝和桡窝。

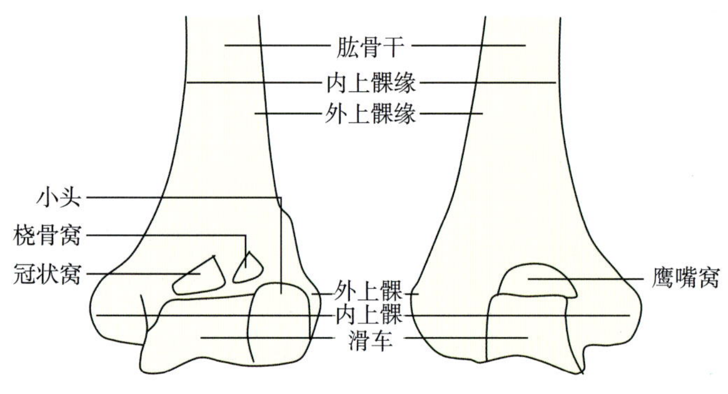

图4-1 左肱骨远端示意图（前、背面观）

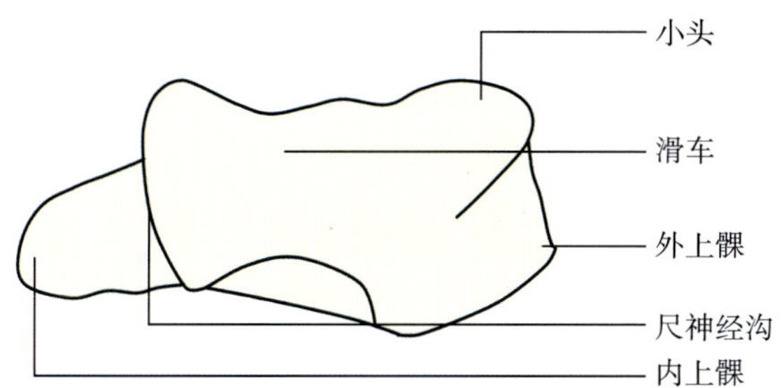

图4-2　左肱骨远端示意图（下面观）

1.桡骨小头　比半球小，包括外侧髁的前下方，但不包括其后侧，小头与桡骨头凹相关节，但在伸肘时，桡骨头凹紧接小头的下面，但在屈肘时，滑至小头的前面。

2.肱骨滑车　像滑轮的一部分，占据肱骨内侧髁的前面，下面和后面；有浅沟在外侧将其与小头分开，其内侧缘所有的面都突出。它与尺骨的滑车切迹相关节。在伸肘时，滑车之下后面圆周与尺骨相接触。但在屈肘时，滑车切迹滑至前面，后面暴露，当前臂伸并旋后时，滑车突出的内侧缘是肱、尺长轴之间角度形成的主要决定因素。

3.内上髁　为内侧上髁的顿性突出，它位于皮下，在被动屈曲时能看到，当尺神经经浅沟进入前臂时经过内上髁光滑的后面、在浅沟处尺神经可在骨面上滚动。如果尺神经在内上髁受刺激，会产生特征性的刺痛感。远侧、内上髁前面为前臂浅层屈肌附着点，肱骨内侧缘远端为内侧髁上嵴止于内上髁。

4.外上髁　为髁外侧非关节部，突出不超过外侧缘，上有一前臂浅层伸肌的前外侧起点的压迹，其后面微凸，在伸肘后方的凹陷内易摸到。肱骨外侧缘止于外上髁，由此向近端延伸为其远侧部、外侧髁上嵴。

5.鹰嘴窝　为在髁的后面滑车近端的深凹陷，在伸肘时容纳鹰嘴尖，其底很薄并有可能穿通。冠突窝较小，滑车位于前上，屈肘时，容纳尺骨冠突缘。较浅的桡窝在肱骨小头上方，冠突窝的外侧、屈肘时容纳桡骨头。

（二）桡骨近端（图4-3）

近端包括一头、一颈和一粗隆，桡骨头为圆盘状，其近端关节面为浅杯状，与肱骨小头相关节，软骨光滑的关节外周部内侧垂直最深，此处与尺骨的桡切迹接触，在伸直的肘关节背面的外侧的一个小凹陷可摸到桡骨头的后面。桡骨颈为头远端缩细部，头突出于颈的上方，外侧特别突出。桡骨粗隆在颈的内下方，粗隆的后面粗糙，而前面光滑。

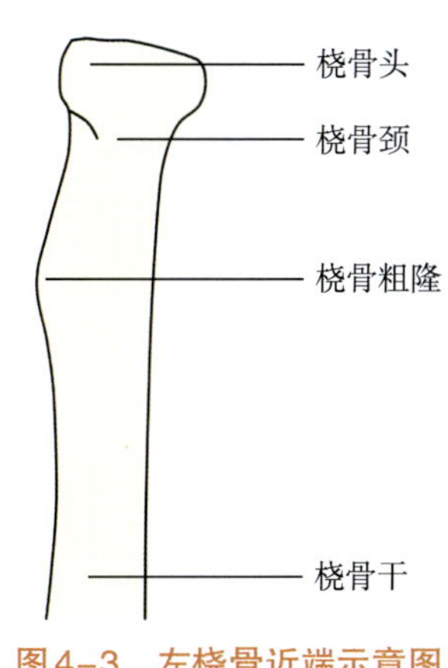

图4-3　左桡骨近端示意图（前面观）

（三）尺骨近端（图4-4）

近端有一大的鹰嘴和一冠突，以及分别与肱骨和桡骨相关节的滑车切迹和桡切迹，鹰嘴在其最高处像鸟嘴一样弯向前，伸肘时进入肱骨的鹰嘴窝，其后面是光滑的三角形位于皮下，其近侧缘是肘“点”。在伸肘时，在肱骨内、外上髁，尺骨鹰嘴在这三个骨性点形成一等腰三角形，在鹰嘴的前面关节面形成了滑车切迹的近侧区，其底部稍缩细，此处连接骨干，是尺骨近端最狭窄的部分，冠突在鹰嘴的远端突向前，其近端的面形成滑车切迹的远侧部，冠突远端外侧面上有一浅的光滑，卵圆形的桡切迹、与桡骨头相关节。桡切迹远端的尺骨面是凹陷的，当旋前和旋后时以适应桡骨粗隆。冠突的前面是三角形的，其远端有尺骨粗隆，其内侧缘是锐利的，近端有一小结节。

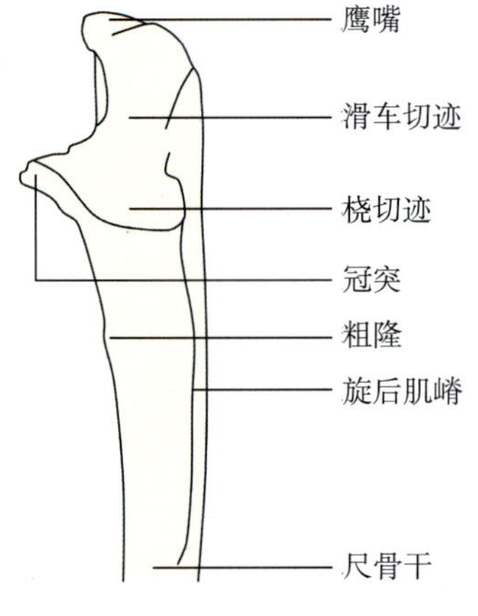

图4-4　左尺骨近端示意图

二、弦

肘部弓弦力学解剖子系统的弦包括静态弦（肘关节囊、韧带、筋膜）和动态弦（肌肉组织），其功能是附着在肘部弓的弓弦结合部，构成肘部弓弦力学解剖子系统的软组织，与骨组织共同维持肘部弓弦力学解剖子系统力学平衡。

（一）静态弦

1.关节囊

（1）肘关节囊（图4-5，图4-6）　肘关节囊的前方宽大而薄，其近端连接到内上髁之前，冠突窝和桡窝之上，远端到达尺骨冠突缘和环状韧带，侧面与尺侧副韧带、桡侧副韧带延续。前方它接受来自肱肌的数条纤维，后方被膜很薄，在小头之后，滑车外侧缘的外侧附着于肱骨上，到达除鹰嘴窝下缘以外的各处和内上髁后方。下内侧纤维束到达鹰嘴外上缘与桡尺上关节囊和桡骨环状韧带深部相延续，后方与三头肌腱膜、肘肌相连结。

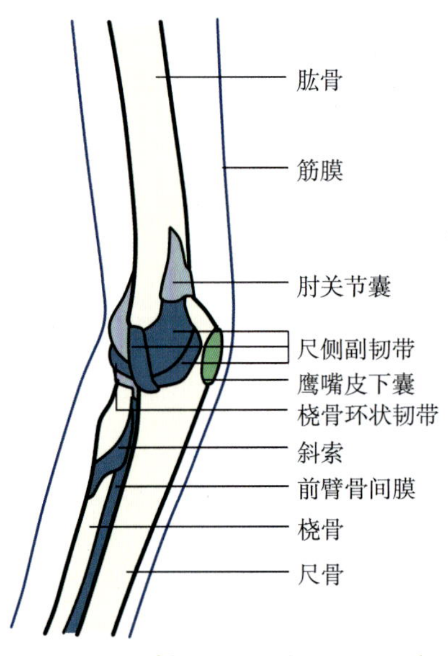

图4-5　肘部弓弦力学解剖子系统静态弦示意图（内侧面观）

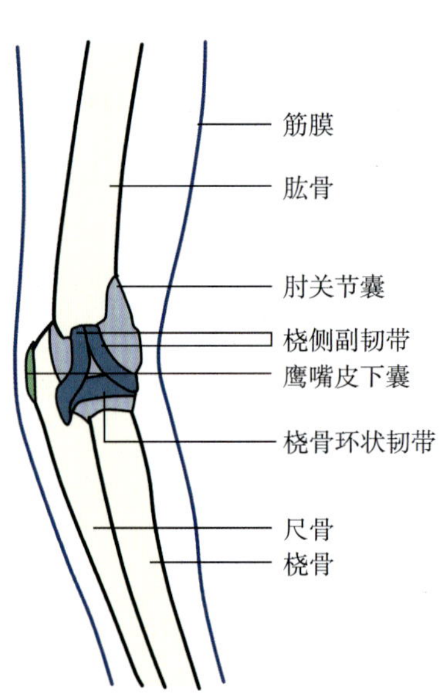

图4-6　肘部弓弦力学解剖子系统静态弦示意图（外侧面观）

2.韧带

（1）尺侧副韧带（图4–5）　呈三角形，由前束、后束和斜束 3 部分构成。前束起于肱骨内上髁前下方和内下方，止于尺骨冠突内侧缘结节处；后束起于肱骨内上髁后方及内下方，呈扇形止于鹰嘴内侧弧形骨面；斜束起于冠突内侧缘中下部，止于鹰嘴内侧骨面上。桡侧副韧带可对抗外翻应力，并对肱尺关节提供支撑。其血供由桡侧返动脉、骨间返动脉、尺侧下副动脉和尺侧返动脉的分支供应。

（2）环状韧带（图4–5，图4–6）　是一强劲的纤维束，它环绕桡骨头，使桡骨头紧靠尺骨的桡切迹，环状韧带约形成骨纤维环的3/4，它附着于切迹的前缘，后部变宽并可能分成许多束附着于切迹后缘粗糙的嵴上或附着于切迹后缘的后方；分叉的纤维束也可能到达上部的滑车切迹的外侧缘和下部的旋后肌嵴的近端。除了后部以外，环状韧带的上缘和肘关节囊融合，在后部关节囊穿向深部至环状韧带达桡切迹的后下缘，有少量的纤维从环状韧带的下缘越过反折的滑膜疏松地附着于桡骨颈上，薄的纤维性的方形韧带覆盖关节远侧面的滑膜。环状韧带的外侧与桡侧副韧带融合并且是部分旋后肌的附着点，其后方是肘肌和骨间返动脉。韧带的内侧与桡骨接触处覆以薄层软骨；韧带的远侧覆以滑膜，向上反折到桡骨颈上。

3.筋膜

（1）肱筋膜（图4–7）　肱筋膜为上臂的深部筋膜，与覆盖三角肌和胸大肌的筋膜相延续，形成上臂肌的一个薄层的、松散的鞘膜，并分隔两块肌。在肘部，肱筋膜与肱骨上髁及尺骨鹰嘴相连接，与前臂的筋膜相延续。

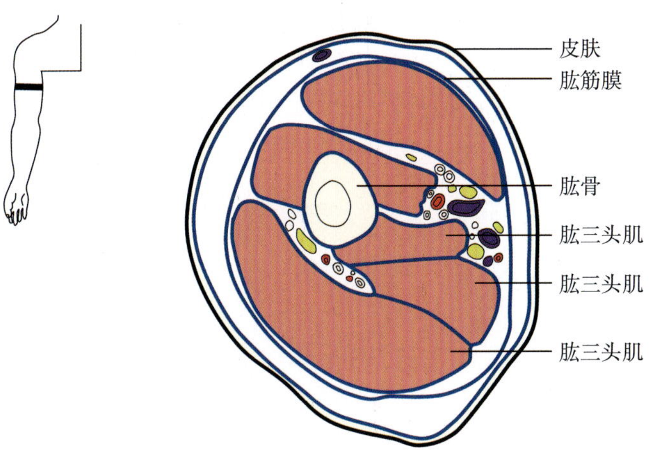

图4–7　肱筋膜示意图

（2）臂筋膜（图4–8）　臂筋膜是上臂的深筋膜，在上臂形成薄而疏松的鞘，包绕臂肌并发出肌间隔。在肘部，臂筋膜附着于肱骨内、外上髁、尺骨鹰嘴，并移行为前臂筋膜。在臂中份内侧稍下方，有贵要静脉、淋巴管穿行筋膜内，臂部皮神经的分支在不同平面穿出臂筋膜。

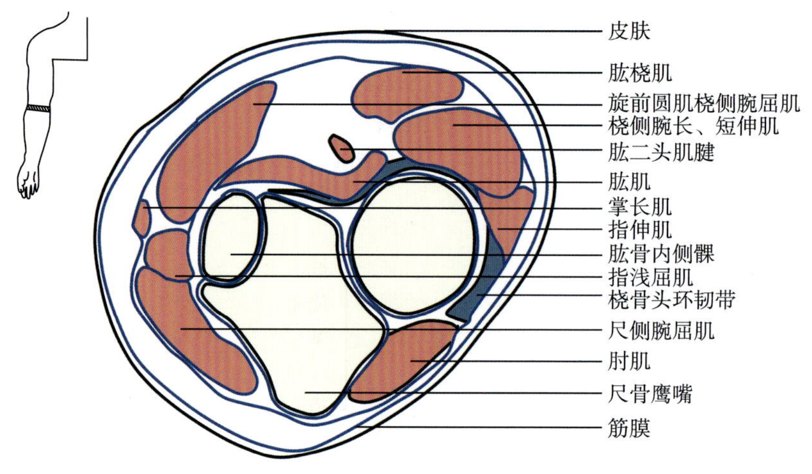

图4-8　臂筋膜示意图

（3）前臂筋膜（图4-9）　前臂筋膜即前臂深筋膜与臂筋膜相延续，包绕在整个前臂肌及各肌表面。筋膜附着于尺骨后缘及鹰嘴，向深面发出肌间隔作为附着处，部分肌间隔连至骨膜。筋膜上份有肱二头肌和肱三头肌腱纤维加强，在近腕处，筋膜局部增厚，形成屈肌和伸肌支持带，限制至手指的肌腱在一定位置。血管和神经穿过筋膜上的裂孔，在肘关节前方筋膜上有一较大裂孔，其内有沟通浅、深静脉的交通支穿过。

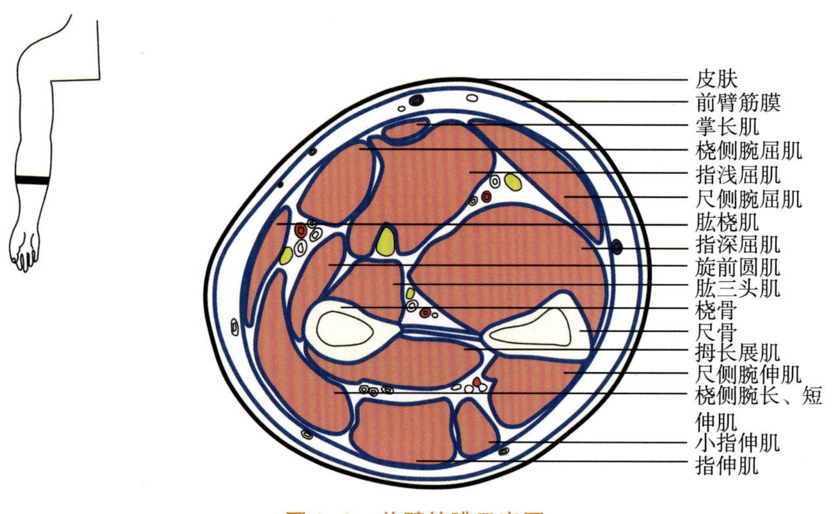

图4-9　前臂筋膜示意图

（二）动态弦

1.肱肌（图4-10）　起于肱骨下半前面，从三角肌止点两侧，下行至肘关节远侧2.5cm范围内，肱肌的肌纤维汇合成一厚的扁腱止于尺骨粗隆及冠状突前面粗隆的压迹。肱肌的血供直接来自肱动脉，或直接来自尺动脉，尺侧上、下动脉；尺侧前返动脉、肱深动脉的桡侧副动脉和桡侧返动脉等。有肌皮神经支配，桡神经支配其外侧小部分。无论前臂在旋前或旋后位，是否有运动阻力，肱肌均可屈肘关节。

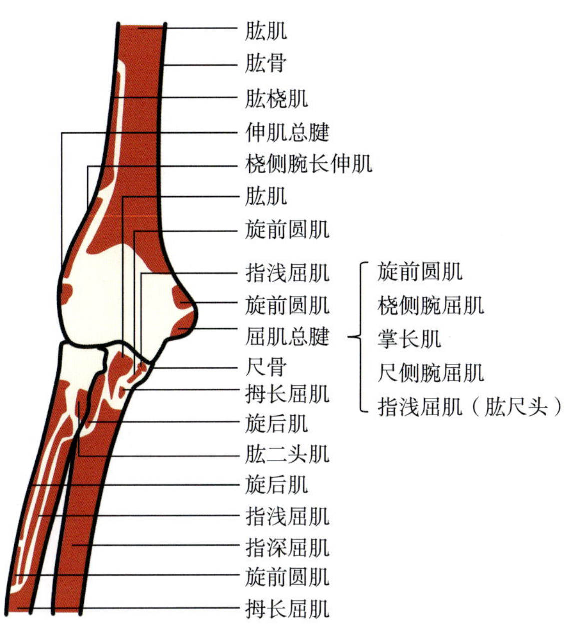

图4-10　肘部弓弦力学解剖子系统动态弦示意图（前面观）

2.肱桡肌（图4-10） 位于前臂桡侧最前面，构成肘窝外侧壁，肱桡肌起于肱骨外侧髁上嵴的近侧2/3及外侧肌间隔前面，止于桡骨远端茎突近侧的外侧面。肱桡肌血管来源于肱深动脉的桡侧副动脉，尺侧下返动脉，桡动脉的直接分支或桡侧动脉，由桡神经支配。肱桡肌为曲肘肌，当前臂处于半旋前伸肘，其作用最强。

3.桡侧腕长伸肌（图4-10） 部分被肱桡肌覆盖，主要起于肱骨外侧髁上嵴远侧1/3及外侧肌间隔的前面，有些肌束起于前臂伸肌的起点总腱。止于第二掌骨底背侧的桡侧，该肌可发出纤维止于第一和第三掌骨，并参与形成掌骨间韧带。其血供来源于肱深动脉的桡侧副动脉的末支，桡侧返动脉，由桡神经支配。

4.旋前圆肌（图4-10） 起于肱骨和尺骨，止于桡骨体外侧面中份的粗糙面，旋前圆肌外侧缘构成肘关节前方三角形凹陷-肘窝的内侧界。其血供来源于尺动脉的直接分支，尺侧前返动脉、桡动脉，由正中神经支配。旋前圆肌使桡骨旋转，前臂旋前，手掌内旋使掌面朝后，只有在快速有力的旋前屈肘，旋前圆肌才和旋前方肌的收缩协同，共同发挥作用。

5.桡侧腕屈肌（图4-10） 位于旋前圆肌内侧，通过屈肌总腱，起自内上髁还起于前臂筋膜和邻近的肌间隔，终止于第二掌骨基底的手掌面并发出一条带到第三掌骨。血供由一独立的近端主要血蒂和几个远端小血管蒂供应，主要血管由尺侧前返动脉和尺侧后返动脉的分支组成，后者走行到旋前圆肌的深面并进入桡侧腕屈肌深面。桡侧腕屈肌由正中神经（C_6和C_7）支配。其与侧腕屈肌、指浅屈肌一起屈腕，并协助桡侧腕伸肌外展手部。

6.掌长肌（图4-10） 是一细长的梭形肌，位于桡侧腕屈肌内侧，由一总腱发于内上髁、邻近肌间隔和深筋膜，汇聚成一长腱，在屈肌支持带前方走行，合并入掌腱膜。血供来自尺侧前返动脉的小分支，由正中神经（C_7和C_8）支配。

7.尺侧腕屈肌（图4-10） 尺侧腕屈肌位于前臂浅层肌最内侧。它发自于肱、尺骨头之间，借腱弓相连接。较小的肱骨头通过总腱起自内上髁。尺骨头起于鹰嘴内侧缘和指浅屈肌之间的肌间隔。部分腱膜起于尺骨近侧2/3的后缘，肌远侧半形成一粗腱下降止于豌豆骨，延伸至钩骨和第五掌骨，形成豌钩骨韧带及豌掌骨韧带。尺侧腕屈肌主要的动脉血供来自于3个血管蒂。近侧的血管蒂来自走行于肱骨头和尺骨头之间的尺侧后返动脉的一个分支，中间和远侧的血管蒂来自尺动脉，在前臂上和中1/3交界处分别进入肌和肌腱连接处。尺侧腕屈肌由尺神经（C_7、C_8）和T_1支配。尺侧腕屈肌与桡侧腕屈肌共同作用可屈腕，与尺侧腕伸肌共同作用，它使手内收（向尺侧屈）。

8.指浅屈肌（图4-10） 指浅屈肌位于浅屈肌的深面是最大的浅屈肌，发起于两个头。肱尺头通过总腱起自肱骨内上髁，尺侧副韧带的前束，邻近的肌间隔及旋前圆肌尺骨头起点处冠突内侧面。桡侧头是一扁薄形肌片，起自于桡骨前缘，从桡骨粗隆延伸到旋前圆肌的止点。血供由尺侧前返动脉供血，由正中神经、（C_8与T_1）支配，作用为屈近侧指间关节、掌指关节和腕关节。

9.肱二头肌（图4-10） 肱二头肌大而成纺锤形。肱二头肌有长、短二头，长头起于肩胛骨盂上粗隆，短头起于肩胛骨喙突。长、短二头于肱骨中部汇合为肌腹，下行至肱骨下端，集成肌腱止于桡骨粗隆。近固定时，肱二头肌使前臂在肘关节处屈曲和旋外，使上臂在肩关节处屈曲。远固定时，肱二头肌使上臂向前臂靠拢。肱二头肌受肌皮神经支配。其血供源于旋肱前动脉和肱动脉。

10.旋后肌（图4-10） 包绕在桡侧近端1/3，分浅深两层，两层间有骨间神经穿过，浅层借腱束、深层借肌束共同起于肱骨外上髁、肘关节的桡侧副韧带、桡尺近侧关节的环状韧带、尺骨旋后肌嵴和其前方三角形压迹的后份，止于肌表面的腱膜。远端止于桡骨近端1/3的外侧面。由骨间后神经支配，血供应来源于桡动脉、骨间后动脉。旋后肌旋转桡骨使手掌向前，旋后肌单独收缩，可帮助前臂旋后、和肱二头肌协同则可使得旋后快速有力。

11.指深屈肌（图4-10） 在指浅屈肌深面，起于尺骨前内侧面上3/4，上方包裹肱肌附着处，向远端延伸几乎到达旋前方肌，止于远节指骨底的掌面。指深屈肌的起始处由尺侧下副动脉及尺侧返动脉供应其邻近部分是由1~2支尺侧动脉或骨间总动脉的分支供血，远端是由尺动脉、骨间前动脉及正中动脉的一系列分支供血。指深屈肌的内侧部即小指和环指的肌腹由尺神经支配，外侧部即到中指和示指的肌腹由正中神经的前支（C_8与T_1）支配。作用能够屈其跨过的任何一个或全部的关节，有协调在手指收缩时屈指的作用。

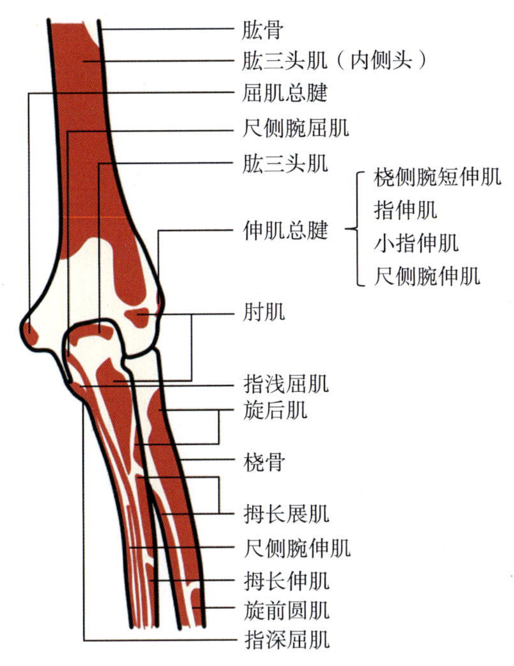

图4-11 肘部弓弦力学解剖子系统动态弦示意图（背面观）

12.肱三头肌（图4-11） 占臂后大部分，因起于三个头即长头、内侧头和外侧头得名。长头起于肩盂下结节，腱上部纤维与肩关节囊相融合，肌束于外侧头的内侧，内侧头的浅面下降，并共同汇合为总腱。外侧头起于肱骨体后面一线状斜嵴及外侧肌间隔，在肱骨上的起点从桡神经上方的外侧缘和三角肌粗隆的后方斜向上行，至小圆肌止点内侧处的外科颈。外侧头的肌束也汇入总腱。内侧头后部被外侧头及长头覆盖，内侧头起点广泛，起于桡神经沟以下，距尺骨滑车2.5cm以下肱骨干的后面，以及肱骨内侧缘、内侧肌间隔和外侧肌间隔的下部，部分肌束直接止于鹰嘴，其他汇入总腱。肱三头肌的血供来源于旋肱后动脉、肱深动脉及其三角肌支；尺侧上、下副动脉、骨间返动脉。神经支配由桡神经发出分支支配肱三头肌各头。肱三头肌的主要作用是伸肘和前臂的主要伸肌。

13.桡侧腕短伸肌（图4-11） 较桡侧腕长伸肌短，位于其深面，起于肱骨外上髁，也起于肘关节桡侧副韧带，止于第三掌骨底茎突远端和桡侧背面及第二掌骨底邻近区。血供同桡侧腕长伸肌，由骨间后神经支配。桡侧腕长和腕短伸肌可与尺侧腕伸肌一起伸腕，也可与桡侧腕屈肌协调使腕部外展。

14.指伸肌（图4-11） 经过伸肌总腱，毗邻的肌间隔及前臂筋膜起自肱骨外上髁的侧面，它在远端分为四个腱，走行在示指伸肌总滑液鞘，与示指伸肌腱一起通过伸肌支持带下的通道，到达手背部的每个手指。指伸肌的近侧约1/3的血供由桡侧返动脉的分支供给，远端的2/3被骨间后动脉的分支供给，最远端部分由通过骨间膜的骨间前动脉的穿支供给。指伸肌受骨间后神经（C_7和C_8）支配。指伸肌可以伸展到它通过的任何一个或者全部的关节。当活动掌指关节时，指伸肌倾向于使手指分开。

15.小指伸肌（图4-11） 位于指伸肌的内侧或常与指伸肌相连，它以一个扁薄的腱膜带和毗邻的肌间隔一起从伸肌总腱发出，通常在前臂间筋膜上有一个额外的起点。附着于第五指的指背膨大，也可能会有一个通向第四指的条带。小指伸肌由桡侧返动脉和骨间后动脉肌穿过骨间膜后的骨间前动脉的分支供血。受骨间后神经（C_7和C_8）支配。作用可延伸到小指的任何一个关节，它允许小指独立于其他手指伸展，伸直向尺侧或桡腕关节偏离。

16.尺侧腕伸肌（图4-11） 借伸肌总腱起自外上髁，滑行在尺骨头和尺骨茎突之间的沟内，穿过伸肌支持带深面，并最终附着于第五掌骨底部内侧缘的一个结节上。尺侧腕伸肌受骨间后神经（C_7或C_8）支配。作用当握住物体或握紧拳头时，与桡侧腕长伸肌和桡侧腕短伸肌及尺侧腕伸肌共同作用，协调指深屈肌的活动，伸展和固定腕关节。

17.肘肌（图4-11） 是位于肘关节后方的三角形小肌，常与肱三头肌融合，在某些灵长目为肱三头肌组成部分，该肌以独立的腱起于肱骨外上髁后面，肌束向内侧桡骨环状韧带的后方行向内侧达尺骨，止于鹰嘴外侧面及尺骨体后面1/4处。肘肌的血液来源于骨间返动脉；肱深动脉的中、副动脉。由桡神经支配。肘肌协同肱三头肌伸肘。其主要功能尚不清楚，但可控制旋前时尺骨的内收。

三、辅助结构

肘部弓弦力学解剖子系统的辅助结构包括皮肤、皮下、脂肪、滑囊等，皮肤、皮下、脂肪已在本章第一节进行描述，此处只介绍肘部弓弦力学解剖子系统的特殊辅助结构。

（一）滑囊（图4-12）

1.鹰嘴皮下囊 肘后区皮肤较厚且松弛，皮下组织不多，结构松弛，皮肤移动度较大。在皮肤和尺骨鹰嘴之间有一滑囊，称为鹰嘴皮下囊。

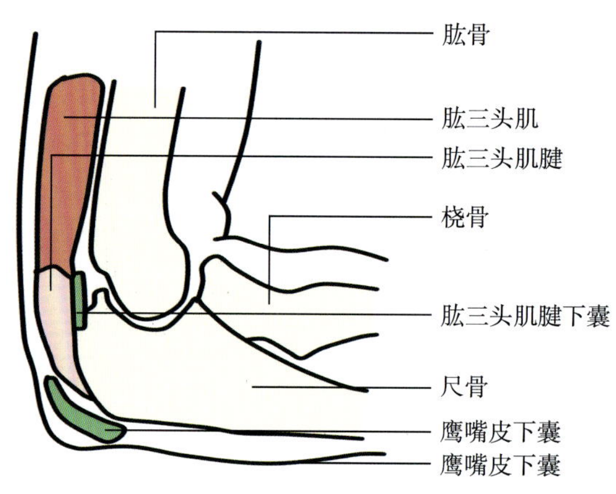

图4-12 尺骨鹰嘴滑囊

2.肱三头肌腱下囊　肱三头肌腱止于尺骨鹰嘴，在肱三头肌腱深面和鹰嘴上面之间有一滑囊，即为肱三头肌腱下囊。

四、功能

肘部静态弓弦力学解剖单元的功能是维持肘部的正常解剖位置和肘部静态弓弦力学解剖系统的力学平衡，肘关节动态弓弦力学解剖单元的功能是完成肘关节的运动功能和调节肘部动态弓弦力学解剖系统的力学平衡。

五、临床应用举例

肘部弓弦力学解剖子系统力平衡失调会引起多种慢性软组织损伤和骨质增生性疾病，如肱骨外上髁炎、肱骨内上髁炎、肘管综合征、矿工肘等。现以肱骨外上髁炎、肘管综合征、矿工肘为例，介绍针刀体表定位及针刀治疗全过程。

（一）肱骨外上髁炎

该疾病属于四肢弓弦力学解剖系统力平衡失调。依据针刀医学人体弓弦力学解剖系统及疾病病理构架的网眼理论，运用针刀整体松解肱骨外上髁处弓弦结合部（伸腕伸指肌在骨骼的附着处）和弦的应力集中部位（伸腕伸指肌行经路线）的粘连瘢痕，使伸腕伸指肌群的力学平衡得到恢复，从而治愈该病。

操作方法（图4-13）

（1）体位　坐位，将肘关节屈曲90° 平放于治疗桌面上。

（2）体表定位　肱骨外上髁顶点，肱骨外上髁远端桡侧腕长、短伸肌间隙定第二点，桡侧腕短伸肌与指总伸肌肌间隙定第三点。

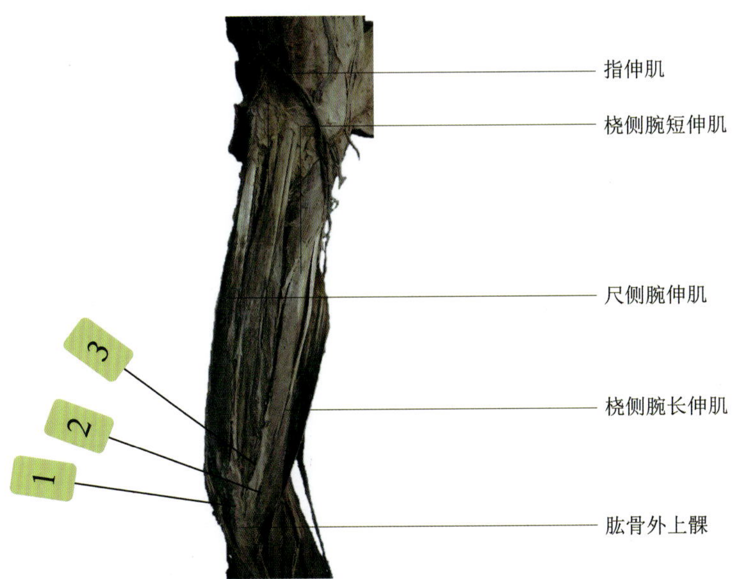

图4-13　肱骨外上髁炎针刀松解尸体解剖图

（3）消毒　常规消毒铺巾。

（4）麻醉　用1%利多卡因局部浸润麻醉，每个治疗点注药1ml。

（5）刀具　Ⅰ型4号直形针刀。

（6）针刀操作

①第1支针刀松解伸指伸腕肌总起点的粘连和瘢痕。针刀刀口线和前臂纵轴方向一致，针刀体与皮肤呈90°角垂直，严格按四步进针刀规程进针刀，针刀经皮肤、皮下组织，至肱骨外上髁顶点，先纵横分离2~3刀，然后调转刀口线90°角向下沿肱骨外上髁骨面铲剥2~3刀，范围0.5cm。

②第2支针刀松解桡侧腕长、短伸肌之间的粘连和瘢痕。在第二定点处进针刀，针刀刀口线和前臂纵轴方向一致，针刀体与皮肤呈90°垂直，严格按四步进针刀规程进针刀，针刀经皮肤、皮下组织，达桡侧腕长、短伸肌肌间隙，纵横分离2~3刀，范围0.5cm。

③第3支针刀松解桡侧腕短伸肌与指总伸肌之间的粘连和瘢痕。在第三定点处进针刀，针刀刀口线和前臂纵轴方向一致，针刀体与皮肤呈90°垂直，严格按四步进针刀规程进针刀，针刀经皮肤、皮下组织，达桡侧腕短伸肌与指总伸肌肌间隙，纵横分离3刀，范围0.5cm。

④术毕，拔出针刀，局部压迫止血3分钟，创可贴覆盖针刀口。

（7）注意事项　肱骨外上髁炎3次针刀治疗可痊愈，若3次针刀治疗后无明显疗效，就应考虑是否合并颈椎病，再仔细询问病史，检查患侧上肢有无感觉过敏或感觉迟钝，如有颈椎病等其他表现，应按颈椎病进行治疗。

（二）肘管综合征

操作方法（图4-14）

（1）体位　坐位，患侧肩关节外展90°，肘关节屈曲90°。

（2）体表定位　肱骨内上髁、尺骨鹰嘴。

（3）消毒　常规消毒铺巾。

（4）麻醉　用1%利多卡因局部浸润麻醉，每个治疗点注药1ml。

（5）刀具　Ⅰ型4号直形针刀。

（6）针刀操作

①第1支针刀松解肘管弓状韧带起点的粘连瘢痕。在肱骨内上髁定位。针刀体与皮肤垂直，刀口线与尺侧腕屈肌纤维方向一致，严格按四步进针刀规程进针刀，从定位处刺入，针刀经皮肤、皮下组织、筋膜直达肱骨内上髁骨面，针刀沿骨面向后铲剥2~3刀，范围0.5cm。

②第2支针刀松解肘管弓状韧带止点的粘连瘢痕。在尺骨鹰嘴内缘定位。针刀体与皮肤垂直，刀口线与尺侧腕屈肌纤维方向一致，严格按四步进针刀规程进针刀，从定位处贴鹰嘴内缘进针刀，针刀经皮肤、皮下组织、筋膜，直达尺骨鹰嘴骨面，针刀沿骨面

向后，向前铲剥2~3刀，范围0.5cm。

③术毕，拔出针刀，局部压迫止血3分钟，创可贴覆盖针刀口。

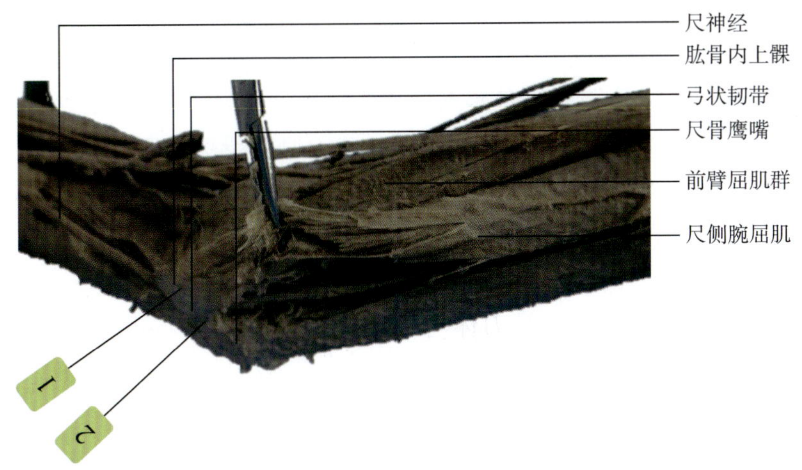

图4-14 肘管综合征针刀松解尸体解剖图

（7）注意事项 在做针刀松解时，如患者出现沿尺神经方向窜麻感，系因针刀碰到尺神经的缘故，退针刀于皮下，严格按照上述针刀松解方法再进针刀即可。

（三）矿工肘

针刀治疗（图4-15）

（1）体位 坐位，患肢屈腕位。

（2）体表定位 用记号笔在尺骨鹰嘴滑囊炎突出处定位。

（3）消毒 常规消毒铺巾。

（4）麻醉 用1%利多卡因局部浸润麻醉，每个治疗点注药1ml。

（5）刀具 Ⅰ型4号直形针刀。

（6）针刀操作

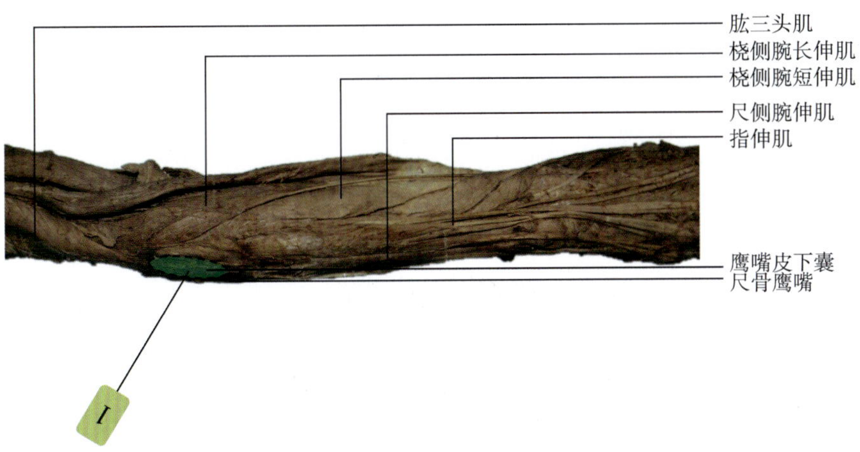

图4-15 矿工肘针刀松解尸体解剖图

①针刀松解尺骨鹰嘴滑囊囊肿。于定位点进针刀，刀口线与上肢走行方向一致，严格按四步进针刀规程进针刀，针刀体与皮肤呈90°角刺入。针刀经皮肤、皮下，刺破囊壁，即有一落空感，此时，缓慢进针刀，感觉刀下有轻微阻塞感时，即达腱鞘囊肿的基底部，也是囊肿的生发组织层，纵横分离2~3刀，范围0.5cm，以破坏囊肿的生发细胞层，然后稍提针刀，按"十"字形分别穿破囊壁四周后出针刀。

②术毕，拔出针刀，局部压迫止血3分钟，创可贴覆盖针刀口。

（7）注意事项　针刀操作时不仅要刺破囊壁更要到达囊肿基底部，对滑囊囊肿深发层进行松解。

第三节　腕手部弓弦力学解剖子系统

腕手部弓弦力学解剖子系统由弓（尺骨远端、桡骨远端、腕骨、掌骨、指骨）及其上附着的弦（软组织）、辅助装置（皮肤、皮下、脂肪、腱鞘、籽骨、副骨等）共同组成。腕手部弓弦力学解剖子系统的功能是维持腕手部的正常解剖位置和腕手部动静态弓弦力学解剖单元的力学平衡。

一、弓

腕手部弓弦力学解剖子系统的弓包括尺骨远端、桡骨远端、腕骨、掌骨、指骨，其功能是供腕手部相应的弦附着，构成腕手部弓弦力学解剖子系统的骨架，与软组织共同维持腕手部弓弦力学解剖子系统力学平衡。

（一）尺骨远端（图4-16）

尺骨远端有轻度的膨大，有尺骨头和尺骨茎突，当旋前位时，腕后内侧面可见尺骨头，当旋后的手屈曲时能够捏住，其外侧凸出的关节面与桡骨的尺切迹相适应，其平滑的远端关节面可借关节盘与腕骨相分离，其顶点附着于关节面与茎突间的粗糙部分，后者是尺骨末端后外侧的一短小、圆形突起，旋后时在桡骨茎突平面近侧1cm处可触及。后方垂直的沟位于尺骨头和茎突之间。

（二）桡骨远端（图4-16）

桡骨远端是桡骨最宽阔的部分，其截面呈四边形。外侧面稍粗糙，远端的凸出为桡骨茎突。光滑的腕关节面可被嵴分成内侧、外侧两部分。内侧部分为四边形，外侧则为三角形，向茎突弯曲。前面较厚，有一个突起，位于鱼际隆突近侧2cm处，通过表面覆盖的肌腱可以触及该突起。中间表面为尺切迹，光滑，借前后方向的凹面与尺骨头连接。后面有一可触及的背结节（Lister结节），被内侧位的斜沟界定，与示指、中指间隙在一条直线上。在结节外侧，为一宽而浅的小沟，该沟被垂直嵴分开。

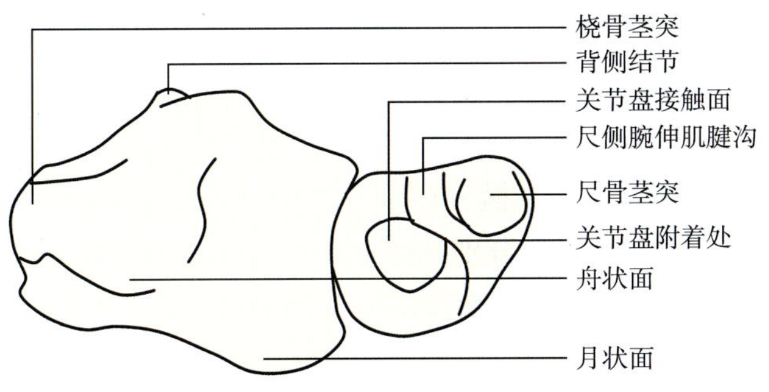

图4-16 左侧桡尺骨远端示意图

（三）腕骨（图4-17）

腕骨有8块，分近侧列和远侧列，每列各4块。从桡侧到尺侧，近侧列为手舟骨、月骨、三角骨、和豌豆骨；远侧列为大多角骨、小多角骨、头状骨和钩骨。

1.手舟骨 是腕骨近侧列里最大的一个，它位于远侧、桡侧并轻微偏向掌侧的长轴，手舟骨掌侧远端外侧部分一个圆的突起伸向前外侧，是屈肌支持带和拇短展肌的附着点，它被桡侧腕屈肌腱越过，背面粗糙并轻微凹陷，比掌面狭窄，一般在远侧伴有滋养孔穿入。外侧面也是狭窄和粗糙的，有桡侧副韧带附着，其余42%的表面都是关节面，桡侧面凸出，近端朝向近端外侧，月状面平坦，呈半月形，面向远端内侧，与大多角骨和小多角骨相关节的面是连续的，凹面朝向远端。

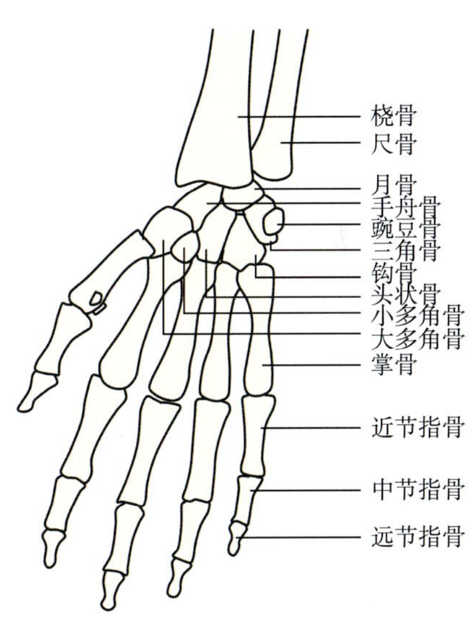

图4-17 腕手部弓弦力学解剖子系统弓示意图（掌侧面观）

2.月骨 月骨近似半月形，位于手舟骨和三角骨之间，并与其形成关节。掌面粗糙，几乎形成三角形，比粗糙的背面大而宽，与桡骨及桡尺骨远侧关节的关节盘形成关节，外侧面狭窄，有半月形关节面与手舟骨相关节，内侧面近似方形，与三角骨相关节，并通过一个弧形边缘与远侧面分离，一般稍凹陷，在内收时与钩骨的边缘相关节，远侧面是深凹形，以适应头状骨的内侧部分。

3.三角骨 三角骨形似金字塔，在它的掌面远端有一卵圆形的独立关节面，与豌豆骨相关节。其内侧面与背面相延续，远端以尺侧副韧带的附着处为标志，近端光滑，在完全内收位时与桡、尺远侧关节的关节盘相关节。在钩骨面，外侧及远端凹凸不平，近端宽，远端狭窄。月骨面呈方形，位于其近端外侧。

4.豌豆骨 豌豆骨是一块籽骨，外形像豌豆，长轴指向远端外侧，通过背面平的小关节面与三角骨相关节，尺侧腕屈肌腱及其远端的延伸部分、豆掌韧带、豆钩韧带都附着在其掌侧非关节面的区域，包围并凸向远侧的关节面。

5.大多角骨 大多角骨粗糙的掌面有个结节和沟，沟位于内侧，有桡侧腕屈肌腱通过，屈肌支持带的两层附着在它的边缘。背面细长粗糙，与桡动脉相邻。外侧面较大而粗糙，有桡侧副韧带和拇指腕掌关节囊韧带附着。大的鞍状关节面朝向远外侧，并与第一掌骨底相关节。最远端部分突向第一和第二掌骨底之间，远端内侧有小的四边形关节面与第二掌骨底相关节。宽大的内侧面轻微凹陷，与小多角骨相关节。近侧面是个小的轻微凹陷的面与手舟骨相关节。

6.小多角骨 小多角骨小而不规则，粗糙的掌面比粗糙的背面更狭小，远侧面呈三角形，与第二掌骨钩状的底相关节，该面有横行凸起和与其成直角的凹状。内侧面凹陷与头状骨远端相关节，外侧面与大多角骨相关节，近侧面与手舟骨相关节。

7.头状骨 头状骨位于中央，是腕骨中最大的。通过远侧凹凸不平的三角形关节面与第三掌骨底相关节，它的外侧缘是呈长形凹陷的，与第二掌骨基底内侧面形成关节。后内侧角有一关节面与第四掌骨底相关节，头状骨的头凸起进入月骨与手舟骨形成的凹面，近侧面与月骨相关节，外侧面与手舟骨相关节，与手舟骨和小多角骨相关节的关节面通常在背外侧面是连续的。内侧面有个较大的面与钩骨相关节，面的近侧部分较深且没有形成关节。掌面与背面粗糙有腕韧带附着，背面更大些。

8.钩骨 呈楔形，掌面粗糙，远端有一个钩状突起。钩有向外的凹面，钩尖朝向外侧，构成腕管的内侧壁。屈肌支持带附着于钩的尖端。钩底部的远端有一条横向浅沟，可能与尺神经的终末深支有关。近端的面是楔形钩骨的薄边缘，通常有一个狭窄的面在内收时与月骨相接触。内侧面呈长而宽的带状，近端凹陷，远端凸出，与三角骨相关节；内侧有一个狭窄小带，无关节面。钩骨外侧面与头状骨通过一个小关节面相连结。该关节面覆盖除远端掌侧角以外的整个外侧面。

（四）掌骨（图4-17）

掌骨有5块，从桡侧到尺侧按顺序排列为第一至五掌骨。掌骨是小的长骨，有远端的头、骨干与膨大的基底部。圆形的头与近节指骨相关节。关节面为凸面，横向突出相对不明显，关节面向掌面延伸更长，特别是其两侧，掌骨头形成膨大部。掌骨底与远侧列腕骨相关节，除了第一与第二掌骨间之外，其余相邻掌骨间都形成关节。掌骨干的掌面有纵向凹面，有掌肌通过，骨干的背面远端有三角形区域向近端延续为圆形边缘。这些平面可以在膨大的掌指关节近侧触及。

（五）指骨（图4-17）

一共有14块。拇指有2块，其余各指有3块。每块指骨分指骨头、指骨干和近端的指骨底，指骨干向远端逐渐变细，背面横向凸出，掌侧面横向上是平的，但在长轴方向上轻微凹向前。近节指骨底有轻微凹陷，卵圆形关节面与掌骨头相适应。指骨头呈平滑的沟槽状，似滑车，并向掌面延伸。中节指骨底被一平滑的嵴分隔成两个小凹面，并与近节指骨头相适应。远节指骨底与中节指骨滑车样的头相适应。远节指骨头无关节面，掌面有一粗糙的新月状粗隆，手指尖的指垫附着于此。

二、弦

腕手部弓弦力学解剖子系统的弦包括静态弦（腕手部关节囊、韧带、筋膜）和动态弦（肌肉组织），其功能是附着在腕手部弓的弓弦结合部，构成腕手部弓弦力学解剖子系统的软组织，与骨组织共同维持腕手部弓弦力学子解剖系统力学平衡。

（一）静态弦

1.关节囊

（1）桡腕关节囊（图4-18）　纤维囊内衬滑膜，通常与桡尺远侧关节及腕骨间关节分隔开，一个突出的茎突前隐窝，在关节盘前面，紧贴茎突出现，隐窝远端由纤维软骨半月板围成，从尺侧副韧带突向尺骨茎突与三角骨之间；二者都覆盖着透明关节软骨。半月板可以骨化。关节囊有掌侧桡腕、尺腕、背侧桡腕及桡侧、尺侧副韧带加强。

（2）掌骨间的关节关节囊（图4-18）　掌骨间关节有纤维囊。

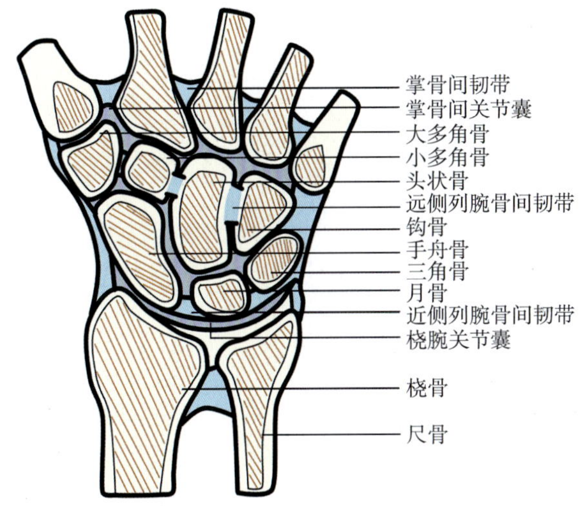

图4-18　腕关节示意图（冠状面观）

（3）掌指关节关节囊（图4-19）　所有的掌指关节都有纤维囊。

（4）指骨间关节关节囊（图4-19）　每一个指骨间关节都有纤维囊。

2.韧带

（1）腕韧带　腕韧带位于腕关节纤维囊与滑膜层之间，被称为囊内韧带，那些位于纤维囊表面的被称为囊外韧带，几乎所有的腕韧带都位于关节囊内，唯一例外的是屈肌、伸肌支持带和豌豆三角韧带。囊内韧带表现为彼此想通，边界不清。这些韧带还被分为非固有和固有韧带。

1）腕外部韧带（图4-20）：连于腕骨和前臂骨之间，它们比固有韧带长，其强度接近固有韧带的1/3左右。

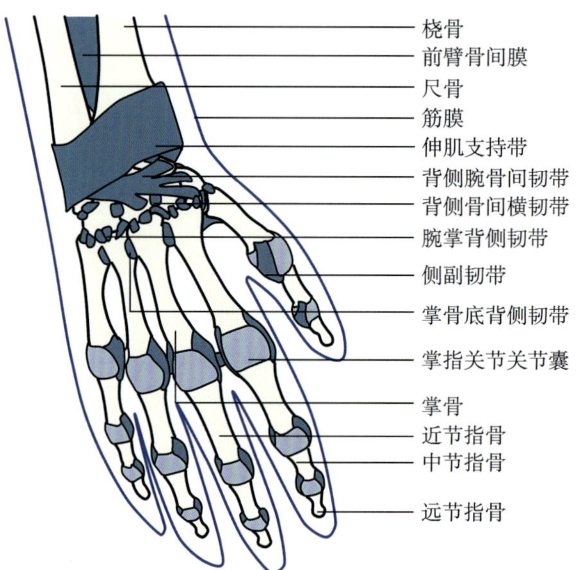

图4-19　腕手部弓弦力学解剖子系统静态弦示意图（背侧浅层面观）

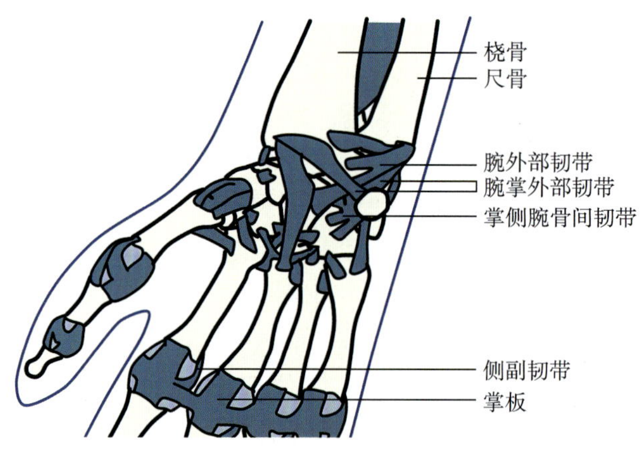

图4-20　腕韧带示意图（掌侧面观）

2）腕掌外部韧带（图4-20）：当切除腕管内衬滑膜，可见两个尖位于远端的“V”形韧带束，“V”形的两臂分别起于桡骨和尺骨，V型的尖端附着于远侧列腕骨，第二个“V”形的顶点附着于近侧列腕骨。

3）腕背外侧部韧带（图4-21）：腕背外侧韧带相对较薄。这些韧带被纤维管的底和间隔加强分成六个部分，腕背非固有韧带与腕骨间背侧固有韧带呈“Z”形。

4）腕内部韧带：附着于腕骨，它们比腕外部韧带更强韧、更短。通过指状凸起的纤维与腕非固有韧带复合体相连。腕固有韧带可细分连于近侧列腕骨、连于相应的远侧列及跨过腕中关节连于两列腕骨之间的韧带。

①近侧列骨间韧带（图4-18）：手舟骨韧带和月三角韧带是临床和生物力学的重要结构。在矢状面上这些韧带与掌侧、腕骨中间、背侧结构形成马蹄形外观。手舟月韧带

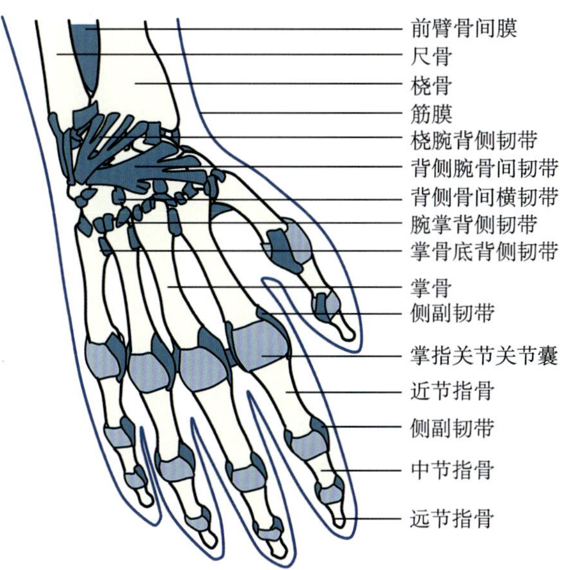

图4-21　腕手部弓弦力学解剖子系统静态弦示意图
（背侧深层面观）

有短的连于相应腕骨背面的横向纤维及掌面的斜行纤维，这样的排列的功能意义是韧带会更加拉紧腕的背侧结构。像合页样有利于手舟骨的屈和伸，这些运动在腕骨力学上非常重要。

②远侧列骨间韧带（图4-18）：远侧列骨间韧带是位于头状骨、钩骨、大多角骨、小多角骨间的强有力的韧带，对远侧列腕骨的稳定起重要作用。他们分为浅、深两部分。与近侧列不同，远侧列韧带很少被撕裂。

③掌侧腕骨间韧带（图4-20）：扇形的舟头-小多角韧带，起于手舟骨结节，被认为是手舟骨的重要固定结构，该韧带可分为两部分，手舟大多角小多角韧带和更靠近尺侧的手舟头状韧带。三角钩韧带和三角头状韧带位于腕的尺侧。

④背侧腕骨间韧带（图4-21）：背侧腕骨间韧带维持近侧列腕骨的稳定，起于小多角骨和手舟骨的远端，越过月骨的背侧角连于三角骨。该韧带形成了第四和第五伸肌间室的底。在桡侧是手舟大多角小多角韧带，起稳定手舟骨的作用。

（2）腕掌关节韧带

1）拇指的腕掌关节韧带（图4-22）：第一掌骨和大多角骨被外侧、前面和后面的韧带及纤维囊所连接。较宽的外侧韧带从大多角骨的外侧连接至掌骨底的桡侧，掌侧和背侧的韧带是倾斜的，分别由大多角骨的掌侧和背侧向掌骨底的尺侧汇集。

2）第二至五腕掌关节韧带（背侧韧带）（图4-22）：背侧韧带是连接腕骨的背面和掌骨最坚固的韧带。第二腕掌关节有2条韧带，起自大多角骨和小多角骨；第三腕掌关节有2条韧带，起自小多角骨和头状骨；第四腕掌关节有2条韧带，起自头状骨和钩骨；第五腕掌关节有1条韧带，起自钩骨，该韧带与相似的掌侧韧带相延续，构成不完整的关节囊。

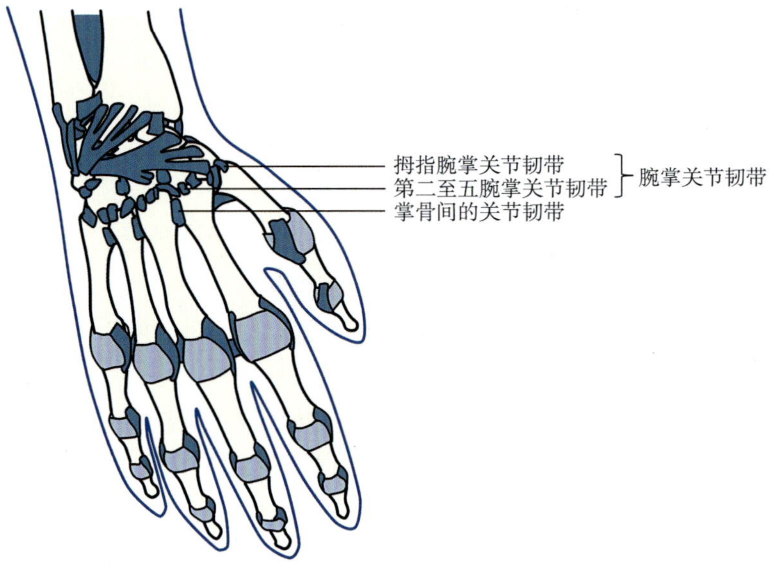

图4-22 腕掌关节韧带示意图

（3）掌骨间的关节韧带（图4-22）

1）掌侧和背侧韧带：掌侧和背侧韧带在骨间横向走行。

2）骨间韧带：骨间韧带将相邻的关节面与远侧关节面连接。

（4）掌指关节韧带

1）掌侧韧带（图4-23）：掌侧韧带（掌板）与一般韧带不同，它们是厚而致密的纤维软骨，位于侧副韧带之间，并与其相连。掌板与掌骨连结疏松，但在指骨基底处连接坚固。其掌侧面与掌侧深横韧带相融合，在屈肌腱经过处形成一小凹槽，屈肌腱的纤维鞘连接在槽的两侧。掌板的深面增大了掌骨头关节面的面积。

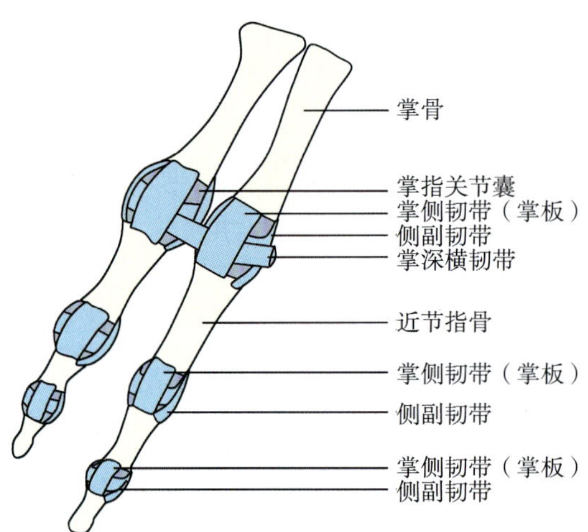

图4-23 掌指关节示意图（掌侧面观）

2）掌深横韧带（图4-23）：掌深横韧带是由3条短、宽而扁的韧带所组成，连接第二至五掌指关节的掌侧韧带。其前方与蚓状肌和手指的血管与神经相邻，向后与骨间肌相邻。掌中腱膜的各指分支上发出纤维束加入掌深横韧带的掌面。

3）侧副韧带（图4-23）：侧副韧带是坚固的圆形纤维索，位于关节的两侧。每一条韧带附着于骨头后结节和与其相邻的凹陷，向后前方走行止于指骨基底前方。

（5）指骨间关节韧带　每一个指骨间关节都有一条掌侧韧带（掌板）和两条侧副韧带

1）掌侧韧带（图4-23）：掌侧韧带（掌板）构成指骨间关节的底。在近侧指骨间关节，掌板的远端两侧增厚，在侧副韧带附着处紧紧地附着于中节指骨的基底部。中央部掌板更薄弱，与中指掌面的骨膜紧密相连。在近端其中央部也很薄弱，但两侧增厚形成“牵制韧带”。

2）侧副韧带（图4-23）：侧副韧带从指骨头端的外侧走行到相邻指骨的基底部掌侧。侧副韧带的辅助结构是主韧带的延续，向掌侧附着于掌板。

3.筋膜

（1）屈肌支持带（图4-24）　是一条强韧的纤维束，它位于腕骨前方的凹陷处，参与构成腕管，腕管内有屈指肌腱和正中神经通过，支持带短而宽，纵向和横向均长2.5~3cm，内侧端附着于豌豆骨与钩骨钩，桡侧分为浅、深两层，浅层附着于手舟骨结节与大多角骨，深层附着于大多角骨沟内侧唇。屈肌支持带浅、深层与大多角骨沟形成一通道，内衬滑膜鞘，有桡侧腕屈肌腱通过。支持带浅面有尺神经和尺动脉经过，在豌豆骨桡侧有正中神经掌皮支和尺神经分支通过。屈肌支持带浅部是一条细长的筋膜带，跨过尺血管神经束，附着在豌豆骨桡侧并参与形成一个骨纤维管，该管是引起尺神经卡压的特殊部位，掌长肌腱和尺侧腕屈肌肌腱部分附着于支持带的前面，有些拇指和小指固有肌附着于支持带远端。

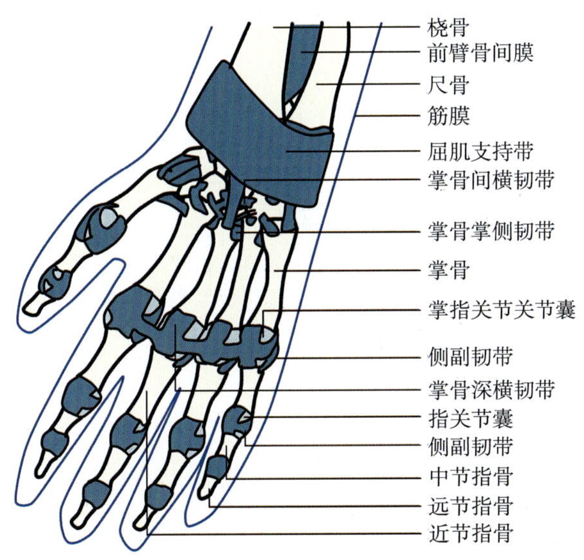

图4-24　腕手部弓弦力学解剖子系统静态弦示意图（掌侧浅层）

（2）伸肌支持带（图4-19） 是强大的纤维带，斜行横穿腕部的后面，它外侧附着于桡骨前缘，内侧附着于三角骨和豌豆骨，跨过腕背侧时，附着于桡骨远端背侧的嵴上，伸肌支持带可防止通过腕关节的伸肌腱形成弓弦状。

（3）筋膜复合体或筋膜框架 手有许多筋膜和结缔组织，某些可作为独立的结构，但其他的结缔组织构成了一个三维网状结构。总的来看，可把这些筋膜看作是一个“筋膜复合体”，为协助手的机械作用而设计的结缔组织纤维网架或称为筋膜框架。作用：为连接手指和前臂的结构提供通道和光滑的滑动面；传导载荷；锚定皮肤；保护内部血管；并提供肌的附着点。

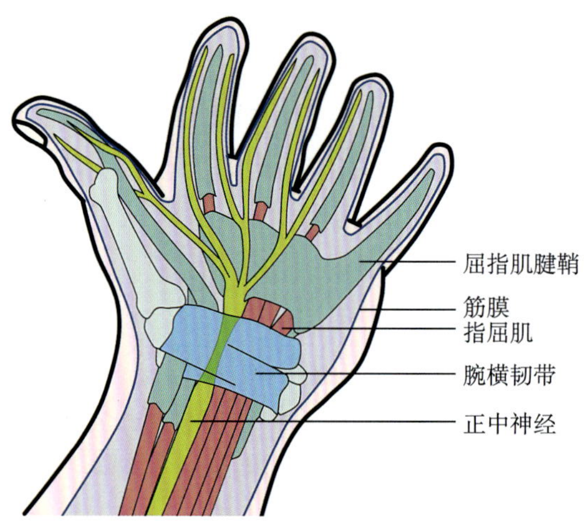

图4-25 手筋膜示意图

（二）动态弦

1.尺侧腕伸肌（图4-26） 起自肱骨外上髁、前臂筋膜及尺骨的后缘，止于第五掌骨底的背侧。尺侧腕伸肌受桡神经支配。

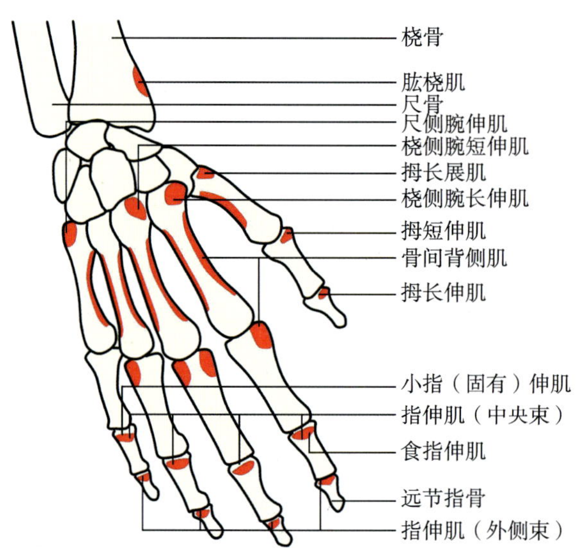

图4-26 腕手部弓弦力学解剖子系统动态弦示意图（背侧面观）

2.桡侧腕短伸肌（图4-26） 起于肱骨外上髁和前臂骨间膜，止于第三掌骨底的背侧。桡侧腕短伸肌受桡神经支配。

3.拇长展肌（图4-26） 起自桡骨、尺骨的背面和前臂骨间膜，走行于桡侧腕伸肌、指伸肌的深面和拇短伸肌的上方，在伸肌支持带深层，拇长展肌与拇短伸肌腱走行于同一个纤维鞘中，随后拇长展肌腱向下止于第一掌骨底。

4.桡侧腕长伸肌（图4-26） 起自肱骨外上髁、外侧髁及臂外侧肌间隔，止于第二掌骨底的背侧。桡侧腕长伸肌受桡神经支配。

5.拇短伸肌（图4-26） 起自桡骨背面上拇长展肌起点的下方及邻近的骨间膜，止于拇指近节指骨底的背侧。拇短伸肌受桡神经支配。

6.骨间背侧肌 由4块双羽肌构成，各起自两掌骨的相邻边，但其中更多的起于肌所到达的手指的掌骨，止于近端指骨底，并各自进入指背腱膜扩张部。以中指纵轴为中心外展手指。

7.拇长伸肌（图4-26） 起自尺骨中1/3段的后缘及邻近的骨间膜，止于拇指末节指骨底的背侧。拇长伸肌受桡神经支配。

8.小指固有伸肌（图4-26） 起自肱骨外上髁的指总伸肌腱上，于腕背韧带深面穿过，止于小指中节及末节指骨底的背面。小指固有伸肌受桡神经支配。

9.指总伸肌（图4-26） 起于肱骨外上髁及前臂筋膜，并分裂为四条长肌腱，于腕背韧带的上方与示指固有伸肌腱共同通过腕背韧带深面的骨性纤维管行至手背，分别抵止于第二至五指末节指骨底的背面。指总伸肌受桡神经支配。

10.食指伸肌（图4-26） 起自尺骨后表面，骨间膜，止于食指近侧指骨的背面。伸展食指的近侧的指骨。

11.旋前方肌（图4-27） 是位于前臂远侧1/3段的一块四边形肌，附着于桡骨、尺骨和前臂骨间膜。旋前方肌的主要作用是前臂旋前。

12.拇指对掌肌（图4-27） 位于拇短展肌的深面。起于大多角骨结节和屈肌支持带，附着于拇指掌骨外侧缘的全长和邻近的掌面外侧半，拇对掌肌屈拇指的掌骨。

13.拇短展肌（图4-27） 位于鱼际近端外侧部的一块较薄的皮下肌。主要起于屈肌支持带，部分纤维起于手舟骨和大多角骨结节及拇长展肌的肌腱，它的内侧纤维借一块细小扁平的肌腱连接到拇指近端指骨底部的桡侧，外侧纤维加入拇指背侧伸肌腱扩张部，拇短展肌可能接受拇长伸肌，拇短伸肌，拇对掌肌或桡骨茎突的纤维束。拇短展肌在与手掌面垂直的平面上向前牵拉拇指（外展）。

14.尺侧腕屈肌（图4-27） 该肌的起点分为两头：一头起自肱骨内上髁和前臂筋膜，称为尺侧腕屈肌的肱骨头；另一头起自尺骨鹰嘴和尺骨上2/3段的背侧缘，称为尺侧腕屈肌的尺骨头，该肌肌纤维向下方移行为短肌腱，并经腕横韧带深面，止于豌豆骨，继续移行为豆沟韧带和豆掌韧带。尺侧腕屈肌受尺神经支配。

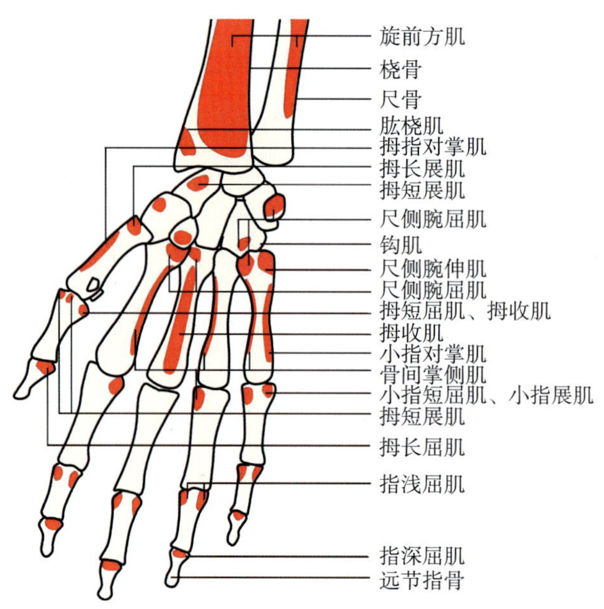

图4-27　腕手部弓弦力学解剖子系统动态弦示意图（掌侧面观）

15.桡侧腕屈肌（图4-27） 起自肱骨内上髁和前臂筋膜，止于第二至三掌骨基底部的掌侧面。桡侧腕屈肌受正中神经支配。

16.拇短屈肌（图4-27） 位于拇短展肌内侧，分为浅层和深层，浅头起自屈肌支持带的远侧缘和大多角骨结节的远侧部。沿着拇长屈肌腱的桡侧走行，被包含籽骨的肌腱附着于拇指近节指骨底的桡侧，深头起自小多角骨和头骨及来自腕骨远侧列的掌韧带，走行在拇长屈肌腱的深面，它与籽骨和第一指骨底的浅头结合在一起。拇短屈肌屈掌指关节。

17.小指对掌肌（图4-27） 是一块三角形的肌，在小指展肌和小指短屈肌的下方，它起于钩骨钩的凸面，以及屈肌支持带的延伸部。它止于第五掌骨尺侧缘的全长及邻近的掌侧面，小指对掌肌通常被尺动脉和神经深支分成两部，与邻近的肌有不同程度的融合。小指对掌肌屈第五掌骨，在腕掌关节使其向前或外旋，这加深了手掌的凹陷，这些动作，连同掌指关节和指间关节的屈曲和外旋，可使小指和拇指相对。

18.骨间掌侧肌（图4-27） 起自第二掌骨的内侧和第四、五掌骨的外侧面，止于第二、四、五指近节指骨底和指背腱膜的肌肉。作用为内收第二、四、五指，屈掌指关节、伸指骨间关节。

19.小指短屈肌（图4-27） 起于钩骨钩的凸面和屈肌支持带的掌面，它与小指展肌一起止于小指近节指骨底尺侧，小指短屈肌可缺如，或与小指展肌融合，也可通过肌束附着于第五掌骨远端。小指短屈肌可屈小指的掌指关节，同时伴有一定的旋外。

20.拇长屈肌（图4-27） 起自桡骨上端前面及附近的骨间膜，下行移行为腱，经腕管入手掌，止于拇指远节指骨底掌面的肌肉。作用为屈拇指指关节和掌指关节。

21.指浅屈肌（图4-27） 该肌的起始端宽大，分为两头：一头起自肱骨内上髁和尺骨鹰嘴窝，称为指浅屈肌的肱骨头；另一头起自桡骨上1/2的掌侧面区域，称为指浅屈肌的桡骨头，该肌肌纤维向下移行为四条肌腱，分别附着于第二至五指的中节指骨底。指浅屈肌受正中神经支配。

22.指深屈肌（图4-27） 该肌的起点与拇长屈肌的起点相同，即桡骨前中部的指浅屈肌的起点与旋前方肌的止点之间及邻近的骨间膜，止于第二至五指末节指骨底的掌侧。指深屈肌的第二、三指的肌腹由正中神经支配，而其第四、五指的肌腹则由尺神经支配。

23.掌长肌（图4-28） 起于肱骨内上髁和前臂筋膜，止于掌腱膜。掌长肌受正中神经支配。

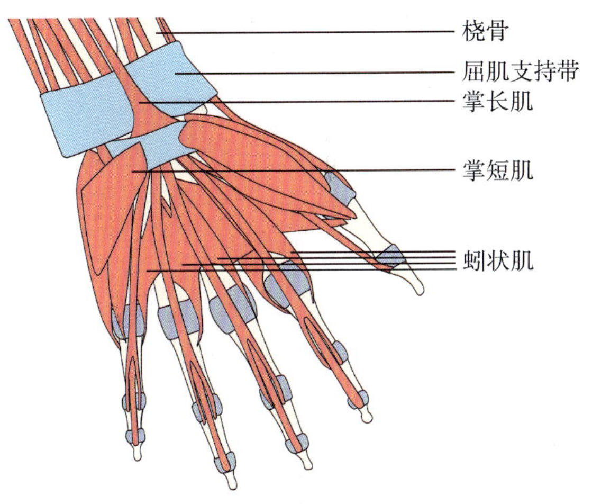

图4-28　腕手部动态弦示意图

24.掌短肌（图4-28） 掌短肌位于小鱼际区皮下浅筋膜内，呈斜方形。由数束肌束组成，肌束之间有时不连续，被皮下组织分隔。起于掌腱膜的尺侧缘和屈肌支持带，止于尺侧掌背皮肤交接的真皮层内。

24.蚓状肌（图4-28） 是手的一组肌肉，每只手共四条蚓状肌，这些肌肉不同其他肌肉地方是它们不是连接在骨上，而是连接在指深屈肌腱和伸肌腱扩张部。与骨间肌协同，屈掌指关节，伸指间关节。

三、辅助结构

腕手部弓弦力学解剖子系统的辅助结构包括皮肤、皮下、脂肪、腱鞘、籽骨和副骨等，皮肤、皮下、脂肪已在本章第一节进行描述，此处只介绍腕手部弓弦力学解剖子系统的特殊辅助结构。

（一）腱鞘

1.屈肌腱鞘（图4-25） 屈肌腱的纤维鞘是特化的掌筋膜的连续部分。每一个手指都有一条骨腱膜的隧道，这条隧道从掌中向远侧指骨延伸。拇指有拇长屈肌隧道，从掌骨伸至远侧指骨。一些腱鞘近侧边缘的延伸取决于其定界，因为掌侧腱膜的横向纤维可能是滑车系统的一部分。腱鞘包括弓形纤维，它在骨，肌腱（此处的腱鞘是坚硬的）和关节中央（此处弓形韧带的吊桶装置是呈机械式的良好排列）呈弓形弯曲。与之相对，十字纤维构成的腱鞘需折叠，使关节能够屈曲运动。这些屈肌腱鞘由薄的滑膜衬附，提供了含有滑液的封闭滑膜系统。滑膜从远侧指骨到掌中向示指，中指，环指和近侧小指深部延伸。围绕着拇指和小指的鞘是腕关节前部屈肌鞘的延续。壁的滑膜鞘在屈肌腱表面，构成脏层滑膜。

2.腕屈肌腱的滑液鞘 两个滑液鞘包围着屈肌腱，横过腕管，一个是包裹指浅屈肌和指深屈肌的腱鞘，另一个是包裹拇长屈肌的腱鞘。

3.腕伸肌腱的滑膜鞘 六条管道深入伸肌支持带，伸肌腱从中通过，其中每一条管道都含有一个滑膜鞘。

指长展肌腱和指短伸肌腱在桡骨茎突的外侧位于一条管道中，偶尔与各自的滑膜鞘相分离，外展肌腱鞘则可能有两个。桡侧腕长伸肌和桡侧腕短伸肌腱位于茎突后方。拇长伸肌腱位于桡骨背侧结节的内侧，指深肌腱和小指伸肌位于小结节内侧部分的隧道内。最小的指伸肌腱位于尺骨和桡骨之间相对的间隔，尺侧腕伸肌腱位于尺侧头部和尺骨茎突之间。

拇长展肌腱鞘，拇长、短伸肌，桡侧腕伸肌和尺侧腕伸肌均终止于掌骨基底近侧。而指伸肌，示指伸肌和小指伸肌末端沿着掌骨一定程度的延伸。

（二）籽骨、副骨

副骨是一个骨的多个骨化中心在发育过程中没有合并或者是一个独立的骨化中心发育而来，籽骨是附着在骨的肌腱中产生且具有一个独立骨化中心（图4-29）。

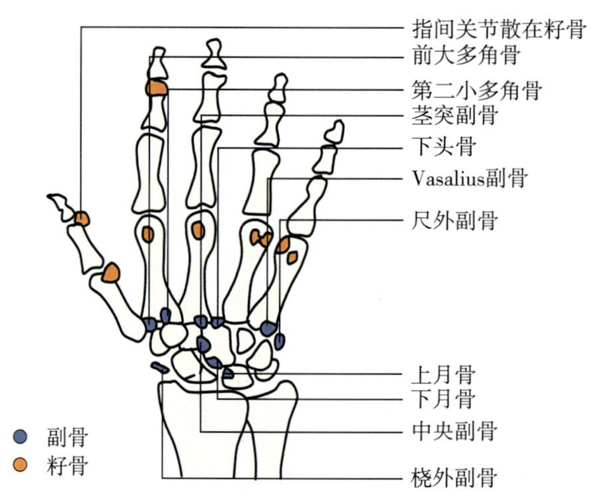

图4-29 腕手部籽骨、副骨示意图

四、功能

腕手部静态弓弦力学解剖单元的功能是维持腕手部的正常解剖位置和腕手部静态弓

弦力学解剖系统的力学平衡，腕手关节动态弓弦力学解剖单元的功能是完成腕手关节的运动功能和调节腕手部动态弓弦力学解剖系统的力学平衡。

五、临床应用举例

腕手部弓弦力学解剖子系统力平衡失调会引起多种慢性软组织损伤和骨质增生性疾病，如桡骨茎突狭窄性腱鞘炎、腕管综合征、屈指肌腱鞘炎、类风湿关节炎等。现以桡骨茎突狭窄性腱鞘炎、腕管综合征、屈指肌腱鞘炎为例，介绍针刀体表定位及针刀治疗全过程。

（一）桡骨茎突狭窄性腱鞘炎

1.治疗原则　该疾病属于四肢弓弦力学解剖系统力平衡失调。依据针刀医学人体弓弦力学解剖系统及疾病病理构架的网眼理论，用针刀切开部分腱鞘，松解腱鞘和肌腱的粘连瘢痕，解除卡压，使桡骨茎突肌腱的力学平衡得到恢复。

2.操作方法（图4-30）

（1）体位　坐位，患者握拳，将患侧腕部放于治疗桌面上。

（2）体表定位　桡骨茎突。

（3）消毒　常规消毒铺巾。

（4）麻醉　用1%利多卡因局部浸润麻醉，每个治疗点注药1ml。

（5）刀具　Ⅰ型4号直形针刀。

（6）针刀操作

①针刀松解桡骨茎突处的粘连瘢痕。针刀刀口线和桡动脉平行，严格按四步进针刀规程进针刀，针刀体与皮肤垂直刺入，经皮肤、皮下、感觉刀下有韧性感，用提插刀法在纤维鞘管上切2~3刀，范围0.5cm。然后针刀达骨面，在腱鞘内纵横分离2~3刀，范围0.5cm。

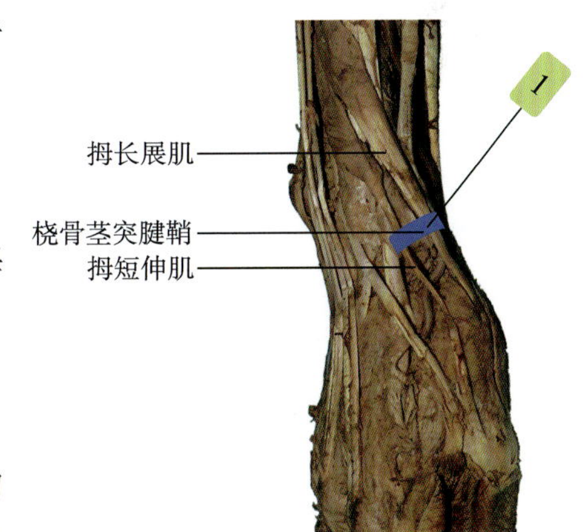

图4-30　桡骨茎突狭窄性腱鞘炎针刀治疗尸体解剖图

②术毕，拔出针刀，局部压迫止血3分钟，创可贴覆盖针刀口。

（7）注意事项

①找准解剖位置，勿伤及桡动脉。

②如肿胀粘连严重，应注意勿损伤桡神经皮支，方法是进针刀速度不可太快，只要按四步进针刀规范操作，在进针过程中，完全可以避开桡神经皮支。针刀治疗1次后，未治愈者，5天后再做1次，一般不超过3次。

（二）腕管综合征

1.治疗原则　依据人体弓弦力学解剖系统理论及疾病病理构架的网眼理论，腕管损伤后引起粘连、瘢痕和挛缩，使腕管容积变小，管腔狭窄而产生上述临床表现。在慢性期急性发作时，病变组织有水肿渗出刺激神经末梢，使上述临床表现加剧。用针刀将腕横韧带切开松解，使腕部的力学平衡得到恢复，此病就得到治愈。

2.操作方法（图4-31）

（1）体位　坐位或仰卧位。

（2）体表定位　自掌长肌腱与远侧腕横纹的交点向掌心延长20mm，在该线的两端及中间按压寻找2~3个Tinel阳性反应点。

（3）消毒　常规消毒铺巾。

（4）麻醉　用1%利多卡因局部浸润麻醉，每个治疗点注药1ml。

（5）刀具　Ⅰ型4号针刀。

（6）针刀操作　以入口综合征为例。

①针刀（第1支针刀）松解腕管入口的粘连瘢痕。刀口线先与前臂纵轴平行，针刀体与皮肤垂直，严格按四步进针刀规程进针刀，针刀斜面刀刃向上，针刀经皮肤、皮下、筋膜，刀下有坚韧感时即到达腕横韧带近端，然后针刀向近端探寻，当有落空感时到达腕横韧带近端，此时将针刀体向前臂近端倾斜90°，与腕横韧带平行，向上挑切腕横韧带，范围0.5cm，以切开部分腕管近端的腕横韧带。进针深度应严格掌握，一旦穿过屈肌支持带进入腕管即可能伤及正中神经，针刀碰触正中神经时患者会出现触电感传向手指，此时应立即停止进针并提起针刀。

②若为出口综合征，参照图中第2支针刀。

③术毕，拔出针刀，局部压迫止血3分钟，创可贴覆盖针刀口。

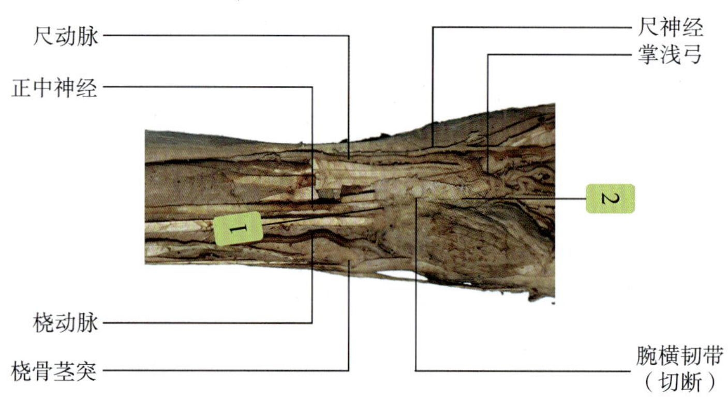

图4-31　针刀松解腕管综合征尸体解剖图

（7）注意事项　在做腕管综合征针刀松解时，注意针刀始终在有坚韧感的腕横韧带上切割，不能在其他部位切割，否则可能引起正中神经的医源性损伤。

（三）屈指肌腱鞘炎

1.治疗原则　该疾病属于四肢弓弦力学解剖系统力平衡失调。依据针刀医学人体弓弦力学解剖系统及疾病病理构架的网眼理论，运用针刀切开部分腱鞘，松解腱鞘和肌腱的粘连瘢痕，解除卡压，使屈指肌腱的力学平衡得到恢复。

2.操作方法（图4-32）

（1）体位　坐位，拇指外展位，掌心向上平放于治疗台上。

（2）体表定位　在拇指及第二至五指掌指关节掌侧触到串珠状硬结处。

（3）消毒　常规消毒铺巾。

（4）麻醉　用1%利多卡因局部浸润麻醉，每个治疗点注药1ml。

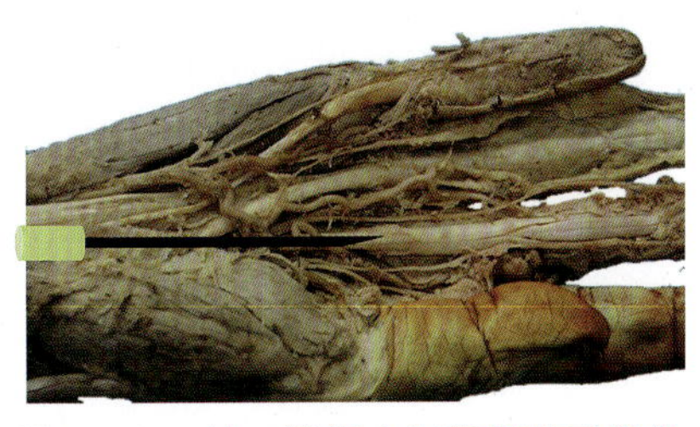

图4-32　针刀松解中指屈指肌腱鞘炎尸体解剖图

（5）刀具　Ⅱ型4号斜刃针刀。

（6）针刀操作　以中指屈指肌腱鞘炎为例。

①针刀松解中指屈指肌腱鞘。摸清楚增厚的串珠状腱鞘，从串珠的近端进针刀，斜面刀刃向上，刀口线与中指屈指肌腱走行方向一致，严格按四步进针刀规程进针刀，针刀体与皮肤呈90°角刺入，针刀经皮肤、皮下组织即有一落空感，此时，将针刀体向中指近端倾斜，使针刀体与中指皮肤面呈0°角，刀下寻找到环状卡压腱鞘近侧后，将针刀推入腱鞘，边推边切，直到有落空感为止。

②其他屈指肌腱鞘炎的治疗方法同中指。

③术毕，拔出针刀，局部压迫止血3分钟，创可贴覆盖针刀口。

（7）注意事项

①针刀松解拇指的纤维鞘时，由于拇指处于外展位，故拇指肌腱的走行方向与其他4指肌腱的走行方向是不一致的。所以，针刀体要与拇指的肌腱走行一致，而不能与其他4指的肌腱走行方向一致。反之，在做其他4指的纤维鞘切开时，针刀体要与4指的肌腱走行方向一致，而不能与拇指肌腱的走行方向一致，否则容易切断肌腱，导致针刀手术失败，引起医疗事故的发生。

②针刀不穿过肌腱到骨面进行切割，因为环状卡压纤维鞘较厚，如想通过在骨面上的纵横切开将卡压环铲开，针刀必然要经过肌腱到骨面，纵横切开对肌腱的损伤就会明显加大，造成术后反应加重，功能恢复的时间明显延长。

第四节　膝部弓弦力学解剖子系统

膝部弓弦力学解剖子系统由弓（股骨下段、胫骨上段和腓骨上段）及其上附着的弦（软组织）、辅助装置（皮肤、皮下、脂肪、滑囊、籽骨等）共同组成。膝部弓弦力学解剖子系统的功能是维持膝部的正常解剖位置和膝部动静态弓弦力学解剖单元的力学平衡。

一、弓

膝部弓弦力学解剖子系统的弓包括股骨下段、胫骨上段和腓骨上段，其功能是供膝部相应的弦附着，构成膝部弓弦力学子解剖系统的骨架，与软组织共同维持膝部弓弦力学解剖子系统力学平衡。

（一）股骨下段（图4-33~图4-35）

股骨的关节部分包括两个髁。在后侧，它们呈圆形并相互平行；在前面，两个髁向前变平，而且内侧向外倾斜，以致内髁更长。正常时外髁的髌骨面比内髁更为突出，该突出的大小也有所不同。内髁表面呈“V”形切迹，而外髁呈沟形。位于股骨前侧的这些切迹与胫骨互为关节。在膝关节完全伸直时，两半月板前角恰好嵌入这些切迹内。

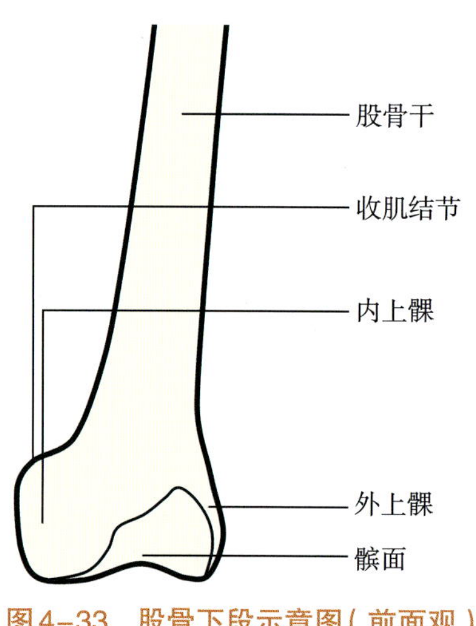

图4-33　股骨下段示意图（前面观）

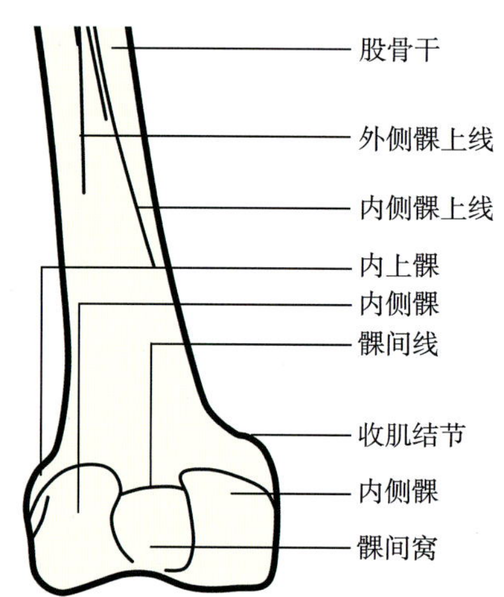

图4-34　股骨下段示意图（背面观）

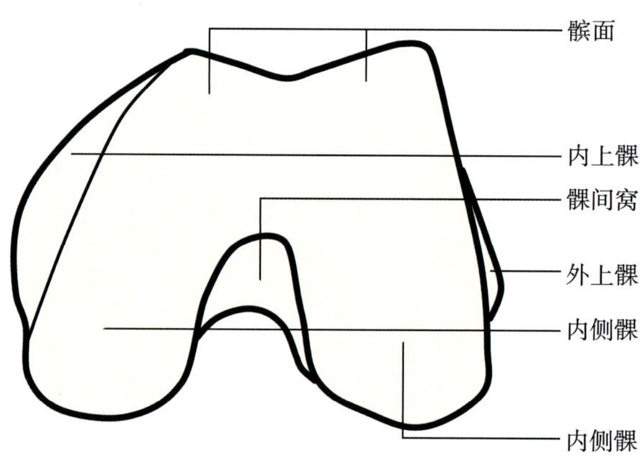

图4-35　股骨下段示意图（下面观）

（二）胫骨上段（图4-36）

胫骨上面有两个圆形的髁，但是内髁呈椭圆形，而且从一侧到另一侧和前后侧，呈轻度凹陷。外髁较接近圆，左右呈凹陷，两个髁被关节软骨覆盖，并进一步延伸向胫骨的内侧后面。

（三）腓骨上段（图4-36）

腓骨上端称为腓骨头，其内上面与胫骨相关节，腓骨头浅居皮下，为重要骨性标志。腓骨体细长，附着骨间膜。腓骨下端膨大为外踝，其内侧关节面与距骨相关节。

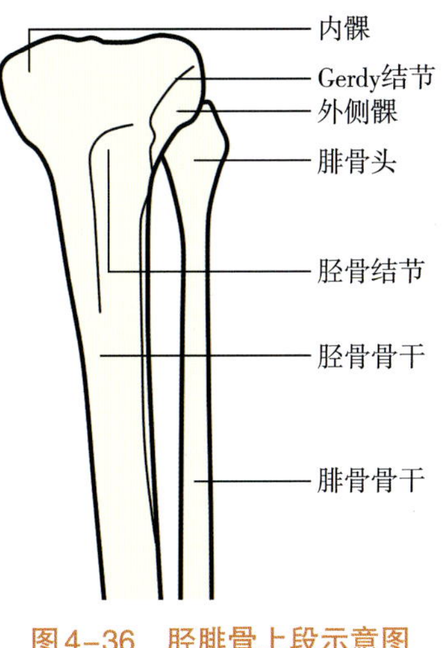

图4-36　胫腓骨上段示意图（前面观）

二、弦

膝部弓弦力学解剖子系统的弦包括静态弦（膝关节囊、韧带、筋膜）和动态弦（肌肉组织），其功能是附着在膝部弓的弓弦结合部，构成膝部弓弦力学解剖子系统的软组织，与骨组织共同维持膝部弓弦力学解剖子系统力学平衡。

（一）静态弦

1.关节囊　膝关节囊（图4-37）关节囊较薄而松弛，其周围有韧带加固。前方有髌韧带，是股四头肌肌腱的延续（髌骨为该肌腱内的籽骨），从髌骨下端延伸至胫骨粗隆，在髌韧带的两侧，有髌内、外侧支持带，为股内侧肌和股外侧肌腱膜的下延，并与膝关节囊相编织；后方有腘斜韧带加强，由半膜肌的腱纤维部分编入关节囊所形成；内侧有胫侧副韧带，为扁带状，起自内收肌结节，向下放散编织于关节囊纤维层；外侧为腓侧副韧带，是独立于关节囊外的圆形纤维束，起自股骨外上髁，止于腓骨小头。

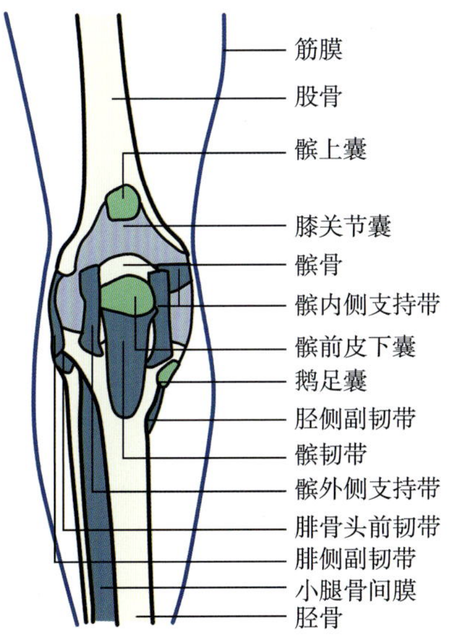

图4-37　膝部弓弦力学解剖子系统静态弦示意图（前面观）

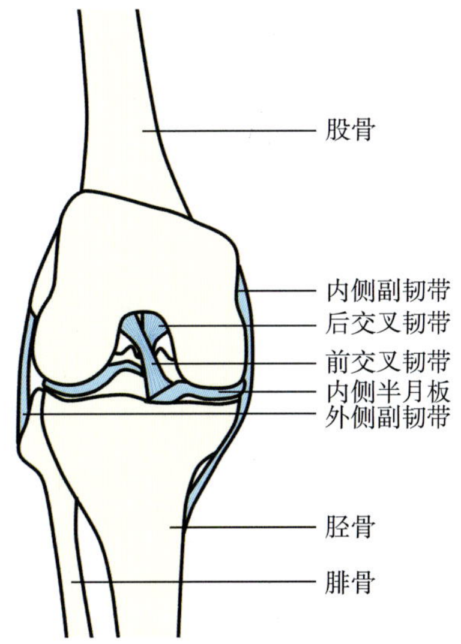

图4-38　膝部弓弦力学解剖子系统静态弦示意图（前面观）

2.韧带

（1）交叉韧带

1）前交叉韧带（图4-38）　起于股骨外侧髁内面的后部，以一种半环形片段的形式与髁间切迹相连，止于胫骨髁间隆起前区。前交叉韧带可以限制胫骨相对于股骨向前滑动。

2）后交叉韧带（图4-38） 起于股骨内髁外面偏前无关节面处，其起点也呈半环状，水平走向止于胫骨髁间隆起后区。附着点的上边界平直，下边界呈凸形。后交叉韧带能提供限制胫骨相对股骨向后滑移的大部分限制力。

（3）胫侧副韧带（图4-37） 呈扁宽三角形，基底向前，为内侧关节囊纤维层加厚的部分。胫侧副韧带分为浅、深两层，两层密切结合无间隙。

（4）腓侧副韧带（图4-37） 呈圆条状，长约5cm。其近端附着于股骨外上髁，位于腘肌沟的近侧，向下后方止于腓骨头尖稍前处。它将股二头肌腱分为两部分，与外侧半月板之间被关节囊和腘肌腱隔开，该韧带后方的关节囊较肥厚。

（5）髌韧带（图4-37） 为强壮扁平的韧带，长约5cm。它在近端起于髌骨下极，在远端止于胫骨结节，其位于髌骨前面的浅层纤维与股四头肌腱的纤维相连续。

3.筋膜

（1）前筋膜 前骨筋膜鞘的内容有小腿前群肌，包括第三腓骨肌，胫前动、静脉及腓深神经等。

（2）阔筋膜 是股部的深筋膜，其范围宽阔，致密坚厚。上方附着于髂嵴和腹股沟韧带，并与臀筋膜及会阴筋膜相续。下方与腘筋膜和小腿筋膜相续。

（3）隐静脉裂孔 为腹股沟韧带中、内1/3交点下方约1横指处阔筋膜的卵圆形薄弱区，是由大隐静脉穿经阔筋膜并钩绕牵拉形成。

（4）小腿筋膜（图4-39） 小腿深筋膜较致密，在胫骨内侧面与骨膜相连，在外侧向深面发出两个肌间隔，前肌间隔附于腓骨前缘，后肌间隔附于腓骨后缘。小腿的前、后肌间隔，胫、腓骨及其间的骨间膜与小腿前外侧区的深筋膜共同围成前骨筋膜鞘和外侧骨筋膜鞘。

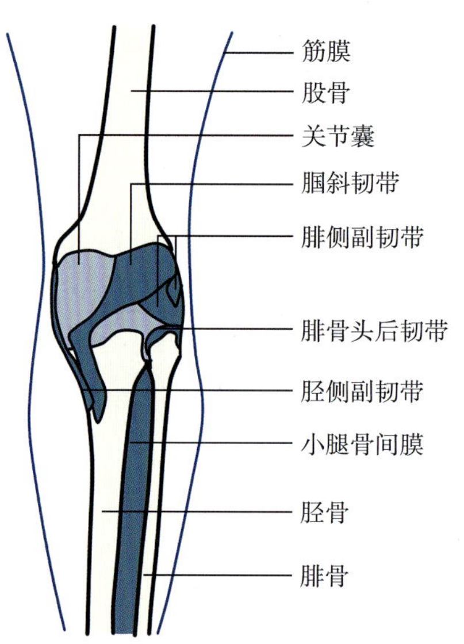

图4-39 膝部弓弦力学解剖子系统静态弦示意图（背面观）

（二）动态弦

1.缝匠肌（图4-40） 起自于髂前上棘；止于胫骨上端内侧面。作用为屈髋，屈、内旋膝关节。

2.股二头肌（图4-40） 起自于坐骨结节上部下内方的压迹处、股骨粗线的外侧唇下方的外侧肌间隔处；止于腓骨小头处。有屈膝关节、伸髋关节，并使小腿微外旋作用。

3.髂胫束（图4-40） 在扁平的股部外侧面，阔筋膜增厚形成强有力的带状结构，称髂胫束，上端分为两层，包裹和固定阔筋膜张肌，向后与臀大肌大部分肌腱相连。向下止于胫骨外侧髁。

4.股薄肌（图4-40） 起于耻骨体与耻骨支；止于胫骨上端的内侧面。有内收髋关节、内旋膝关节作用。

5.半腱肌（图4-40） 半腱肌起于坐骨结节，向远端走行，位于半膜肌表面内侧，在终点处，和股薄肌腱联合并延伸至小腿部深筋膜和腓肠肌的内侧头。

6.胫骨前肌（图4-40） 起自胫骨外侧面，肌腱向下经伸肌上、下支持带的深面，止于内侧楔骨内侧面和第一跖骨底的一块肌肉。作用为伸踝关节（背屈）、使足内翻。

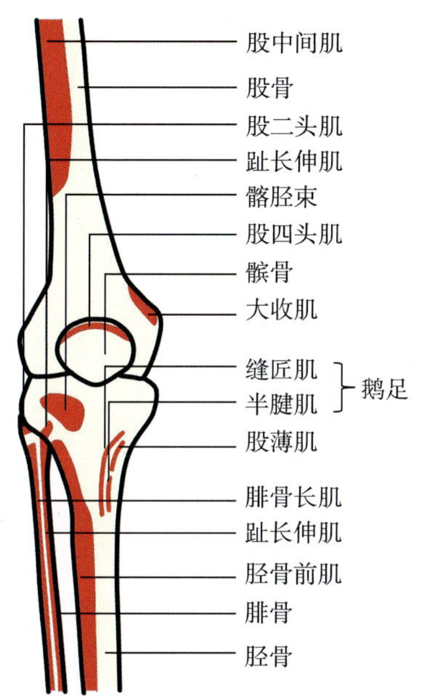

图4-40　膝部弓弦力学解剖子系统动态弦示意图（前面观）

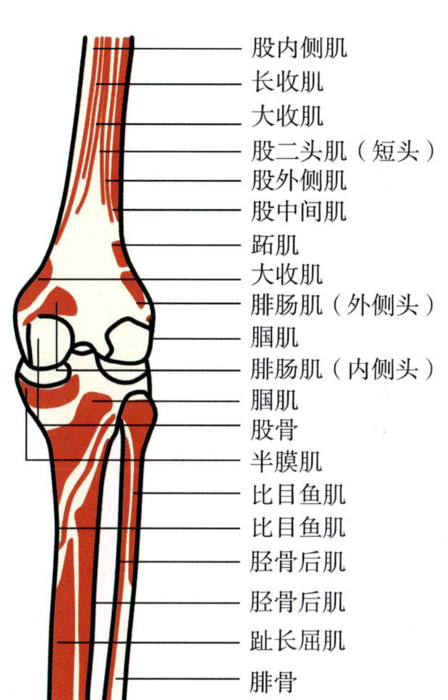

图4-41　膝部弓弦力学解剖子系统动态弦示意图（背面观）

7.半膜肌（图4-41） 位于股后内侧，因其上部呈扁平膜状而命名。长而扁的肌腱起于坐骨结节外上侧的压迹，向下止于胫骨上股薄肌止点的远端，形成平均宽度约为20mm的联合结构，与缝匠肌、股薄肌形成鹅足。

8.小腿三头肌 由比目鱼肌与腓肠肌共同组成。比目鱼肌是深层肌肉，起自胫骨后上方，腓肠肌是表层肌肉，覆盖在比目鱼肌上方，起自股骨内外侧髁，共同形成跟腱，止于跟骨结节。

（1）比目鱼肌（图4-41）　比目鱼肌是深层肌肉，起自胫骨后上方，与腓肠肌共同形成跟腱，止于跟骨结节。

（2）腓肠肌（图4-41）　腓肠肌是表层肌肉，覆盖在比目鱼肌上方，起自股骨内外侧髁，与比目鱼肌共同形成跟腱，止于跟骨结节。

（3）跟腱　由比目鱼肌与腓肠肌共同组成。比目鱼肌是深层肌肉，起自胫骨后上方，腓肠肌是表层肌肉，覆盖在比目鱼肌上方，起自股骨内外侧髁，共同形成跟腱，止于跟骨结节。

9.腘肌（图4-41） 起于股骨外侧髁的前方，向后下越过关节时居关节纤维囊与滑膜之间。能在膝关节负重位时，通过使股骨外旋转，从而使膝关节解锁以允许屈曲。

三、辅助结构

膝部弓弦力学解剖子系统的辅助结构包括皮肤、皮下、脂肪、滑囊、籽骨等，皮肤、皮下、脂肪已在本章第一节进行描述，此处只介绍膝部弓弦力学解剖子系统的特殊辅助结构。

（一）滑囊

1.髌上囊（图4-42） 是膝部最大的滑囊，位于髌骨基底上方及股四头肌深面，通常借一较宽的开口与膝关节滑膜囊相通，所以也可视为膝关节完整滑膜囊的一部分。对维护膝关节的屈伸活动有重要作用。

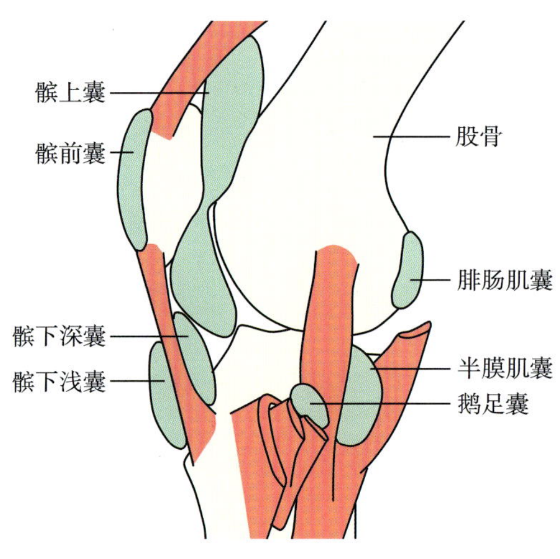

图4-42 膝部滑囊示意图

2.腘肌腱囊 腘肌腱与股骨外侧髁之间。

3.腓肠肌囊 腓肠肌外侧头与股骨之间，腓肠肌内侧头与股骨之间。

4.髌前囊 髌骨下半与皮肤之间。

5.浅层髌下囊（髌下浅囊） 胫骨粗隆下部与皮肤之间。

6.深层髌下囊（髌下深囊） 胫骨与髌韧带之间。

7.鹅足囊 位于缝匠肌、股薄肌及半腱肌的联合腱止点与胫骨内侧副韧带之间，由于三个肌腱有致密的纤维膜相连，形同鹅足而得名。

8.半膜肌囊 位于半腱肌和胫骨内侧副韧带之间。

（二）籽骨

髌骨（图4-43，图4-44）是最大的籽骨。它包埋在股四头肌肌腱中，在膝关节的前部。股四头肌除其后缘外和髌骨上面相连接；连接点向下、前伸展到达髌骨前面。股直肌的连接头位于股内肌的前下方。从髌骨的前上方可以沿着粗糙的纹理一直到达骨的周围，到达髌骨尖的深面。该处是股内侧肌、股外侧肌和髌韧带分别连接的地方。

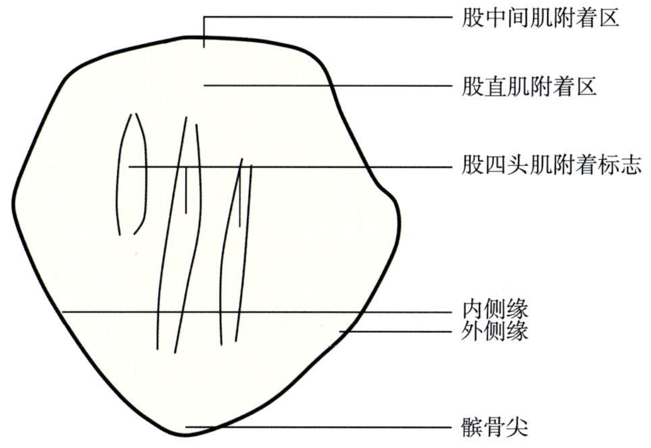

图4-43　髌骨示意图（前面观）

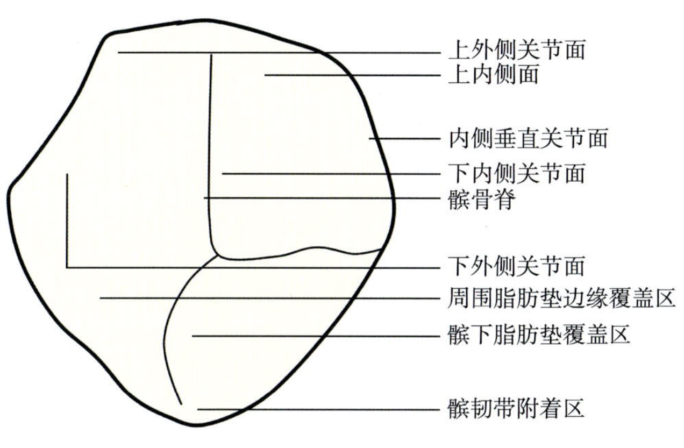

图4-44　髌骨示意图（背面观）

根据关节屈曲的程度，髌骨与股骨关节面的上面呈不同程度的接触。其为股四头肌在发育中形成的籽骨。髌骨主要由髌底、髌尖、髌内侧缘及髌外侧缘组成。从力学上分析，髌骨加强了股四头肌的功能，同时又是保护膝关节前面的一个重要装置。

髌骨就是为了适应人体的力学功能而形成的力学解剖结构。人类从“四足动物”变成“两足动物”之后，膝关节受力明显增加，假如人体膝关节没有髌骨，则人体在膝关节伸屈活动过程中，髌韧带直接与股骨产生摩擦，长此以往，“以软碰硬”会导致髌韧带的磨损，乃至断裂（图4-45、图4-46），为了避免这种情况的发生，人类在进化过程中，在股四头肌下段最容易与股骨产生摩擦的部位生成一块新的骨头，将膝关节一个弓弦力学解剖系统分为两个弓弦力学解剖系统，即将股四头肌的动态弓弦力学解剖系统分成一个股四头肌动态弓弦力学解剖系统和一个髌韧带静态弓弦力学解剖系统，由此，将原有股四头肌所承受的拉力由现有股四头肌和髌韧带分别承担，从而避免了股四头肌的断裂，保证了膝关节的正常伸屈活动（图4-47，图4-48）。

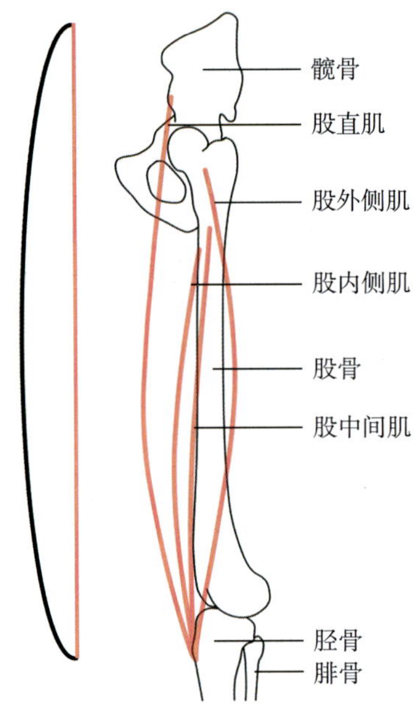

图 4-45　无髌骨的股四头肌侧位示意图

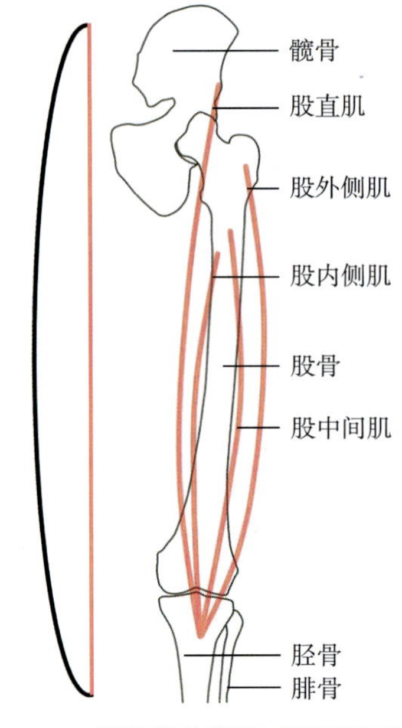

图 4-46　无髌骨的股四头肌正位示意图

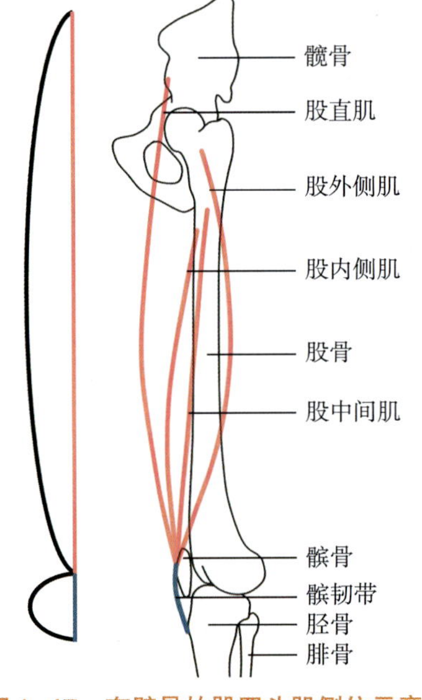

图 4-47　有髌骨的股四头肌侧位示意图

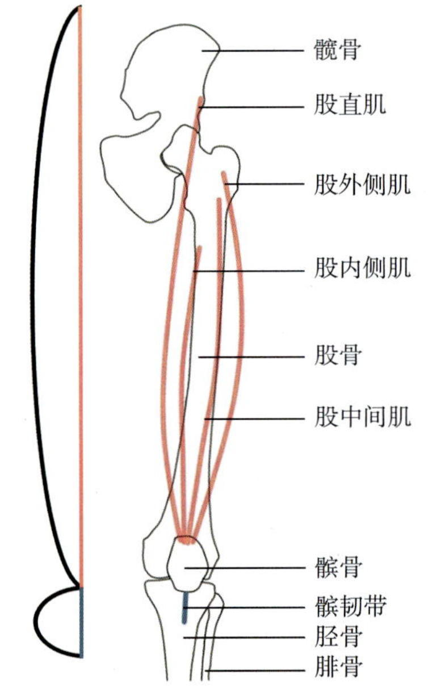

图 4-48　有髌骨的股四头肌正位示意图

四、功能

膝部静态弓弦力学解剖单元的功能是维持膝部的正常解剖位置和膝部静态弓弦力学解剖系统的力学平衡，膝关节动态弓弦力学解剖单元的功能是完成膝关节的运动功能和调节膝部动态弓弦力学解剖系统的力学平衡。

五、临床应用举例

膝部弓弦力学解剖子系统力平衡失调会引起多种慢性软组织损伤和骨质增生性疾病，如膝关节内侧副韧带损伤、鹅足滑囊炎、膝关节骨性关节炎、髌韧带损伤等。现以膝关节内侧副韧带损伤、膝关节骨性关节炎、髌韧带损伤为例，介绍针刀体表定位及针刀治疗全过程。

（一）膝关节内侧副韧带损伤

1.治疗原则　该疾病属于四肢弓弦力学解剖系统力平衡失调。依据针刀医学人体弓弦力学解剖系统及疾病病理构架的网眼理论，膝关节受到异常应力的刺激，引起弓弦结合部（韧带的起止点部）和弦的应力集中部位形成粘连和瘢痕，用针刀松解韧带起点与止点及行经途中的粘连、瘢痕，使膝部的力学平衡得到恢复，从而治愈该病。

2.操作方法（图4–49）

（1）体位　仰卧位，膝关节屈曲60°。

（2）体表定位　鹅足囊（在内侧膝关节间隙下4cm，后3cm定点），股骨内上髁，胫骨内侧髁。

（3）消毒　常规消毒铺巾。

（4）麻醉　用1%利多卡因局部浸润麻醉，每个治疗点注药1ml。

（5）刀具　Ⅰ型4号直形针刀。

（6）针刀操作

①第1支针刀松解胫骨上端内侧面鹅足的粘连瘢痕。在内侧膝关节间隙下4cm、后3cm定点，针刀体与皮肤垂直，刀口线与小腿纵轴平行，严格按四步进针刀规程进针刀，针刀经皮肤、皮下组织达鹅足囊部骨面，调转刀口线90°，铲剥2~3刀，范围0.5cm。

②第2支针刀松解膝内侧副韧带在股骨内上髁起点的粘连瘢痕。针刀体与皮肤垂直，刀口线与大腿纵轴平行，严格按四步进针刀规程进针刀，针刀经皮肤、皮下组织到达韧带起点骨面，向上、向下各铲剥2~3刀，范围0.5cm。

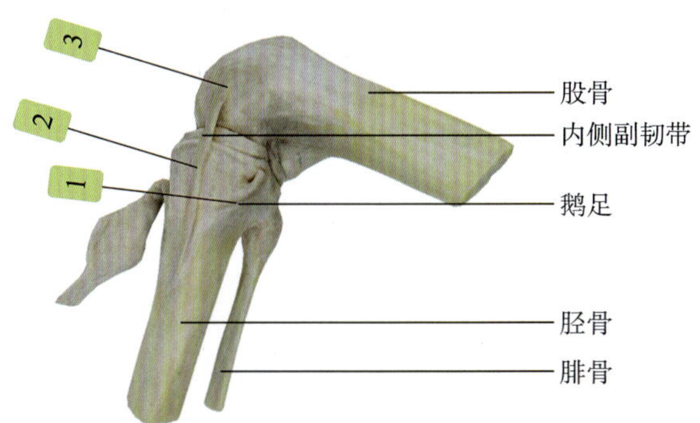

图4–49　针刀松解膝关节内侧副韧带损伤尸体解剖图

③第3支针刀松解膝内侧副韧带在胫骨内侧髁止点的粘连瘢痕。针刀体与皮肤垂直，刀口线与大腿纵轴平行，严格按四步进针刀规程进针刀，针刀经皮肤、皮下组织到达胫骨内侧髁内侧面韧带止点的骨面上，铲剥2~3刀，范围0.5cm。

④术毕，拔出针刀，局部压迫止血3分钟，创可贴覆盖针刀口。

（7）注意事项　膝内侧副韧带损伤时，位于韧带止点附近的鹅足滑囊也有粘连和瘢痕，故做膝内侧副韧带松解时，需同时松解鹅足滑囊。

（二）膝关节骨性关节炎

1.治疗原则　该疾病属于四肢弓弦力学解剖系统力平衡失调。依据针刀医学人体弓弦力学解剖系统及疾病病理构架的网眼理论，通过“五指体表定位法”针刀整体松解膝关节周围的肌肉、韧带及关节囊的起点与止点及滑液囊等软组织的粘连和瘢痕，调节膝关节内的力平衡，以恢复膝关节正常力线，达到治疗目的。

2.操作方法（图4-50，图4-51）

（1）体位　仰卧位，膝关节屈曲30°~45°，膝关节后方置垫。

（2）体表定位　五指体表定位法：医生立于病人患侧，用同侧手做五指定位。如病变在右膝关节，医生用右手定位，左侧膝关节病变，医生用左手定位。掌心正对髌骨中心，五指尽力张开，手指半屈位，中指正对的是髌韧带中部，食指、环指分别对应内、外膝眼，拇指正对胫侧副韧带起点及股内侧肌下段，小指正对髂胫束行经线上，掌根对准髌上囊。此外，在食指下4cm处向内3cm即为鹅足囊止点。分别用记号笔在上述7点定位。

（3）消毒　常规消毒铺巾。

（4）麻醉　用1%利多卡因局部浸润麻醉，每个治疗点注药1ml。

（5）刀具　Ⅰ型3号、4号直形针刀。

（6）针刀操作

①第1支针刀松解胫侧副韧带的粘连和瘢痕。刀口线与下肢纵轴方向一致，针刀体与皮肤垂直，严格按四步进针刀规程进针刀，针刀经皮肤、皮下组织，当刀下有韧性感时，即到达胫侧副韧带，先纵横分离2~3刀，范围0.5cm。然后调转刀口线90°，提插切开2~3刀，范围0.5cm。

②第2支针刀松解髌内侧支持带的粘连和瘢痕。刀口线与下肢纵轴方向一致，针刀体与皮肤垂直，严格按四步进针刀规程进针刀，针刀经皮肤、皮下组织，当刀下有韧性感时，即到达髌内侧支持带，先纵横分离2~3刀，范围0.5cm。然后调转刀口线90°，提插切开2~3刀，范围0.5cm。

③第3支针刀松解髌韧带的粘连和瘢痕。刀口线与下肢纵轴方向一致，针刀体与皮肤垂直，严格按四步进针刀规程进针刀，针刀经皮肤、皮下组织，当刀下有韧性感时，即到达髌韧带，然后调转刀口线90°，提插切开2~3刀，范围0.5cm。

④第4支针刀松解髌外侧支持带的粘连和瘢痕。刀口线与下肢纵轴方向一致，针刀

体与皮肤垂直，严格按四步进针刀规程进针刀，针刀经皮肤、皮下组织，当刀下有韧性感时，即到达髌外侧支持带，先纵横分离2~3刀，范围0.5cm。然后调转刀口线90°，提插切开2~3刀，范围0.5cm。

⑤第5支针刀松解腓侧副韧带及髂胫束的粘连和瘢痕。刀口线与下肢纵轴方向一致，针刀体与皮肤垂直，严格按四步进针刀规程进针刀，针刀经皮肤、皮下组织，当刀下有韧性感时，即到达腓侧副韧带和髂胫束，先纵横分离2~3刀，范围0.5cm。然后调转刀口线90°，提插切开2~3刀，范围0.5cm。

⑥ 第6支针刀松解股四头肌腱及髌上囊的粘连和瘢痕。刀口线与下肢纵轴方向一致，针刀体与皮肤垂直，严格按四步进针刀规程进针刀，针刀经皮肤、皮下组织，当刀下有韧性感时，即到达股四头肌腱，纵横分离2~3刀，范围0.5cm。再调转刀口线90°，提插切开2~3刀，范围0.5cm。然后继续进针刀，当刀下有落空感时即已穿过股四头肌腱到达髌上囊，提插切开2~3刀，范围0.5cm。

⑦第7支针刀松解鹅足的粘连和瘢痕。刀口线与下肢纵轴方向一致，针刀体与皮肤垂直，严格按四步进针刀规程进针刀，针刀经皮肤、皮下组织，直达骨面，向内沿骨面铲剥2~3刀，范围0.5cm。

⑧术毕，拔出针刀，局部压迫止血3分钟，创可贴覆盖针刀口。

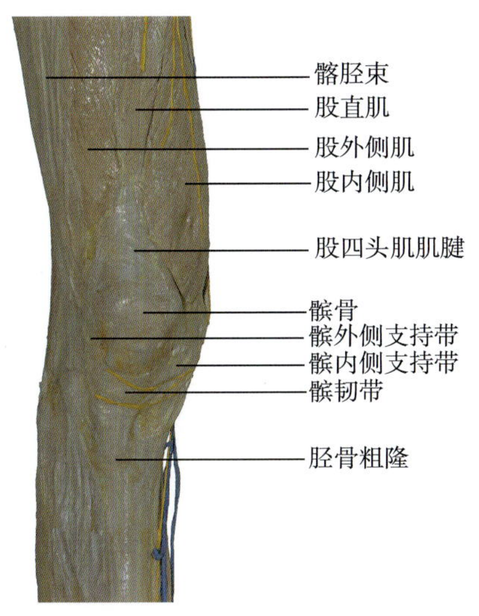

图4-50　膝关节尸体解剖图

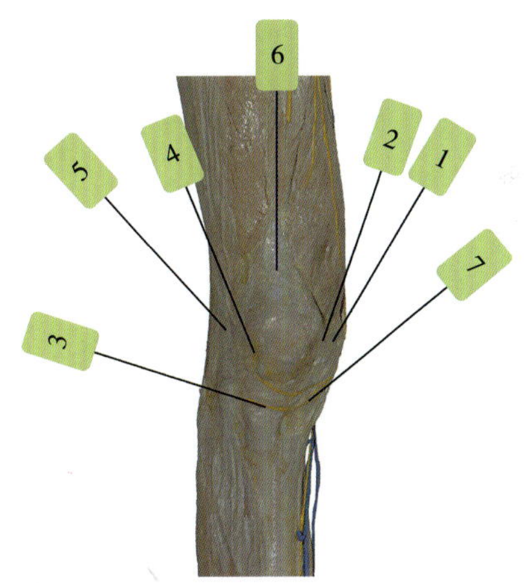

图4-51　膝关节骨性关节炎针刀松解尸体解剖图

（7）注意事项　对X线片上有关节间隙狭窄的患者，需要在硬膜外麻醉下运用特型针刀进行整体松解。

（三）髌韧带损伤

1.治疗原则　该疾病属于四肢弓弦力学解剖系统力平衡失调。依据针刀医学人体弓弦力学解剖系统及疾病病理构架的网眼理论，髌韧带损伤后，韧带起点与止点及行经路线上形成粘连、瘢痕。运用针刀将其精确松解，恢复膝部软组织的力学平衡。

2.操作方法

（1）体位　仰卧位，膝关节屈曲60°。

（2）体表定位　髌骨下缘，髌骨下缘和胫骨粗隆连线中点，胫骨粗隆。

（3）消毒　常规消毒铺巾。

（4）麻醉　用1%利多卡因局部浸润麻醉，每个治疗点注药1ml。

（5）刀具　Ⅰ型4号直形针刀。

（6）针刀操作（图4-52，图4-53）：

①第1支针刀在髌骨下缘髌韧带起点处定位。刀口线与下肢纵轴方向一致，按四步进针刀规程进针刀，经皮肤、皮下组织，针刀紧贴髌骨下缘骨面，当刀下有韧性感时即到达髌韧带起点，此时调转刀口线90°，向下铲剥2~3刀，范围0.5cm。

②第2支针刀在髌骨下缘和胫骨粗隆中点定位。刀口线与下肢纵轴方向一致，严格按四步进针刀规程进针刀，针刀经皮肤、皮下组织，当刀下有韧性感时即到达髌韧带，在此处再进针刀0.5cm，提插切开2~3刀，范围0.5cm。

③第3支针刀在胫骨粗隆中点定位。刀口线与下肢纵轴方向一致，严格按四步进针刀规程进针刀，针刀经皮肤、皮下组织，当刀下有韧性感时即到达髌韧带止点，穿过髌韧带，达胫骨粗隆骨面，调转刀口线90°，向上铲剥2~3刀，范围0.5cm。

④术毕，拔出针刀，局部压迫止血3分钟，创可贴覆盖针刀口。

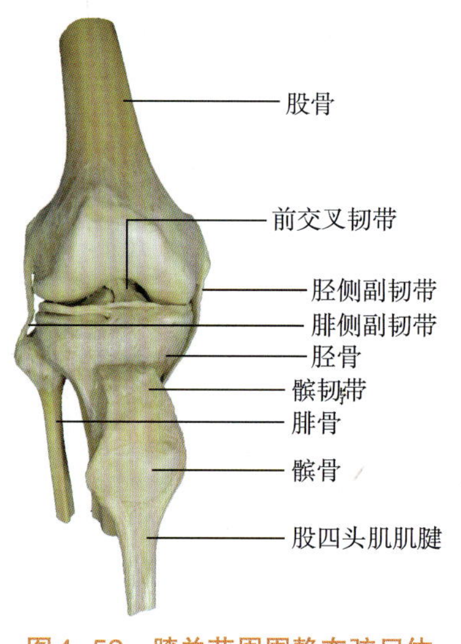

图4-52　膝关节周围静态弦尸体解剖图

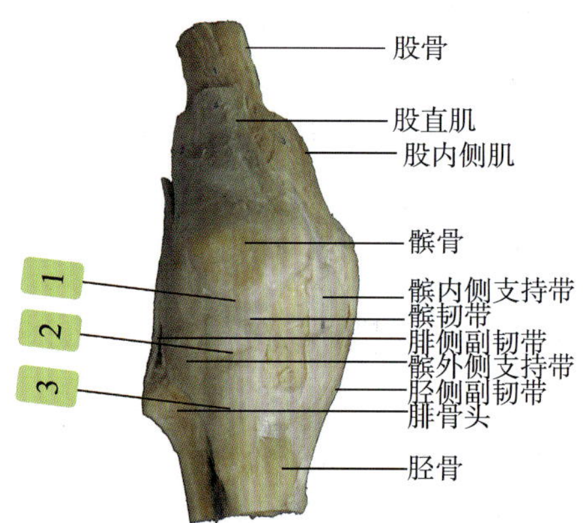

图4-53　髌韧带损伤针刀松解尸体解剖图

（7）注意事项　针刀松解髌韧带时，进针刀的深度不可过深，以防止针刀刺入关节囊。

第五节　踝足部弓弦力学解剖子系统

踝足部弓弦力学解剖子系统由弓（胫骨下段、腓骨下段、跗骨、跖骨、趾骨）及其上附着的弦（软组织）、辅助装置（皮肤、皮下、脂肪、籽骨、副骨、滑囊、腱鞘等）共同组成。踝足部弓弦力学解剖子系统的功能是维持踝足部的正常解剖位置和踝足部动静态弓弦力学解剖单元的力学平衡。

一、弓

踝足部弓弦力学解剖子系统的弓包括胫骨下段、腓骨下段、跗骨、跖骨、趾骨，其功能是供踝足部相应的弦附着，构成踝足部弓弦力学解剖子系统的骨架，与软组织共同维持踝足部弓弦力学解剖子系统力学平衡。

1.胫骨下段（图4-54） 胫骨是小腿双骨之一，位于小腿的内侧，对支持体重起重要作用，为小腿骨中主要承重骨。可分为一体和两端。上端膨大，形成内侧髁和外侧髁，与股骨下端的内、外侧髁以及髌骨共同构成膝关节。两髁之间的骨面隆凸叫作髁间隆起。隆起前后各有一凹陷的粗糙面，分别叫作髁间前窝和髁间后窝。上端的前面有一粗糙的隆起，叫作胫骨粗隆。外侧髁的后下面有一关节面，接腓骨小头，叫作腓关节面。体的前缘特别锐利叫作前嵴，由皮肤表面可以摸到。外侧缘为小腿骨间膜所附着，故名骨间嵴。内侧面表面无肌肉覆盖，在皮下可以触及。后面的上份有一斜向内下方的粗线，叫作腘线。下端膨大，下面有与距骨相接的关节面，内侧有伸向下的骨突，叫作内踝。外侧有与腓骨相接的三角形凹陷，叫作腓骨切迹。下端膨大，下面有与距骨相接的关节面，内侧有伸向下的骨突，叫作内踝。外侧有与腓骨相接的三角形凹陷，叫作腓骨切迹。

2.腓骨下段（图4-54） 腓骨是人和脊椎动物（四足类）小腿上的两块长骨之一，位于小腿外侧，较细；腓骨比胫骨细；腓骨上端称作腓骨小头，可以从皮肤外表面触及；上端仅与胫骨相连接，不参与膝关节的组成；腓骨体细长，附着骨间膜；腓骨下端形成的突起为外踝；腓骨下端、胫骨下端及距骨构成踝关节。

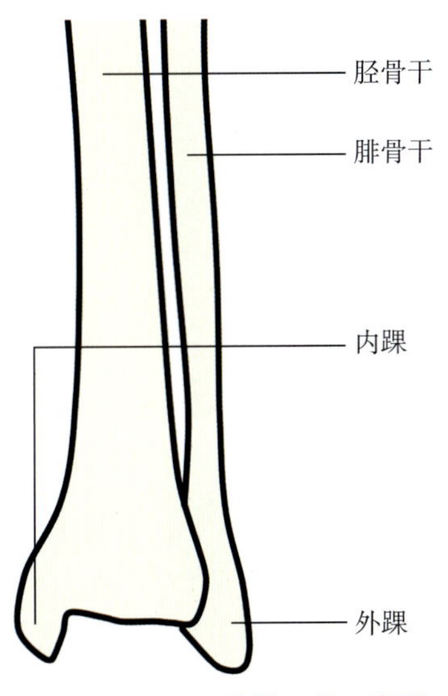

图4-54　胫、腓骨下段示意图

足骨（图4-55）分为跗骨、跖骨及趾骨，共有26块。

3.跗骨 共有7块，分别为跟骨、距骨、足舟骨、骰骨及第一至三楔骨。

4.跖骨 共有 5块，其底部膨大，呈楔形，体的上面中部略宽，两端较窄，前部为跖骨头，有与趾骨相关节的凸隆的关节面。

5. 趾骨 共有14块，除踇趾为两节外，其余各趾均为三节，每节趾骨分底、体及滑车关节面三部分。

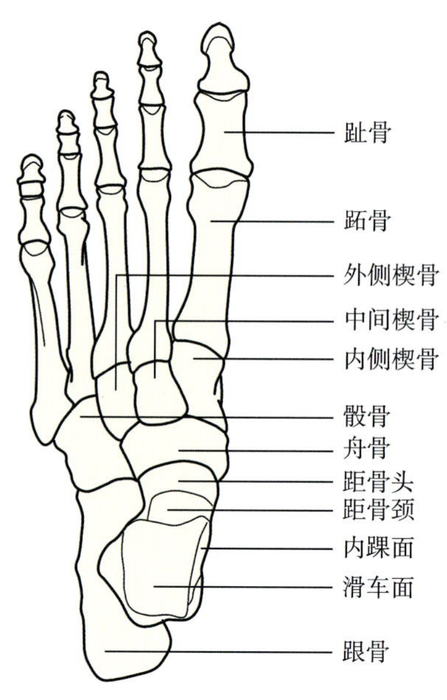

图4-55 足骨示意图

二、弦

踝足部弓弦力学解剖子系统的弦包括静态弦（踝足部关节囊、韧带、筋膜）和动态弦（肌肉组织），其功能是附着在踝足部弓的弓弦结合部，构成踝足部弓弦力学解剖子系统的软组织，与骨组织共同维持踝足部弓弦力学解剖子系统力学平衡。

（一）静态弦

1. 关节囊（图4-56） 踝关节由胫、腓骨下端的关节面与距骨滑车构成，又名距骨小腿关节。关节囊前后较薄，两侧较厚，并有韧带加强。

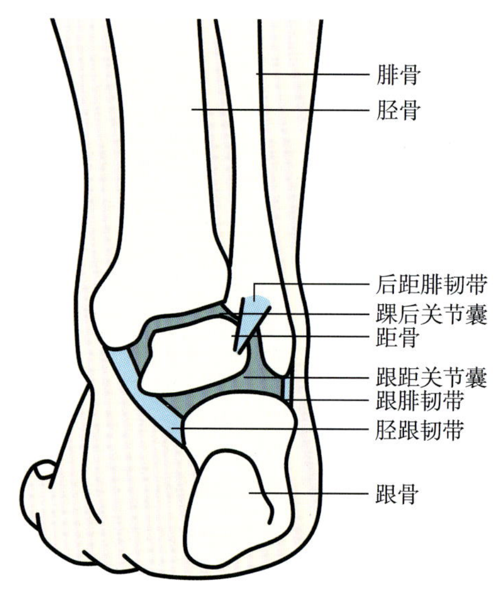

图4-56 踝关节囊示意图

2. 韧带

（1）踝关节韧带

三角韧带：胫侧副韧带为一强韧的三角形韧带，又名三角韧带，位于关节的内侧。起自内踝，呈扇形向下止于距、跟、舟三骨。由于附着部不同，由后向前可分为四部：距胫后韧带、跟胫韧带（图4-56）、胫舟韧带（图4-57）和位于其内侧的距胫前韧带（图4-58）。三角韧带主要限制足的背屈，前部纤维则限制足的跖屈。

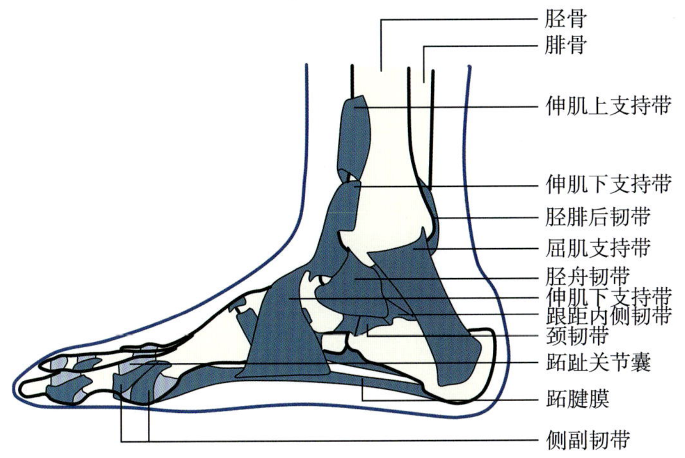

图4-57　踝足部弓弦力学解剖子系统静态弦示意图（内侧面观）

（2）远端胫腓关节韧带

1）胫腓前韧带（图4-58）：为一平坦的联合，在胫骨、腓骨连接缘之间向外下行。

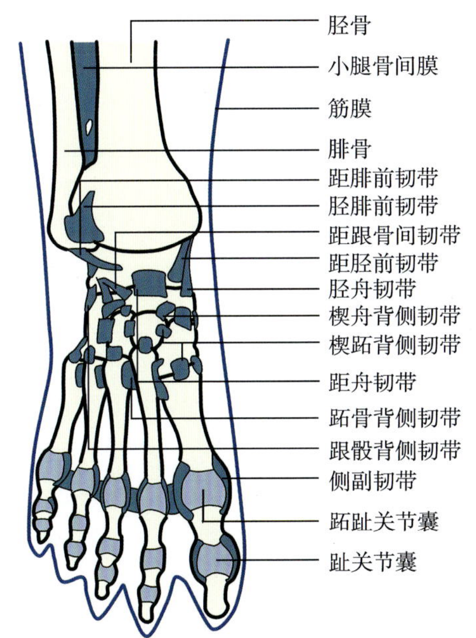

图4-58　踝足部弓弦力学解剖子系统静态弦示意图（背面深层观）

2）胫腓后韧带（图4-57）：比胫腓前韧带较为强壮，位于韧带联合的后面，其远端深部为下横韧带，有一厚实的黄色束（从外踝窝近端行向胫骨关节面的后界，几乎到达内踝）与骨间韧带相连续，富含弹性纤维，远侧止于距骨。骨间韧带续于骨间膜，有许多短条组成，是胫骨腓骨间最强劲的连接。

（3）距跟关节韧带

1）距跟外侧韧带（图4-59）：扁而短，自距骨外侧突斜向后下，止于跟骨外侧面，附着于跟腓韧带的前上方。

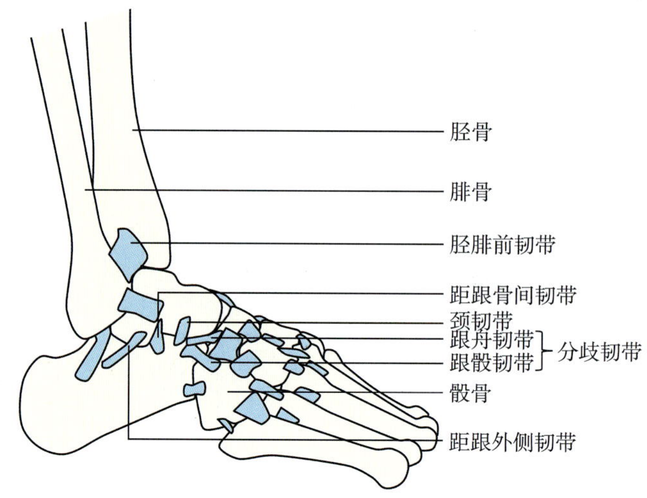

图4-59　踝足部弓弦力学解剖子系统静态弦示意图（外侧面深层观）

2）距跟内侧韧带（图4-57）：连接距骨后突的内侧结节，斜向前下方，止于载距突的后部，其纤维与三角韧带融合，并构成踇长屈肌腱沟底壁的一部分。

3）距跟骨间韧带（图4-59）：为跗骨窦里的双层横向纤维，宽而平。自距跟沟斜向外下，止于跟骨沟。韧带后层仅包绕距跟关节，前层还同时包绕距跟舟关节，内侧纤维收缩参与足的外翻运动。

4）颈韧带（图4-59）：位于附骨窦外侧，起自跟骨上侧面，向内正对趾短伸肌附着处，然后向内上升，止于距骨颈下外侧结节。该韧带收缩参与足的内翻运动。

（4）距跟舟关节韧带

1）跟舟足底韧带（图4-60）：宽而厚，连接载距突前缘与舟骨跖面，并在距骨头下侧，将跟骨连于舟骨，形成关节窝的一部分，以此维持足底内侧纵弓的稳定。

2）分歧韧带（图4-59）：较为坚韧，呈"Y"形，近侧附着于跟骨前上方，远侧分为跟骰、跟舟韧带两部分，内侧的跟骰韧带，止于骰骨的背内侧，是两排跗骨的主要连接力量，外侧跟舟韧带，止于舟骨的背外侧。

（5）跟骰关节韧带

1）分歧韧带（图4-59）：较为坚韧，呈"Y"形，近侧附着于跟骨前上方，远侧分为跟骰、跟舟韧带两部分，内侧的跟骰韧带，止于骰骨的背内侧，是两排跗骨的主要连接力量，外侧跟舟韧带，止于舟骨的背外侧。

2）足底长韧带（图4-60）：跖底长韧带，是连接在跗骨上的最长韧带，它起自跟骨结节的足底面内外侧突的前方，深部纤维止于骰骨足底面的锐嵴和结节，浅部纤维跨过腓骨长肌腱沟，止于第二至四跖骨底，有时甚至可止于第五跖骨底，跖底长韧带对维持足外侧纵弓具有重要作用。

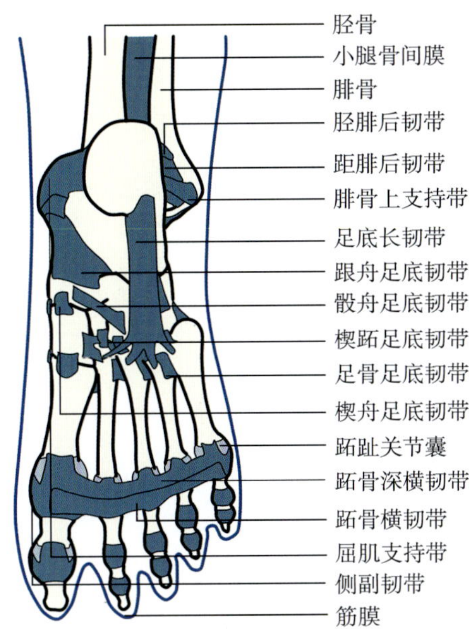

图4-60　踝足部弓弦力学解剖子系统静态弦示意图（掌面中层观）

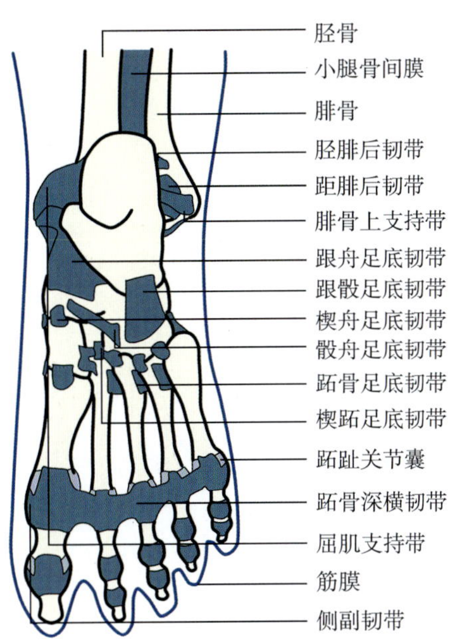

图4-61　踝足部弓弦力学解剖子系统静态弦示意图（掌面深层观）

3）跟骰足底韧带（图4-61）：宽短而强韧，位于足底长韧带的深面，起自跟骨下面前端的圆形隆起，斜向前内方，止于骰骨足底面，亦有维持足的外侧纵弓的作用。

（6）舟楔关节韧带

足底、足背韧带（图4-62，图4-63）：足背，足底韧带，舟楔背侧韧带和舟楔足底韧带将舟骨连于3块楔骨，3条背侧韧带，起自舟骨背侧，向前外方，分别止于3块楔骨的背面，其中，自舟骨至内侧楔骨的韧带续于该关节纤维囊的内侧部分，并掺有部分足底韧带的纤维，足底韧带类似于背侧韧带，但还混有胫骨后肌腱的部分纤维。

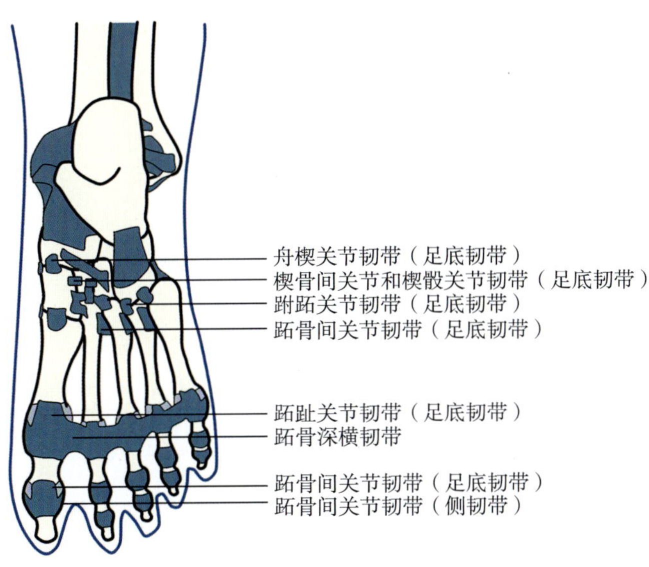

图4-62　足底韧带示意图

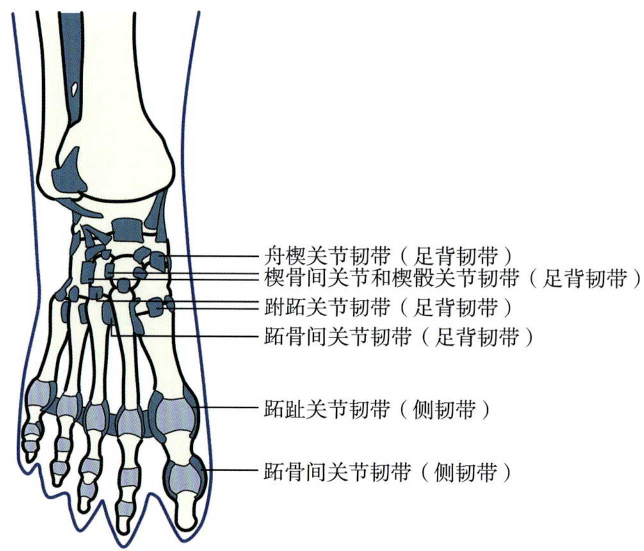

图4-63　足背韧带示意图

（7）楔骨间关节和楔骰关节韧带

1）足底、足背韧带（图4-62，图4-63）：足底，足背侧均有3条横向的韧带，分别连接内侧楔骨-中间楔骨、中间楔骨-外侧楔骨和外侧楔骨-骰骨的相邻面，足底韧带还接收部分胫骨后肌腱纤维。

2）骨间韧带（图4-64）：强韧的骨间韧带连接邻近骨面间的非关节面，它是维持横弓的重要结构。

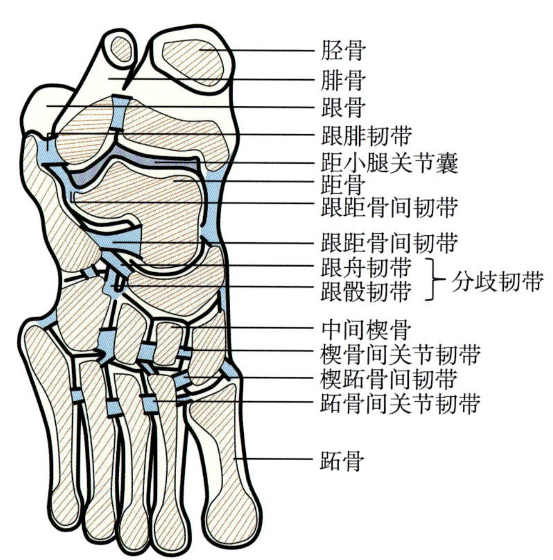

图4-64　足背韧带示意图

（8）跗跖关节韧带

1）跗跖足底韧带（图4-62）：为一强韧的纵向倾斜的纤维束，不及足背韧带规则。第一、二跖骨的足底韧带最为强韧，第二、三跖骨有来自内侧楔骨的斜行纤维加入，第

四、五跖骨仅有少数纤维至骰骨。

2）跗跖足背韧带（图4-63）：强韧、平坦，第一跖骨与内侧楔骨间有独立的关节囊，其他跖跗关节囊掺有足底、足背韧带，第二跖骨底有来自3块楔骨的韧带，第三跖骨有来自外侧楔骨的韧带，第四跖骨有来自外侧楔骨和骰骨的韧带，第五跖骨有来自骰骨的韧带。

3）楔跖骨间韧带（图4-64）：共有3条楔跖骨间韧带。第一条韧带从内侧楔骨的外侧面至邻近的第二跖骨底内侧面，最为强韧，是稳固跖跗关节复合体的关键结构，该韧带破裂会导致关节不稳，畸形甚至变性。第二条韧带并不恒定，连接外侧楔骨和第二跖骨。第三条韧带，连接外侧楔骨及邻近的第四跖骨底。

（9）跖骨间关节韧带

1）跖骨间背侧韧带、跖骨间足底韧带（图4-62，图4-63）：在不同的跖骨之间，跖骨间背侧韧带，可为倾斜的纵向或横向连接，跖骨间足底韧带更为坚韧，尤其在第二跖骨间足底韧带最为强韧，斜向走行，连接内侧楔骨与第二、三趾骨底。

2）其他韧带

①跖横韧带：深层的跖横韧带连接相邻的跖骨头，背侧、足底韧带横向连接相邻的跖骨底，

②骨间韧带（图4-64）：强韧的骨间韧带连接相邻的跖骨侧的非关节面。

（10）跖趾关节韧带

1）足底韧带（图4-62）：足底韧带致密、厚实，介于侧副韧带之间并与之相连。跖趾足底韧带连接跖骨较松，但紧密连接趾骨底，边缘掺有跖骨深横韧带，足底侧有屈肌腱沟，沟的边缘有纤维鞘连接，其深面为连接跖骨头的关节面。

2）跖骨深横韧带（图4-62）：深横韧带宽而平坦，连接跖趾头之间的跖面，与跖底韧带愈合。骨间背侧肌位于其背侧，而蚓状肌和趾血管、神经则位于足底侧。此外，在足部，掌深横韧带、跖底深横韧带位于第二跖趾关节足底韧带和第一跖趾关节足底韧带之间。

3）侧韧带（图4-63）：粗壮，位于跖趾关节的两侧，起自跖骨头两侧的结节，斜向前下方呈扇形散开，止于近节趾骨底的两侧及足底韧带。第一跖趾关节的侧副韧带有跖籽韧带掺入。每侧的侧韧带包括趾侧韧带和侧副韧带，前者止于近节趾骨底，后者止于跖板。

（11）趾骨间关节韧带

1）侧韧带（图4-63）：每一趾骨间均有独立的关节囊和2条侧韧带，关节囊的足底面有厚实的纤维板（类似跖趾足底韧带）。

2）关节囊的足底面有厚实的纤维板，类似趾趾足底韧带（图4-63）。

3.筋膜

（1）足背筋膜（图4-65）　是薄薄的一层，与伸肌下支持带相延续，覆盖背侧伸趾肌腱与趾短伸肌。

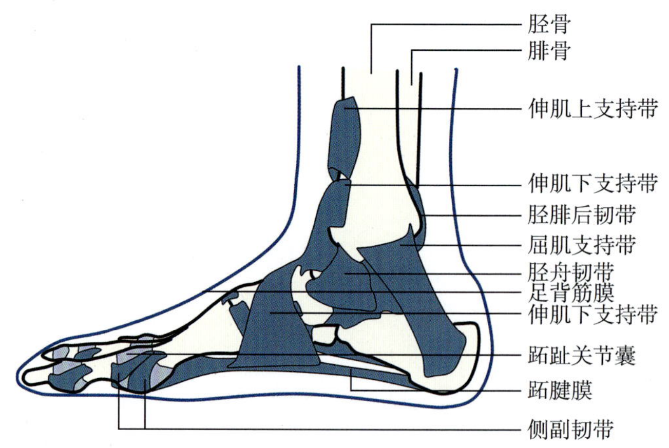

图4-65　足背筋膜示意图（踝足内侧面观）

（2）足底腱膜（跖腱膜）（图4-66）　由致密的胶原纤维组成，大多呈纵向排列而成，起自跟骨结节向前呈扇形分布，止于五个跖骨头及近节趾骨基底的纤维腱性组织。其作用是维持足的纵弓、缓冲震荡的作用。

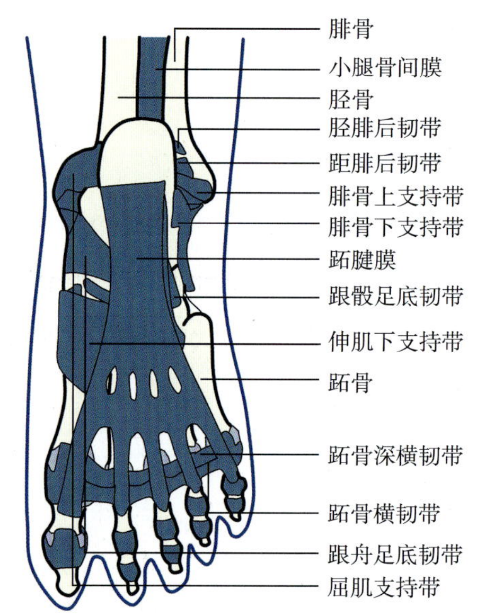

图4-66　踝足部弓弦力学解剖子系统静态弦示意图（掌面浅层观）

（3）踝关节的支持带　踝关节的支持带由增厚的深筋膜形成，包括伸肌上支持带、伸肌下支持带、屈肌支持带和腓骨肌支持带。

1）伸肌支持带

①伸肌上支持带（图4-67）：位于踝关节前上方，包绕胫骨前肌腱，长伸肌腱，趾长伸肌腱和第三腓骨肌腱，胫前血管和腓深神经也行经支持带的深面，腓浅神经行经支持带前面，伸肌上支持带外侧系于腓骨远端前侧，内侧系于胫骨远端前侧，近侧为小腿

筋膜的延续，远侧则由致密结缔组织延续至伸肌下支持带，胫前血管和腓深神经穿过该支持带的深面，而腓浅神经则从其前面穿过，此处仅胫骨前肌拥有滑液鞘。

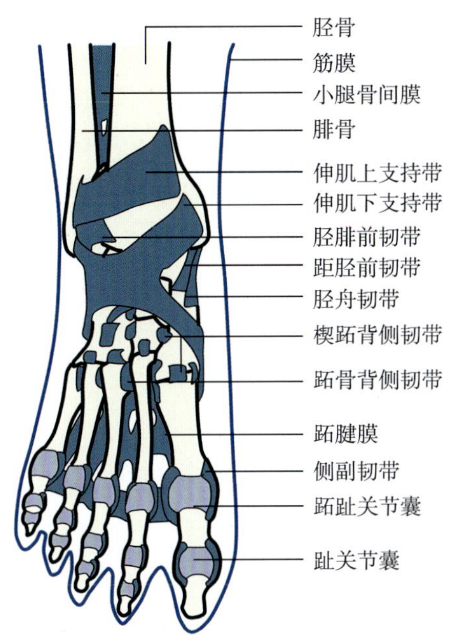

图4-67　踝足部弓弦力学解剖子系统静态弦示意图（背面浅层观）

②伸肌下支持带（图4-67）：位于踝关节前方，亦称小腿十字韧带，呈横的“Y”形，主干外侧端在跟骨沟前方，系于跟骨的上表面，行向内侧，形成一个坚韧的“环”，包绕第三腓骨肌腱和趾长伸肌腱，一个分支自环的深面、距跟骨间韧带和颈韧带的后面行向外，在“环”的内侧，“Y”形支持带完全分成远侧支和近侧支，继续行向内侧，近侧支分深、浅两层，深层穿过胫骨前肌腱和踇长伸肌腱的后方，但浅层经胫前血管和腓深神经之前行至内踝，从踇长伸肌腱的前方穿过，与深层融合，有时浅层穿过胫骨前肌腱的浅面至胫骨，前面自胫骨，远侧支行于踇长伸肌腱，胫骨前肌腱，足背动脉，和腓深神经末支的浅面，向下、向内止于跖腱膜。

2）屈肌支持带（图4-65）：附着于内踝前方。在远端与足背深筋膜相连续。从踝部附着处，它向后下部延伸至跟骨足底内侧的和跖腱膜。在近端屈肌，支持带和小腿的深筋膜，没有明确的划分边缘，特别是深筋膜横层。在远端与跖腱膜连续，而且踇展肌许多纤维附着于屈肌支持带上。屈肌支持带和胫骨、跟骨形成肌腱通行的管道，横行在胫骨后，胫后血管与胫神经上面。当这些结构进入足底时，从内侧到外侧它们分别是胫骨后肌、指长屈肌肌腱、胫后血管、胫神经和踇长屈肌腱。

3）腓骨肌支持带：呈纤维状，将腓骨长肌腱、腓骨短肌腱固定在外踝的内侧。

①腓骨肌上支持带（图4-68）：是一短韧带，起自外踝后侧止于小腿的深横筋膜和跟骨外侧面。该支持带受损可导致腓骨长、短肌腱不稳定。

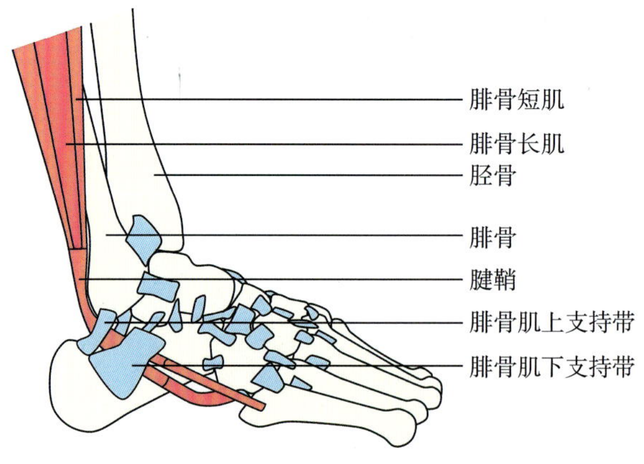

图4-68　腓骨肌支持带示意图

②腓骨肌下支持带（图4-68）：附着于跟骨的外后方，前方续于伸肌下支持带，部分纤维融入跟骨的腓骨肌滑车骨膜，形成腓骨长肌腱和腓骨短肌腱间的隔膜。

（二）动态弦

1.胫骨前肌（图4-69） 起自胫骨外侧面，肌腱向下经伸肌上、下支持带的深面，止于内侧楔骨内侧面和第一跖骨底的一块肌肉。作用为伸踝关节（背屈）、使足内翻。

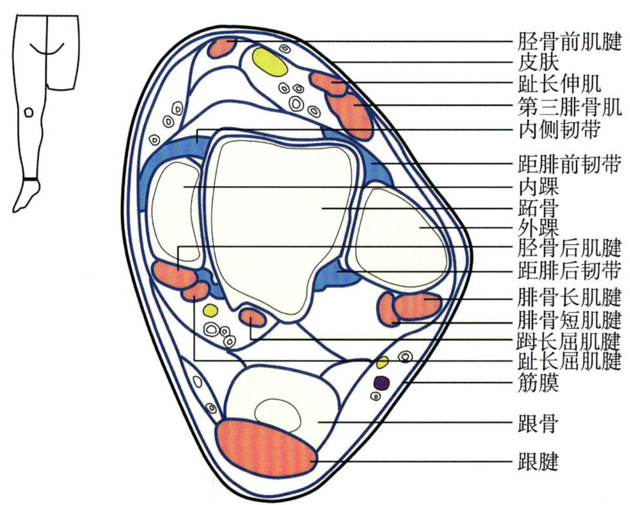

图4-69　踝足部弓弦力学解剖子系统示意图（横断面观）

2.趾短伸肌（图4-70） 趾短伸肌较薄，起自跟骨前上缘、腓骨短肌浅沟前方、距跟骨间韧带和伸肌下支持带主带，斜向前内，穿过足背，止于第二至五足趾。趾短伸肌的内侧半外形条理清晰，从足背动脉的浅面穿过，止于踇趾近节趾骨底的背侧，故亦称为踇短伸肌（图4-71）。其他3条分别止于第二至四趾长伸肌腱的外侧。在中间的三个足趾，趾短伸肌协助趾长伸肌腱完成伸趾动作，在踇趾，仅作用于近节趾。

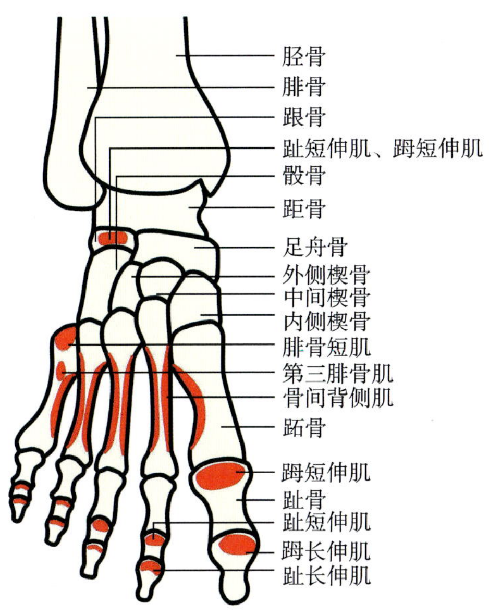

图4-70 踝足部弓弦力学解剖子系统动态弦示意图（足背面观）

3.腓骨短肌（图4-70） 起于腓骨外侧面下方，止于第五跖骨底，使足在踝关节处屈和足外翻及维持外侧足弓。

4.第三腓骨肌（图4-70） 起于腓骨下1/3前面及骨间膜，止于第四、五跖骨底背面。第三腓骨肌作用协助伸踝关节、伸趾关节及足外翻。

5.骨间背侧肌（图4-70） 骨间背侧肌位于相邻跖骨之间，为4条羽状肌，每一条皆以2个头发自相邻2个跖骨的背侧面，肌腱止于近节趾骨底和趾背彭大，第一骨间背侧肌止于第二趾的近节趾骨底内侧，其余3条骨间背侧肌止于第二至四的近节趾骨底的外侧面，骨间背侧肌沿第二趾中轴外展相应各趾，屈曲跖趾关节，伸展趾骨间关节（踇指、小指除外），但踇指和小指有单独的展肌。

6.踇长伸肌（图4-70） 位于胫骨前肌和趾长伸肌之间，部分在它们的深面，在趾长伸肌内侧，起于腓骨内侧面中份及邻近的骨间膜前面，其肌束行向远端，终于在该肌前缘形成的腱，肌腱穿过伸肌上、下支持带深面，在近踝关节处跨至胫前血管内侧，止于趾远节趾骨底的背面，在跖趾关节处，腱两侧各分出一薄层膜覆盖关节背面，另外，还常常从腱内侧缘伸出一延续部，止于近节趾骨底。可伸踇趾和使足背屈。当用力伸踇趾时，只要有相对较小的外力即可使远节趾背伸，而要伸近节趾骨则需要相当大的外力。

7.趾长伸肌（图4-70） 起自腓骨前面、胫骨上端和小腿骨间膜，向下经伸肌上、下支持带深面至足背分为4个腱到第二至第五趾，成为趾背腱膜止于中节、远节趾骨底的肌肉。作用为伸踝关节、伸趾。

8.小腿三头肌

1）比目鱼肌（图4-71）：比目鱼肌是深层肌肉，起自胫骨后上方，与腓肠肌共同形成跟腱，止于跟骨结节。

2）腓肠肌（图4-71）：腓肠肌是表层肌肉，覆盖在比目鱼肌上方，起自股骨内外侧髁，与比目鱼肌共同形成跟腱，止于跟骨结节。

3）跟腱（图4-71）：腓肠肌和比目鱼肌共同组成的肌腱，它是最厚和最强韧的人体肌腱，全长约15cm，起自小腿中下部，他前面有腓肠肌的肌纤维附着，并逐渐变圆，直至跟骨上的4cm处，最后止于跟骨的后侧面中点。跟腱的功能是使踝关节跖屈，跟腱下行过程中，肌纤维向外螺旋形旋转近90°，故与腓肠肌相关的纤维止于跟骨后侧的外侧部分，而与比目鱼肌相关的纤维止于内侧部分。

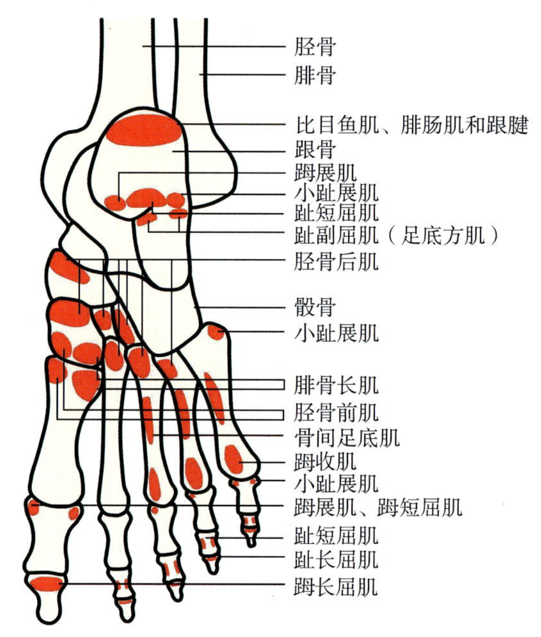

图4-71　踝足部弓弦力学解剖子系统动态弦示意图（足底面观）

9.踇展肌（图4-71） 踇展肌的起点较多，有屈肌支持带、跟骨结节的内侧突，跖腱膜及它与趾短屈肌之间的肌间隔等，还有部分肌纤维可源自足底内侧缘的皮肤，最后以肌腱的形式，止于踇趾近节趾骨底的内侧，亦有部分肌纤维止于稍近处的内侧籽骨。踇展肌使踇趾在相对于第二跖骨干上的足纵轴上外展。

10.小趾展肌（图4-71） 起自跟骨结节的内外侧突及其之间的跟骨足底面、足底腱膜及肌间隔（小趾展肌与趾短屈肌之间的肌间隔），止于第五跖骨底的足底面，并与小趾短屈肌一起止于小趾的近节趾骨底的外侧面。虽名小趾展肌，但其屈肌功能更强，屈曲小趾的跖趾关节。

11.趾短屈肌（图4-71） 以狭窄的肌腱发自跟骨结节的内侧突，跖腱膜及相邻肌间的肌间隔，分成4条肌腱，分别行向第二至五趾，于趾长屈肌腱一起进入趾腱鞘，并位于后者的浅面。在近节趾骨底，各腱分散绕行伴随的趾长屈肌腱，两束重新结合并交叉形成一管道包绕趾长屈肌腱。趾长屈肌腱止于远节趾骨，而趾短屈肌肌腱却又重新分开，止于中节趾骨干的两侧。

12.趾副屈肌（足底方肌）（图4–71） 起点被足底长韧带分为2部分，内侧头较大，肌质丰满，附着于跟骨内侧凹面内，踇长屈肌腱沟下方，外侧头平坦，更似肌腱，附着于跟骨结节的外侧突和足底长韧带。肌腹止于趾长屈肌腱分叉处，有的足底方肌可完全缺失，亦可出现数量的变异，如到第四趾的足底方肌缺失，而到第五趾的足底方肌却依然存在。无论踝关节位置如何，足底方肌均可通过牵拉趾长屈肌腱，协助屈曲外侧四趾。

13.腓骨长肌（图4–71） 起自腓骨外侧面，肌腱通过腓骨肌上、下支持带深面，经外踝后方转向前，绕至足底，斜行向足内侧，止于内侧楔骨和第一跖骨底的肌肉。作用为使足外翻和屈踝关节即跖屈。

14.骨间足底肌（图4–71） 骨间跖侧肌共有三条，实际上，他们并不是位于相邻跖骨之间，而是位于其下面。每条肌只连接1个跖骨，发自第二至四跖骨底的内侧面，止于相应各趾近节趾骨的内侧面和足背肌腱扩展部，内收第三至五趾相应的趾，屈跖趾关节，伸趾骨间关节。

15.踇收肌（图4–71） 起点包括斜头和横头，斜头较大，其自第二至四跖骨底跖面及邻近的腓骨长肌腱鞘，横头较为狭窄，起自第三至五跖趾关节的足底韧带及跖骨深横韧带。斜头分为内、外两部，内侧部混有踇短屈肌的外侧部，止于踇趾外侧籽骨，外侧部分有横头加入，止于外侧籽骨和踇趾近节趾骨底，横头肌束向内横行，止于踇趾外侧籽骨或斜头的外侧部，有的无踇收肌横头部，部分肌附着于第一跖骨，亦可有部分肌纤维延伸至第二趾的近节趾骨。屈曲踇趾的近节趾，稳定趾骨头。

16.小趾短屈肌（图4–71） 起自第五跖骨底的足底内侧面和腓骨长肌腱鞘，在第五跖骨足底面前行，终末部形成肌腱，常与小趾展肌腱相混，止于小趾近节趾骨底的足底外侧面，偶尔一些深纤维延伸至第五跖骨远侧端的外侧部分，有时被描述为一块独立的小趾对掌肌。屈曲小趾的跖趾关节。

17.趾长屈肌（图4–71） 起自胫骨后面中1/3及小腿筋膜深层。腱行于内踝后方分裂韧带下的特殊管内，走向足底与跖方肌结合并分成4个腱，止于第二至五趾末节趾骨底。屈第二至五趾，屈足及旋外。

18.踇长屈肌（图4–71） 起于腓骨后面远端2/3，肌纤维斜向下行，其腱位于肌的后面几乎占肌全长。下端肌腱弯曲绕行在胫骨下端，止于远节趾骨底跖面。

19.蚓状肌（图4–72） 共四条，从内侧向外侧命名，是趾长屈肌腱的附属肌，第一条起自第二趾长屈肌腱内侧，其余3趾皆有2个头，分别起自相邻肌腱

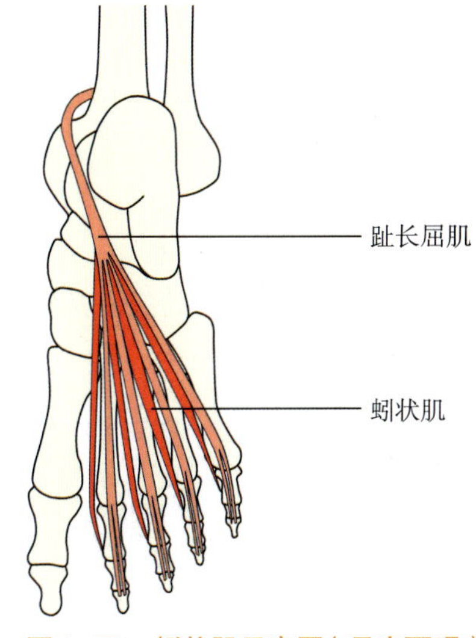

图4–72　蚓状肌示意图（足底面观）

的侧面，各蚓状肌在相应的趾长屈肌腱内侧前行，跨过跖骨深横韧带，绕过足趾内侧，止于伸肌腱所形成的腱膜。蚓状肌有助于伸趾骨间关节，在胫神经受伤，进行性神经性肌萎缩，蚓状肌功能失调等疾病时，可导致爪状趾。

三、辅助结构

踝足部弓弦力学解剖子系统的辅助结构包括皮肤、皮下、脂肪、籽骨、副骨、滑囊、腱鞘等，皮肤、皮下、脂肪已在本章第一节进行描述，此处只介绍踝足部弓弦力学解剖子系统的特殊辅助结构。

（一）籽骨、副骨（图4-73~图4-75）

1.第一跖趾关节内、外侧的籽骨 第一跖趾关节内、外侧的籽骨是足部恒定存在的2块籽骨。内侧（胫侧）籽骨通常较大，趾背屈时，内侧籽骨位于第一跖骨头之下，避免将第一跖骨头的足底面直接显露，起到保护作用。内侧籽骨宽约10mm，长约14mm，位置较外侧籽骨远。外侧（腓侧）籽骨宽约8mm，长约10mm。籽骨的整体尺寸相差很大。位于跗短屈肌腱里的2块籽骨的背侧面与第一跖骨头的足底关节面相关节，这2块籽骨被一骨嵴或籽骨间嵴分隔，形成稳定的复合体，在重症踇趾外翻患者中，可累及该嵴。此2籽骨通过跖肌板（踇短屈肌腱蔓延而成）与近节趾骨底的足底面相连。此2籽骨的足底面均覆盖有一层薄薄的踇短屈肌腱，而背侧面则为透明软骨所覆盖。双侧的跖趾关节韧带和每一籽骨关节两侧的韧带形成悬吊样结构，将籽骨悬于短屈肌腱内。另外，这2个籽骨还与跖腱膜相连接。大约有30%的人这2个籽骨是由2部分构成的，内侧籽骨更为多见，双足均为如此。内侧籽骨可有2~4部分组成，外侧籽骨极少超过2部分。此2个籽骨也可先天性缺乏。内侧籽骨有踇展肌附着，这对稳定籽骨复合体有重要作用；外侧籽骨附有踇收肌腱纤维，以保证外侧的稳定性。内、外侧籽骨间有籽骨间韧带相连，形成踇长屈肌腱鞘的底。2个籽骨有3种血管分布模式。第一种模式：占50%，血管来自足底内侧动脉和足弓。第二种模式：占25%，血管主要来自足弓。第三种模式：占25%，血管仅来自足底内侧动脉。主要的营养血管从籽骨足底面的近端穿入，仅有少数从远端穿入。籽骨受伤后是否容易引发缺血坏死取决于血管的分布模式。此2籽骨均有趾足底神经末梢分布。

2.其他的籽骨及副骨 副骨或不恒定的籽骨可出现在足部承重面的任何地方，但多见于第二至五跖骨头，籽骨的大小不一，出现概率亦难以测定。

胫骨后肌腱内偶出现籽骨，位于舟骨粗隆的足底侧胫骨后肌腱内，与跟舟韧带下界平齐。在胫骨前肌腱附着于内侧楔骨前下角附近可出现籽骨，但极为罕见。腓籽骨（腓侧跗骨）是腓骨长肌腱内的籽骨，位于腓骨长肌腱绕经足底外侧骰骨足底面处，常有一关节面与骰骨的足底面相关节，也可与跟骨外侧面或跟骰关节相连。

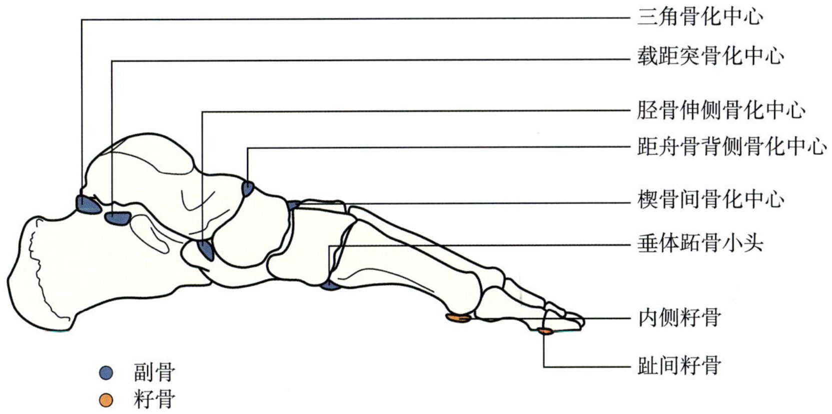

图4-73　左足部籽骨、副骨示意图（内侧面观）

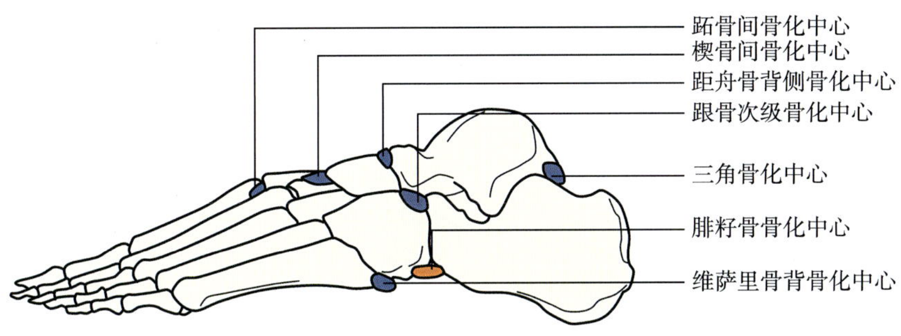

图4-74　左足部籽骨、副骨示意图（外侧面观）

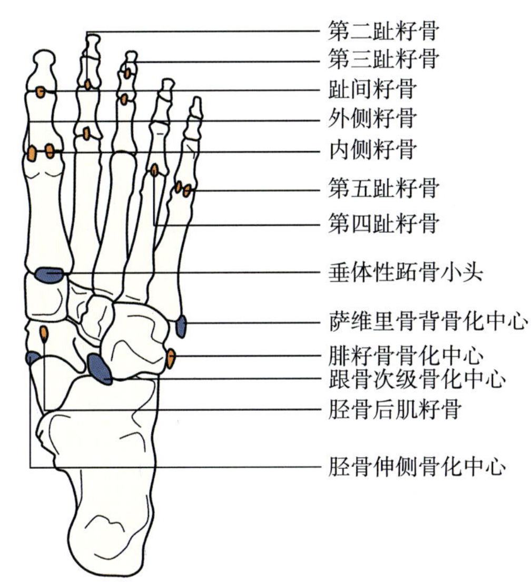

图4-75　左足部籽骨、副骨示意图（下面观）

（二）滑囊（图4-76）

1.外踝皮下囊 外踝与皮肤之间。

2.内踝皮下囊 内踝与皮肤之间。

3.跟下滑囊 跟骨与皮肤之间。

4.跟骨后滑囊 位于跟腱与跟骨上粗隆之间，它具有纤维软骨构成的前壁和与薄弱的跟腱鞘相续的后壁。

5.跟腱后滑囊 位于跟腱与皮下组织之间。

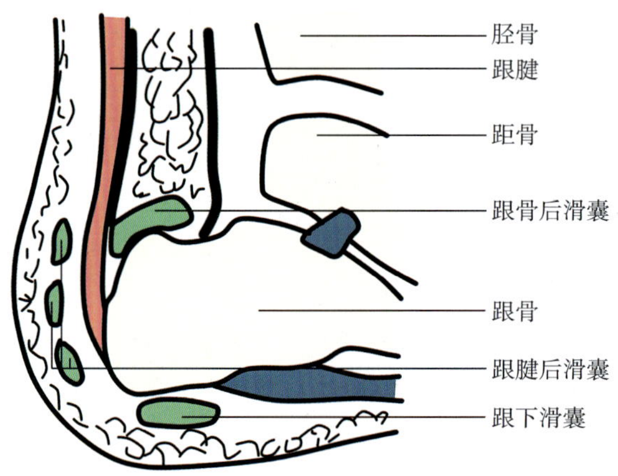

图4-76 跟骨附近滑囊示意图

（四）腱鞘

1.踝部的滑膜鞘（图4-77，图4-78） 在踝前部，胫骨前肌的滑膜鞘起于伸肌上支持带近缘延伸至下支持带之间的间隔。一腱鞘起自平踝的上缘处，止于平第五跖骨底处，包绕着趾长伸肌腱和第腓骨肌腱。踇长伸肌腱鞘起自趾长伸肌正下方，止于平第一跖骨底处，可能有变异。

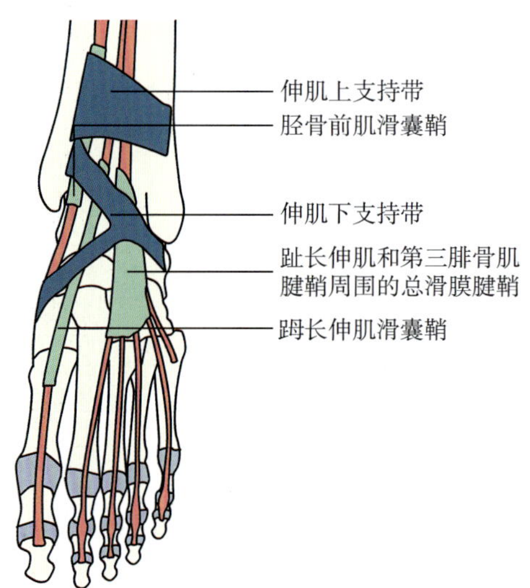

图4-77 踝部的滑膜鞘示意图（上面观）

在踝部后内侧，胫骨后肌腱鞘起自内踝上方4cm处，止于肌腱附着的舟骨粗隆的近侧。踇长屈肌腱鞘自内踝近侧至第一跖骨底远端。有时由于过度使用，特别是芭蕾舞者在踮脚尖时，踝部和趾持续的极度跖屈，在腱鞘近侧的肌腱内可形成纤维结节。这可能会导致在腱鞘内肌腱间歇性地加厚，引起踇趾的疼痛和“触发”，这种情况称为踇趾扳机。外科治疗时需切开滑膜鞘。运动员的踇长屈肌的肌腹可能很大，延伸也较远，亦可能会需要切开滑膜鞘。趾长屈肌腱鞘起于内踝稍上些止于舟骨。

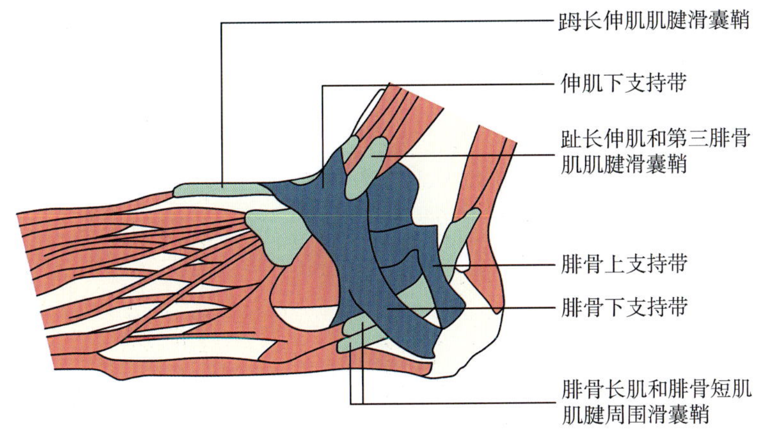

图4–78　踝部的滑膜鞘示意图（外侧面观）

在踝后外侧，腓骨长、短肌腱被包裹在腓骨上支持带深面的一个单一的腱鞘内。腱鞘分裂成两个单独的腱鞘包绕各自的肌腱。从外踝，它向远近端约延伸了4cm。

2.足区腱鞘（图4–79） 屈肌腱鞘　与手指相类似，趾长、短屈肌腱的终末部分皆位于骨腱膜管内，管的上方为趾，下方是纤维，两侧系于趾骨边缘，近节趾骨、中节趾骨两侧为横向的、强韧的纤维（环状部分）；关节处的纤维较薄，且纤维相互交叉（十字部分）。每一骨腱膜管皆有滑膜层围绕肌腱周围，管内有腱纽形成（类似手指）。

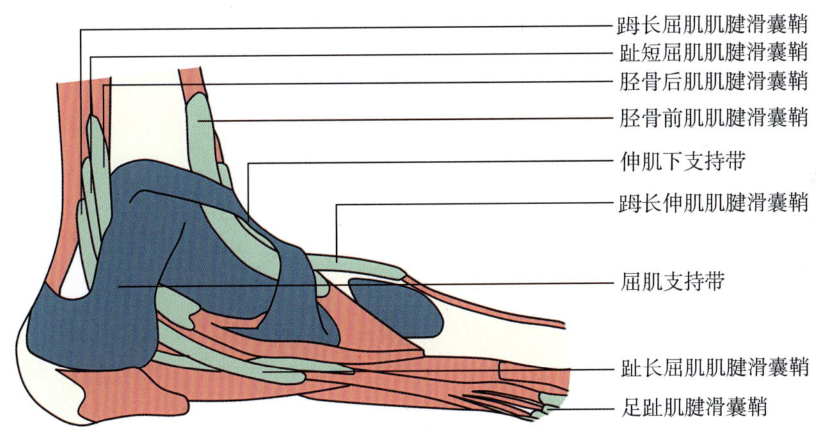

图4–79　踝部的滑膜鞘示意图（内侧面观）

四、功能

踝足部静态弓弦力学解剖单元的功能是维持踝足部的正常解剖位置，踝足关节动态弓弦力学解剖单元的功能是完成踝足关节的运动功能。

五、临床应用举例

踝足部弓弦力学解剖子系统力平衡失调会引起多种慢性软组织损伤和骨质增生疾

病，如跟痛症、踝关节扭伤、踇外翻等。现以跟痛症、踇外翻为例，介绍针刀体表定位及针刀治疗全过程。

（一）跟痛症

1.治疗原则 该疾病属于四肢弓弦力学解剖系统力平衡失调。依据针刀医学人体弓弦力学解剖系统及疾病病理构架的网眼理论，运用针刀松解跖腱膜在跟骨结节处的粘连、瘢痕，破坏疾病的病理构架，恢复足部弓弦力学解剖系统的力平衡。

2.操作方法（图4-80）

（1）体位 仰卧位。

（2）体表定位 跟骨结节前下缘中点，跟骨结节前下缘中点内侧2cm。

（3）消毒 常规消毒铺巾。

（4）麻醉 用1%利多卡因局部浸润麻醉，每个治疗点注药1ml。

（5）刀具 Ⅰ型4号直形针刀。

（6）针刀操作

①第1支针刀松解跟骨结节跖腱膜中央部的粘连瘢痕。从跟骨结节前下缘中点进针刀，刀口线与跖腱膜方向一致，针刀体与皮肤呈90°角，严格按四步进针刀规程进针刀，针刀经皮肤、皮下组织、脂肪垫，到达跟骨结节前下缘骨面，调转刀口线90°，在骨面上向前铲剥2~3刀，范围0.5cm。若此处有骨质增生，则在骨质增生周围铲剥2~3刀，使部分跖腱膜与骨质增生分离。

②第2支针刀松解跟骨结节跖腱膜内侧部的粘连瘢痕。在第1支针刀内侧2cm处定位。刀口线与跖腱膜方向一致，针刀体与皮肤呈90°角，严格按四步进针刀规程进针刀，针刀经皮肤、皮下组织、脂肪垫，到达跟骨结节内缘骨面，调转刀口线90°，在骨面上向前铲剥2~3刀，范围0.5cm。

③术毕，拔出针刀，局部压迫止血3分钟，创可贴覆盖针刀口。

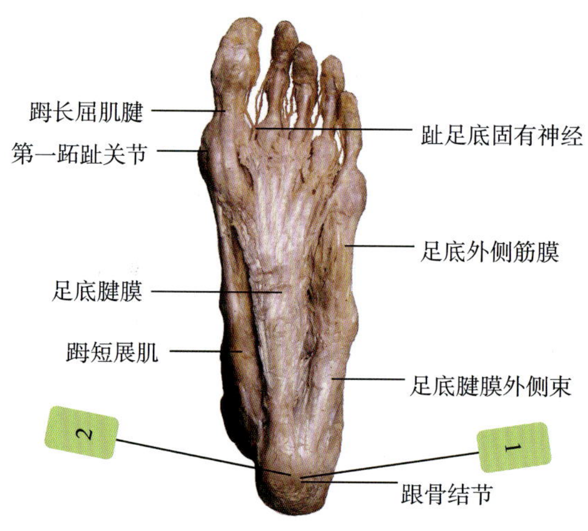

图4-80 跟痛症针刀松解尸体解剖图

（7）注意事项　针刀医学研究发现，骨质增生是人体对力平衡失调的自我修复和自我调节的结果，它本身不是引起疼痛的主要原因，跖腱膜起点处的粘连瘢痕、应力集中才是引起疼痛的根本原因，故针刀松解跖腱膜的粘连和瘢痕后，疼痛即可消失，骨质增生会逐渐变钝，不再影响患者的功能。所以，针刀治疗跟痛症是对挛缩的跖腱膜的粘连瘢痕进行松解，而不是用针刀去切断骨质增生。

（二）踇外翻

1. 治疗原则　该疾病属于四肢弓弦力学解剖系统力平衡失调。依据针刀医学人体弓弦力学解剖系统理论及疾病病理构架的网眼理论，运用针刀整体松解粘连、挛缩及瘢痕组织，配合手法治疗，纠正畸形，恢复踇趾跖趾关节的正常功能。

2. 操作方法

（1）第1次针刀松解踇趾跖趾关节内侧的粘连瘢痕

1）体位：仰卧位。

2）体表定位：踝关节中立位，第一跖趾关节内侧。

3）消毒：常规消毒铺巾。

4）麻醉：用1%利多卡因局部浸润麻醉，每个治疗点注药1ml。

5）刀具：Ⅰ型4号直形针刀和Ⅰ型弧形针刀。

6）针刀操作（图4-81）

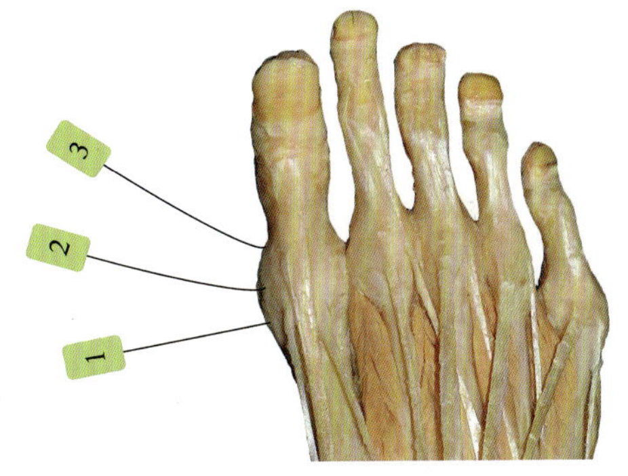

图4-81　针刀松解踇趾跖趾关节内侧示意图

①第1支针刀松解跖趾关节关节囊跖骨头内侧附着处的粘连瘢痕。在第一跖趾关节跖骨头内侧定位。使用弧形针刀，刀口线与足趾纵轴方向一致，针刀体与皮肤呈90°角，严格按四步进针刀规程进针刀，针刀经皮肤、皮下组织、筋膜向下直刺到第一跖骨头，然后调转刀口线90°，针刀体向跖骨侧倾斜60°，沿跖骨头弧度，向关节方向铲剥2~3刀，范围0.5cm。

②第2支针刀松解跖趾关节内侧关节囊行经路线的粘连瘢痕。在第一跖趾关节间隙内侧定位。使用Ⅰ型4号针刀，刀口线与足趾纵轴方向一致，针刀体与皮肤呈90°角，严格按四步进针刀规程进针刀，针刀经皮肤、皮下组织、筋膜，刀下有韧性感时，即到达增厚的跖趾关节关节囊，继续进针刀1mm，提插切开2~3刀，范围0.5cm，然后再纵横分离2~3刀，范围0.5cm。

③第3支针刀松解跖趾关节关节囊趾骨头内侧附着处的粘连瘢痕。在第一跖趾关节趾骨底内侧定位。使用弧形针刀，刀口线与足趾纵轴方向一致，针刀体与皮肤呈90°角，严格按四步进针刀规程进针刀，针刀经皮肤、皮下组织、筋膜向下直刺到第一趾骨底，然后调转刀口线90°，针刀体向趾骨侧倾斜60°，沿趾骨底弧度，向关节方向铲剥2~3刀，范围0.5cm。

④术毕，拔出针刀，局部压迫止血3分钟，创可贴覆盖针刀口。

7）注意事项：针刀松解跖趾关节囊时，要使用弧形针刀，使其紧贴关节的弧度铲剥。

（2）第2次针刀松解踇趾跖趾关节外侧的粘连瘢痕

1）体位：仰卧位。

2）体表定位：踝关节中立位，第一跖趾关节外侧。

3）消毒：常规消毒铺巾。

4）麻醉：用1%利多卡因局部浸润麻醉，每个治疗点注药1ml。

5）刀具：Ⅰ型4号直形针刀和Ⅰ型弧形针刀。

6）针刀操作（图4–82）

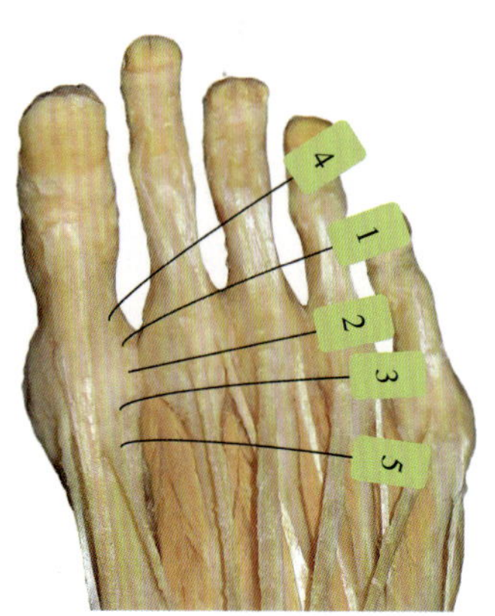

图4–82　针刀松解踇趾跖趾关节外侧示意图

①第1支针刀松解跖趾关节关节囊趾骨底外侧附着处的粘连瘢痕。在第一跖趾关节趾骨底外侧定位。使用弧形针刀，刀口线与足趾纵轴方向一致，针刀体与皮肤呈90°角，严格按四步进针刀规程进针刀，针刀经皮肤、皮下组织、筋膜向下直刺到第一趾骨底，然后调转刀口线90°，针刀体向趾骨侧倾斜60°，沿趾骨底弧度，向关节方向铲剥2~3刀，范围0.5cm。

②第2支针刀松解跖趾关节外侧关节囊行经路线的粘连瘢痕。在第一跖趾关节间隙外侧定位，使用Ⅰ型4号针刀，刀口线与足趾纵轴方向一致，针刀体与皮肤呈90°角，严格按四步进针刀规程进针刀，针刀经皮肤、皮下组织、筋膜，刀下有韧性感时，即到达增厚的跖趾关节关节囊，继续进针刀1mm，提插切开2~3刀，范围0.5cm，然后再纵横分离2~3刀，范围0.5cm。

③第3支针刀松解跖趾关节关节囊跖骨头外侧附着处的粘连瘢痕。在第一跖趾关节跖骨头外侧定位。使用弧形针刀，刀口线与足趾纵轴方向一致，针刀体与皮肤呈90°角，严格按四步进针刀规程进针刀，针刀经皮肤、皮下组织、筋膜向下直刺到第一跖骨头，然后调转刀口线90°，针刀体向跖骨侧倾斜60°，沿跖骨头弧度，向关节方向铲剥2~3刀，范围0.5cm。

④第4支针刀松解踇收肌附着处的粘连瘢痕，在第1支针刀远端0.5cm处定位，使用Ⅰ型4号针刀，刀口线与足趾纵轴方向一致，针刀体与皮肤呈90°角，严格按四步进针刀规程进针刀，针刀经皮肤、皮下组织、筋膜，刀下有韧性感时，即到达踇收肌附着处，应提插切开2~3刀，范围0.5cm，然后再纵横分离2~3刀，范围0.5cm。

⑤第5支针刀松解外侧籽骨软组织附着处的粘连瘢痕，在第3支针刀近端0.5cm、籽骨处定位，如定位困难，可以在电视透视下定位。使用弧形针刀，刀口线与足趾纵轴方向一致，针刀体与皮肤呈90°角，严格按四步进针刀规程进针刀，针刀经皮肤、皮下组织、筋膜向下直刺到外侧籽骨，然后沿籽骨四周边缘分别提插切开2~3刀，范围0.5cm。

⑥术毕，拔出针刀，局部压迫止血3分钟，创可贴覆盖针刀口。

7）注意事项：针刀松解跖趾关节囊时，需要使用弧形针刀，使其紧贴关节的弧度铲剥。

（3）第3次针刀松解跗趾跖趾关节背侧的粘连瘢痕

1）体位：仰卧位。

2）体表定位：踝关节中立位，第一跖趾关节背侧。

3）消毒：常规消毒铺巾。

4）麻醉：用1%利多卡因局部浸润麻醉，每个治疗点注药1ml。

5）刀具：Ⅰ型4号直形针刀和Ⅰ型弧形针刀。

6）针刀操作（图4–83）

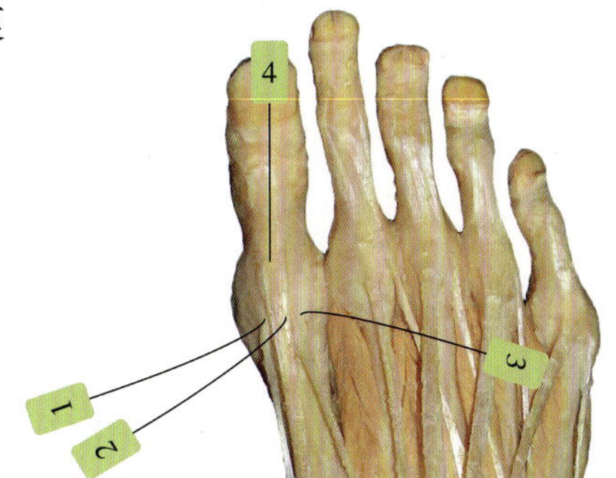

图4–83　针刀松解跗趾跖趾关节背侧示意图

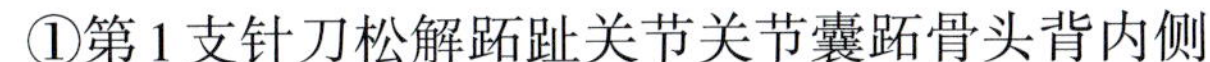

①第1支针刀松解跖趾关节关节囊跖骨头背内侧附着处的粘连瘢痕，在跗趾跖趾关节跖骨头背内侧定位。使用弧形针刀，刀口线与足趾纵轴方向一致，针刀体与皮肤呈90°角，严格按四步进针刀规程进针刀，针刀经皮肤、皮下组织、筋膜向下直刺到第一跖骨头背内侧，然后调转刀口线90°，针刀体向跖骨侧倾斜60°，沿跖骨头弧度，向关节方向铲剥2~3刀，范围0.5cm。

②第2支针刀松解跖趾关节关节囊跖骨头背侧中部附着处的粘连瘢痕，在第一跖趾关节跖骨头背侧中部定位。使用弧形针刀，刀口线与足趾纵轴方向一致，针刀体与皮肤呈90°角，严格按四步进针刀规程进针刀，针刀经皮肤、皮下组织、筋膜向下直刺到第一跖骨头背侧中部，然后调转刀口线90°，针刀体向跖骨侧倾斜60°，沿跖骨头弧度，向关节方向铲剥2~3刀，范围0.5cm。

③第3支针刀松解跖趾关节关节囊跖骨头背外侧附着处的粘连瘢痕，在第一跖趾关节跖骨头背外侧定位。使用弧形针刀，刀口线与足趾纵轴方向一致，针刀体与皮肤呈90°角，严格按四步进针刀规程进针刀，针刀经皮肤、皮下组织、筋膜向下直刺到第一跖骨头背外侧，然后调转刀口线90°，针刀体向跖骨侧倾斜60°，沿跖骨头弧度，向关节方向铲剥2~3刀，范围0.5cm。

④第4支针刀松解跖趾关节背侧关节囊行经路线的粘连瘢痕，在第一跖趾关节背侧间隙定位，使用Ⅰ型4号针刀，刀口线与足趾纵轴方向一致，针刀体与皮肤呈90°角，严格按四步进针刀规程进针刀，针刀经皮肤、皮下组织、筋膜，刀下有韧性感时，即到达增厚的跖趾关节关节囊，继续进针刀1mm，提插切开2~3刀，范围0.5cm，然后再纵横分离2~3刀，范围0.5cm。

⑤术毕，拔出针刀，局部压迫止血3分钟，创可贴覆盖针刀口。

7）注意事项：针刀松解跖趾关节囊时，需要使用弧形针刀，使其紧贴关节的弧度铲剥。

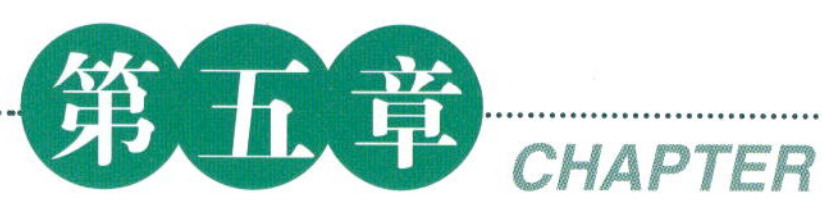

头–脊–肢弓弦力学解剖系统

人体弓弦力学解剖系统各系统相互协作共同完成人体整体运动功能，各自也有其相应的功能，本章介绍头–脊–肢弓弦力学解剖系统组成、功能及临床应用举例。为了便于理解，本章分别描述头–脊–肩弓弦力学解剖子系统、头–脊–胸弓弦力学解剖子系统、头–脊–髋弓弦力学解剖子系统的结构及运动功能，同学们在学习过程中需要理解的是：各子系统的功能并不是独立的，而是通过协同作用，完成头–脊–肢弓弦力学解剖系统各项功能。

第一节　概　　述

头–脊–肢弓弦力学解剖系统由颅骨、肢带骨、肱骨、股骨、脊柱、肋骨和胸骨与其上附着的软组织以及皮肤、皮下、滑囊、籽骨等辅助装置组成，包括头–脊–肩弓弦力学解剖子系统、头–脊–胸弓弦力学解剖子系统、头–脊–髋弓弦力学解剖子系统。头–脊–肢弓弦力学解剖系统的功能是维持颅骨、肢带骨、肱骨、股骨、脊柱、肋骨和胸骨的正常解剖位置和头–脊–肢动静态弓弦力学解剖单元的力学平衡。

一、定义

躯干是人体的主干，头面部和四肢是人体的外延部分，人体要完成运动功能，脊柱与头面部、四肢必然有力学传导，否则人体的运动就会不协调、不统一。针刀医学研究发现，在脊柱与头面部、四肢之间有一整套力学解剖系统，称为头–脊–肢弓弦力学解剖系统。它是以颅骨、肢带骨、肱骨、股骨、脊柱、肋骨和胸骨为弓，以连接这些骨骼的软组织为弦形成的一个人体所特有的弓弦力学解剖系统。它的存在从力学解剖结构上将脊柱和头面部、四肢连接起来，保证了脊柱与头面部、四肢运动的统一和协调。

头–脊–肢弓弦力学解剖系统从形状上看，类似斜拉桥的结构，一座斜拉桥由桥塔、拉索和桥墩（桥面）组成（图1–26）。斜拉桥的桥塔相当于脊柱，斜拉桥的桥墩相当于肢带骨，连接斜拉桥的拉索相当于连结脊柱和肢带骨的软组织。所以桥塔和桥墩可比作弓，拉索可比作弦。

二、分类

根据人体不同部位骨骼与脊柱的连接方式与空间位置不同，将头－脊－肢弓弦力学解剖系统分为头－脊－肩弓弦力学解剖子系统、头－脊－胸弓弦力学解剖子系统、头－脊－髋弓弦力学解剖子系统（图5－1、图5－2）。其中头－脊－肩弓弦力学解剖子系统又分为头－脊连结单元、脊－肩连结单元、头－肩连结单元、肩部弓弦力学解剖子系统。头－脊－胸弓弦力学解剖子系统分为头－脊连结单元、脊－胸连结单元、头－胸连结单元、胸－肩连结单元、胸－髋连结单元、胸廓弓弦力学解剖子系统。头－脊－髋弓弦力学解剖子系统分为头－脊连结单元、脊－髋连结单元、头－髋连结、髋部弓弦力学解剖子系统（表5－1）。

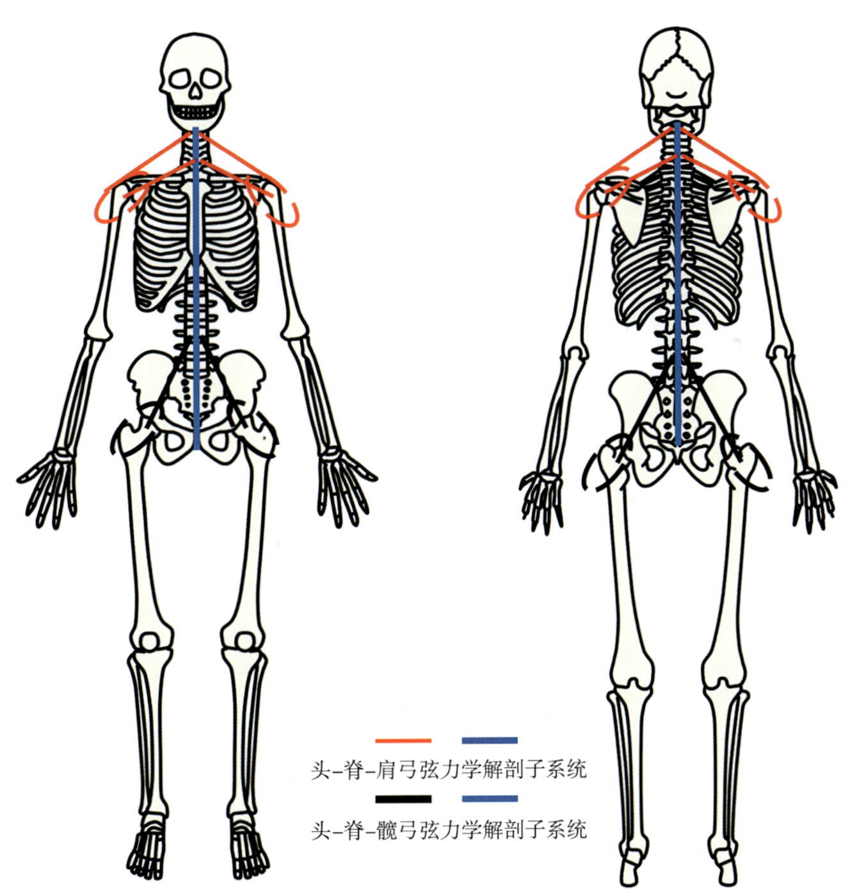

图5－1　头－脊－肢弓弦示意图（1）

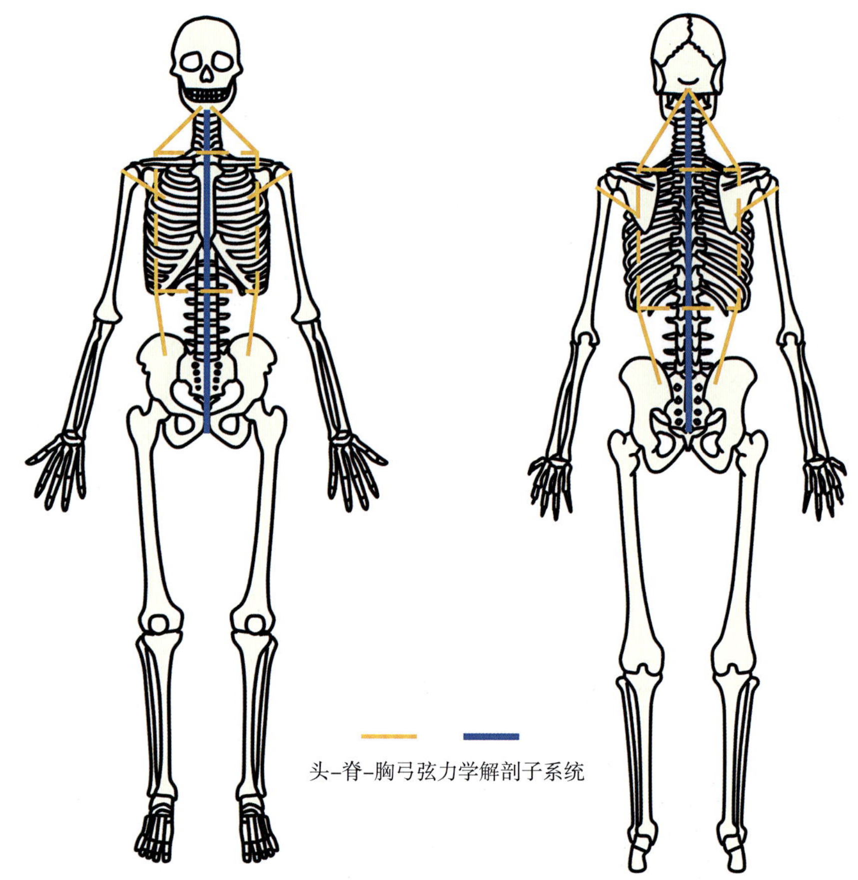

图5-2　头-脊-肢弓弦示意图（2）

表5-1　头-脊-肢弓弦力学解剖系统分类

<table>
<tr><td rowspan="14">头-脊-肢弓弦力学解剖系统</td><td rowspan="4">头-脊-肩弓弦力学解剖子系统</td><td>头-脊连结单元</td></tr>
<tr><td>脊-肩连结单元</td></tr>
<tr><td>头-肩连结单元</td></tr>
<tr><td>肩部弓弦力学解剖子系统</td></tr>
<tr><td rowspan="6">头-脊-胸弓弦力学解剖子系统</td><td>头-脊连结单元</td></tr>
<tr><td>脊-胸连结单元</td></tr>
<tr><td>头-胸连结单元</td></tr>
<tr><td>胸-肩连结单元</td></tr>
<tr><td>胸-髋连结单元</td></tr>
<tr><td>胸廓弓弦力学解剖子系统</td></tr>
<tr><td rowspan="4">头-脊-髋弓弦力学解剖子系统</td><td>头-脊连结单元</td></tr>
<tr><td>脊-髋连结单元</td></tr>
<tr><td>头-髋连结单元</td></tr>
<tr><td>髋部弓弦力学解剖子系统</td></tr>
</table>

三、辅助结构

详见第一章第二节人体弓弦力学解剖系统的定义、组成构架及功能相关内容。

四、功能

它的存在从力学解剖结构上将脊柱和头面部、四肢连接起来，保证了脊柱与头面部、四肢运动的统一和协调。并保持头－脊－肢静态弓弦力学解剖系统的力学平衡和调节头－脊－肢动态弓弦力学解剖系统的力学平衡。

五、头－脊－肢弓弦力学解剖系统力学分析

（一）脊柱曲度力学分析

头－脊－肢弓弦力学解剖系统一切都以脊柱为中心。如图5-3所示，脊柱存在四个生理曲度弯曲点，分别为枕颈结合部、颈胸结合部、胸腰结合部和腰骶结合部。在这四个生理弯曲点上均有着相当多的软组织附着（表5-2）。

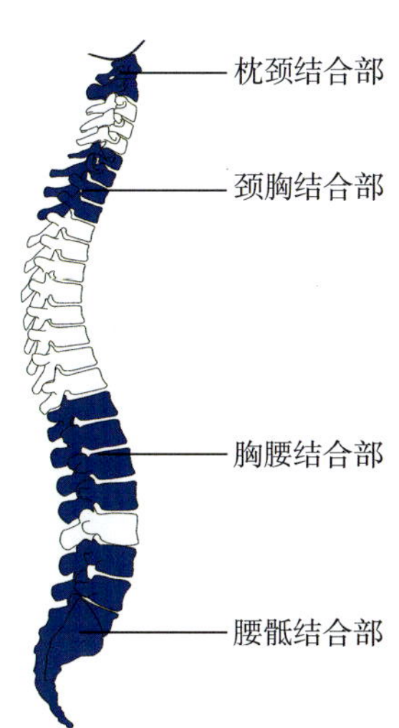

图5-3　脊柱曲度示意图

表5-2　结合部附着的软组织

名称	构成	除脊柱弓弦力学解剖系统的弦除外的解剖结构
枕颈结合部	枕骨，寰椎，枢椎	主要以椎枕肌为主。
颈胸结合部	第六、七颈椎，第一、二胸椎	斜方肌、头夹肌、小菱形肌、上后锯肌等
胸腰结合部	第十一、十二胸椎，第一、二腰椎	下后锯肌、竖脊肌等
腰骶结合部	第四、五腰椎，骶骨	竖脊肌等

（二）斜拉桥模型力学分析

头－脊－肢弓弦力学解剖系统从形状上看，类似斜拉桥的结构，一座斜拉桥由桥塔、拉索和桥墩（桥面）组成。斜拉桥的桥塔相当于脊柱，斜拉桥的桥墩相当于肢带骨，连接斜拉桥的拉索相当于连结脊柱和肢带骨的软组织。所以桥塔和桥墩可比作弓，拉索可比作弦。我们以一个斜拉桥来分析。桥塔两侧是对称的斜拉索，通过拉索将桥塔和桥墩稳定地连接在一起。假设桥塔两侧只有两条斜拉索，左右对称各一条，这两根斜拉索受到桥墩的重力作用，对桥塔产生两个对称的沿着斜拉索方向的拉力，根据受力分析，左边的力可以分解为水平向左的力F_1和竖直向下的力F'_1；同样，右边的力可以分解为水平向右的力F_2和竖直向下的力F'_2；最终桥墩的重力成为对桥塔的竖直向下的压力$F'_1+F'_2$（直接传给桥塔下面的桥墩）和水平并方向相反的拉力F_1+F_2。斜拉索数量越多，分散给斜拉索的力就越多（图5-4）。

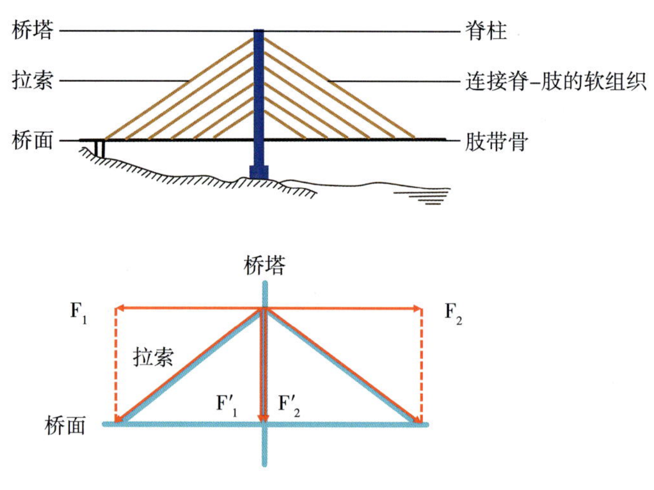

图5-4 斜拉桥力学结构示意图

第二节 头-脊-肩弓弦力学解剖子系统

头-脊-肩弓弦力学解剖子系统由弓（颅骨、脊椎骨、肩胛骨、锁骨、肱骨）及其上附着的弦（关节囊、韧带、筋膜及肌肉）组成，分为头-脊连结单元、脊-肩连结单元、头-肩连结单元、肩部弓弦力学解剖子系统，各个单元间协同合作，共同稳定头颅、脊柱、肩关节的正常解剖位置，维持头-脊-肩弓弦力学解剖子系统的力学平衡。

一、头-脊连结单元

（一）弓（图5-5）

头-脊连结单元的弓由23块颅骨和26块脊椎骨组成。其功能是供头颅、脊柱相应的弦附着，构成头-脊连结单元的骨架，与软组织共同维持头-脊连结单元力学平衡。

1.颅骨 位于脊柱上方，由23块形状和大小不同的扁骨和不规则骨组成（中耳的3对听小骨未计入）。除下颌骨及舌骨外，其余各骨彼此借缝或软骨牢固连结。以眶上缘及外耳门上缘连线为分界线，将颅分为脑颅和面颅两部分。

脑颅位于颅的后上部，包括成对的顶骨和颞骨，不成对的额骨、蝶骨、枕骨和筛骨，共8块，围成颅腔，容纳脑。面颅为颅的前下部分，包含成对的上颌骨、颧骨、鼻骨、泪骨、腭骨及鼻甲骨，不成对的犁骨、下颌骨、舌骨，共15块，构成眼眶、鼻腔、口腔和面部的骨性支架。连接颅腔和面颅的关节为颞下颌关节。

2.脊柱 是由各椎骨间连结而形成的弯曲的运动链，位于背部正中，上端接颅骨，下端达尾骨尖。分颈、胸、腰、骶及尾五段，由26块脊椎骨合成，即椎骨24块（颈椎7块、胸椎12块、腰椎5块）、骶骨1块、尾骨1块（由于骶骨系由5块，尾骨由4块组成，正常脊柱也可以由33块组成）。

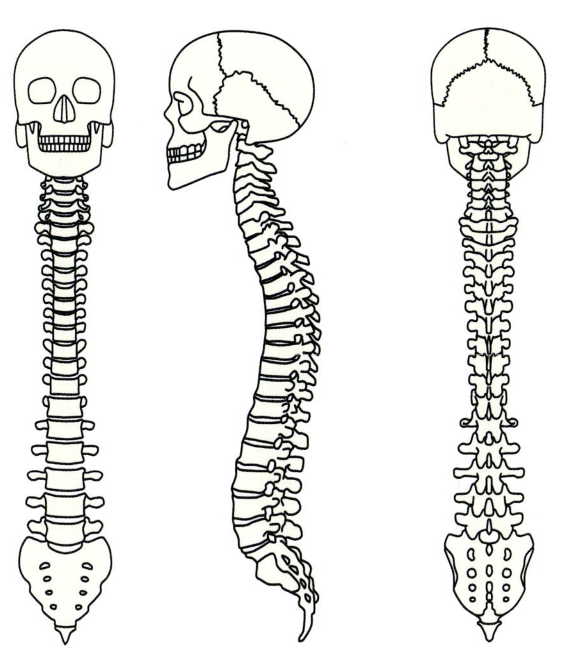

图5-5　头－脊连结单元弓示意图

（二）弦

头－脊连结单元的弦包括静态弦（关节囊、韧带、筋膜）和动态弦（肌肉），其功能是完成头－脊连结单元的运动功能，并与骨组织共同维持头－脊连结单元的力学平衡。

1.静态弦

（1）关节囊

寰枕关节囊（图5-6~图5-9）：寰椎借1对滑膜关节与枕骨相关节，通过关节囊和寰枕前后膜相互连接。每个关节都含有2个互补弯曲的关节面，1个位于枕髁，另1个位于寰椎的侧块。寰椎的关节面凹陷，并向内倾斜。纤维囊包绕枕髁和寰椎上关节面。后部及外侧较厚，且此处的纤维囊不完整，可能与齿突和寰椎横韧带间的关节腔相连。维持寰枕关节稳定。

（2）韧带

1）项韧带（图5-6）：由棘上、棘间韧带延续而成，以网状排列的胶原纤维为主，间以少量的弹力纤维。起于所有颈椎的棘突，止于枕外隆凸和枕外嵴，其浅层纤维连于枕外隆凸与第七颈椎棘突之间，深层附着于寰椎后结节及全部颈椎棘突。项韧带两侧有头夹肌、颈夹肌等多块肌附着于其侧面。限制脊柱的前屈。

2）寰枕后膜（图5-6）：宽阔，但较寰枕前膜薄，起于寰椎后弓上缘，向上附着于枕骨大孔后缘，外侧与关节囊相融合，是黄韧带向头颅的延续。维持寰枕关节稳定。由颈深动脉、枕动脉及椎动脉的吻合网供应。由第一颈神经前支支配。

3）覆膜（图5-6）：在椎管内，是一条宽而坚韧的条带，为后纵韧带于C_3向上的延续。略呈扇形附着于枢椎椎体后面，上行于寰椎横韧带和枢椎齿突之后，止于枕骨的斜坡，前面同寰椎十字韧带相连，外侧附着于寰枢外侧关节囊。广泛而且坚韧，进一步加强寰枢关节的稳定性。由颈深动脉、枕动脉、椎动脉分支间的吻合支供应。由第二颈神经的前支支配。

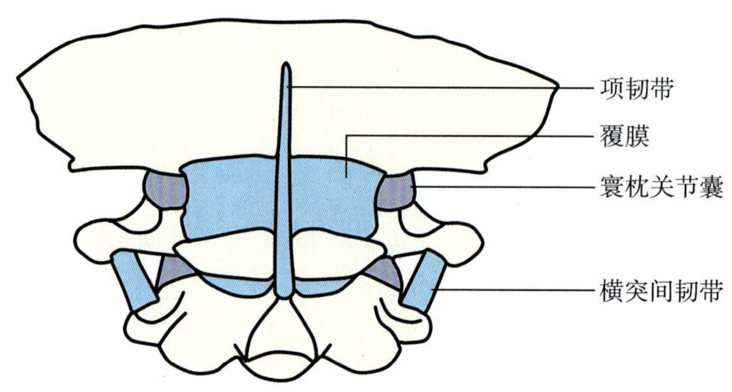

图5-6 头-脊连结单元静态弦示意图（背面浅层观）

4）齿突尖韧带（图5-7）：亦称齿突悬韧带，位于寰椎横韧带的深面，两侧翼状韧带上缘之间，连接齿突尖与枕骨大孔前正中缘，并分别与寰枕前膜和寰椎十字韧带相愈合，甚薄。头部后仰时，该韧带紧张；前俯时松弛。其长度为21~23mm。由颈深动脉、枕动脉、椎动脉分支间的吻合支供应。由第二颈神经的前支支配。

5）翼状韧带（图5-7）：位于寰椎横韧带的前上方，由齿突尖向外上方延至枕骨髁之间，按韧带纤维的分布有五型：分散型、部分连接型、完全连接并覆盖齿突尖型、完全连接不覆盖齿突尖型、第一和第三的混合型。按纤维走向可分为尾颅型、水平型、颅尾型。辅助十字韧带阻止寰椎向前移位和头部的过度旋转运动。组织学特性决定其抗拉性能较小，易损伤；枕颈部做屈伸运动时遭受轴向旋转暴力作用，翼状韧带最易断裂。由颈深动脉、枕动脉、椎动脉分支间的吻合支供应。由第二颈神经的前支支配。

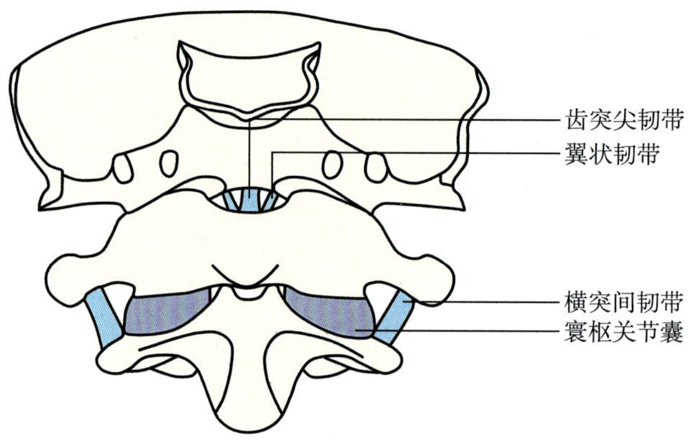

图5-7 头-脊连结单元静态弦示意图（背面深层观）

6）十字韧带（图5-8）：详见第四章脊柱弓弦力学解剖系统第二节颈段弓弦力学解剖子系统相关内容。

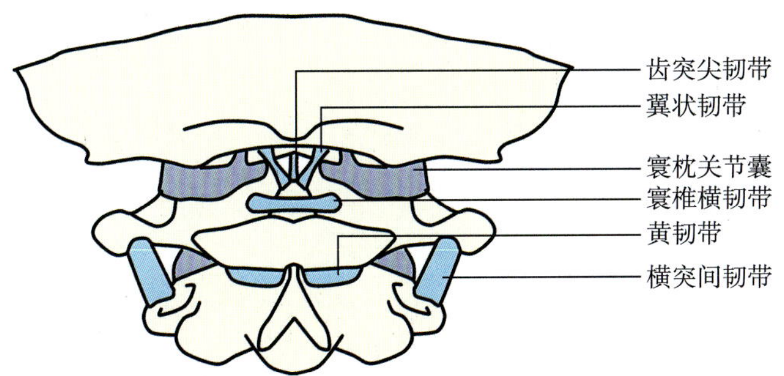

图5-8　头－脊连结单元静态弦示意图（背面观－切断寰椎）

7）前纵韧带（图5-9）：位于所有椎体和椎间盘前面的纵长韧带，内层纤维与椎间盘外层纤维和椎体的骺环相连，但并不进入椎体，前纵韧带整个看来是一条长而宽的纤维带，非常坚强。起于枕骨大孔前缘，下至第一或二骶椎，韧带的宽窄厚薄各部有所不同。防止脊柱过度后伸和椎间盘向前脱出。

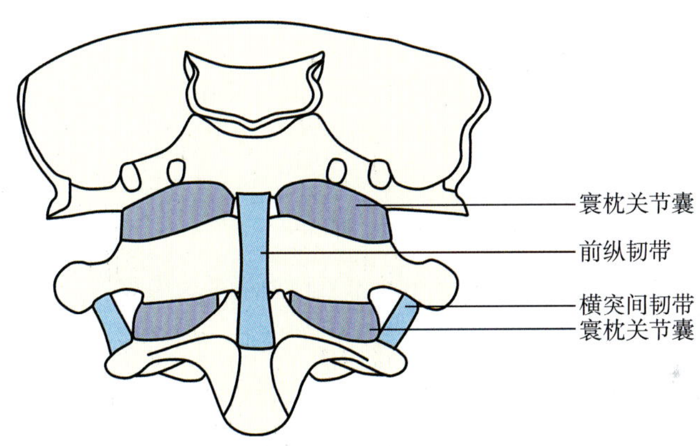

图5-9　头－脊连结单元静态弦示意图（前面观）

（3）筋膜　见第三章脊柱弓弦力学解剖系统第二节颈段弓弦力学解剖子系统相关内容。

2.动态弦（图5-10）

（1）头后大直肌　呈三角形，位于枕骨后方至枕骨前部的区域。起于枢椎棘突，肌纤维斜向外上方，肌腹逐渐增宽，止于下项线外侧及其稍下方的枕骨骨面。一侧收缩，使头向同侧旋转，两侧同时收缩，使头后仰。血供为椎动脉和枕动脉深部降支。由第一颈神经后支支配。

（2）头后小直肌　呈三角形。起于寰椎后弓结节，肌纤维向上逐渐增宽，止于下项线的内侧部和下项线与枕骨大孔间的枕骨骨面。其作用使头后仰。血供为椎动脉和枕动脉深部降支。由第一颈神经后支支配。

（3）头上斜肌　呈粗柱状。起于寰椎横突，斜向内上方，止于下项线上方外侧。一侧收缩时，使头向对侧旋转，使寰枕关节侧屈；两侧收缩时，使头后仰。血供为椎动脉和枕动脉深部降支。由第一颈神经后支支配。

（4）头前直肌　位于头长肌上部后面，短而扁平。起于寰椎侧块前面及横突，垂直向上止于枕骨基底部下面。双侧收缩使头颈部前屈，单侧收缩使头颈部向同侧回旋。由椎动脉、咽升动脉分支供应。第一、二颈神经前支支配。

（5）头侧直肌　起于寰椎横突的上面，止于枕骨颈静脉突的下面。使头部侧屈向同侧。由椎动脉、枕动脉和咽升动脉分支供应。第一、二颈神经前支支配。

（6）头最长肌　呈窄束状，位于头夹肌及胸锁乳突肌深面。起于乳突后缘，向下跨过头半棘肌，止于下3~4个颈椎及上4个胸椎横突。前倾时支撑头部，伸展头部，同侧屈颈头部抬起或转动。由下颈部脊神经后支、内侧支支配。

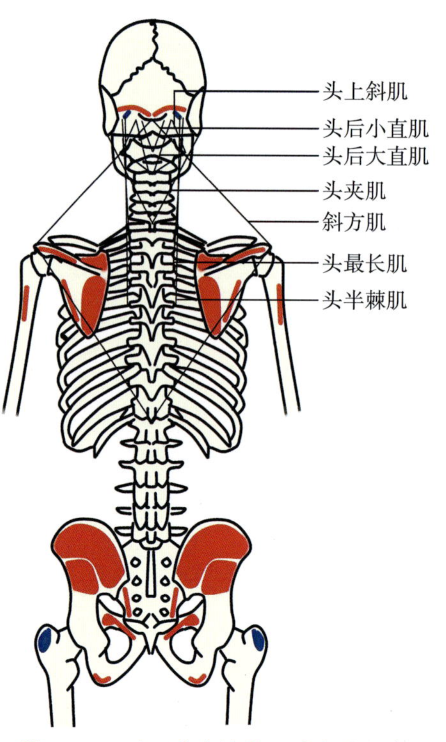

图5-10　头-脊连结单元动态弦示意图

（7）头半棘肌　覆盖头颈棘肌。起于枕骨上下项线之间，于枕部形成粗大肌束，向外下及腹侧延伸，附着于下4个颈椎的上关节突及上6、7个胸椎横突尖。伸展头部，使颈部侧屈，向对侧旋颈。由枕大神经降支及第三颈神经支配。

（8）头长肌　为狭窄的腱性束。起于第三至六颈椎横突前结节，止于枕骨基底部下面。双侧收缩，头颈部前屈；单侧收缩，头颈部侧屈并向同侧回旋。由咽升动脉、甲状腺下动脉颈升支及椎动脉分支供应。由第一至三颈神经前支支配。

（9）头夹肌　位于斜方肌的深面，覆盖头半棘肌和头最长肌，上半部位于胸锁乳突肌下方。起于乳突和上项线外侧略下方的枕骨，向内下方止于第七颈椎及上3~4个胸椎棘突及棘上韧带。单侧收缩，联合对侧胸锁乳突肌使头转向同侧；双侧收缩时使头后伸。由第二、三颈神经后支支配。

（10）斜方肌　位于上背及中背的表层肌肉，并根据其肌纤维走向分成上、中、下三部分。起于上项线、枕外隆凸、项韧带、第七颈椎棘突及全部胸椎棘突，上部纤维止于锁骨外1/3、肩峰突，中下部纤维止于肩胛冈上缘。协同稳定肩胛骨；拉肩胛骨向中线靠拢，上部纤维提肩胛骨，下部纤维降肩胛骨；肩胛骨固定时，一侧肌收缩使颈向同侧屈，面转向对侧；两侧肌同时收缩时，可使头后仰。上1/3段由在乳突水平起自枕动脉的肌横支供应，中部及上面的皮肤由颈浅动脉和颈横动脉供应，下1/3由肩胛背动脉的肌支供应。由副神经支配，本体觉由第三、四颈神经前支支配。

（三）功能

静态弓弦力学解剖单元维持颅骨与第一颈椎的正常位置，调节局部静态力学平衡，动态弓弦力学解剖单元协调头部与脊柱各种生理运动，并调节其动态力学平衡。

二、脊－肩连结单元

（一）弓（图5-11）

脊－肩连结单元的弓由26块脊椎骨和构成肩关节的3块骨骼：肩胛骨、锁骨、肱骨组成。其功能是供脊柱和肩关节相应的弦附着，构成脊－肩连结单元的骨架，与软组织共同维持脊－肩连结单元力学平衡。

1.脊柱　详见第五章头－脊－肢弓弦力学解剖系统第二节头－脊－肩弓弦力学解剖子系统头－脊连结单元相关内容。

2.肩胛骨　位于胸廓的后面，是倒置的三角形扁骨，介于第二至七肋之间。分为两个面、三个角和三个缘。前面为肩胛下窝，是一大而浅的窝；后面一横行的骨嵴，称肩胛冈，冈上、下的浅窝，分别称冈上窝和冈下窝。肩胛冈的外侧扁平，称肩峰。外侧角肥厚，有梨形关节面，称关节盂，关节盂的上、下方各有一小的粗糙隆起，分别称盂上结节和盂下结节。

3.锁骨　位于胸廓前上方，横于颈部和胸部交界处，全长于皮下均可摸到，是重要的骨性标志。锁骨上面光滑，下面粗糙，形似长骨，但无骨髓腔，可区分为一体两端。中间部分是锁骨体，内侧2/3凸向前，外侧1/3凸向后。呈横“S”形的骨头，左右对称，各一块。内侧端粗大，与胸骨柄相关节，称为锁骨胸骨端，与胸骨柄的锁切迹和第一肋软骨相关节；外侧端扁平，与肩胛骨的肩峰相关节，称锁骨肩峰端，与肩峰内侧端相关节。

4.肱骨　详见第四章四肢弓弦力学解剖系统第二节肘部弓弦力学解剖子系统相关内容。

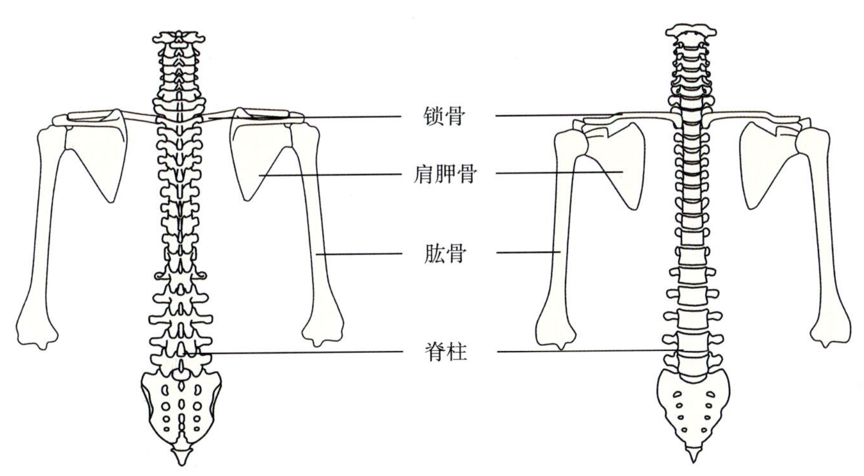

图5-11　脊－肩连结单元弓示意图

（二）弦

脊–肩连结单元的弦包括静态弦（筋膜）和动态弦（肌肉），其功能是完成脊–肩连结单元的运动功能，并与骨组织共同维持脊–肩连结单元的力学平衡。

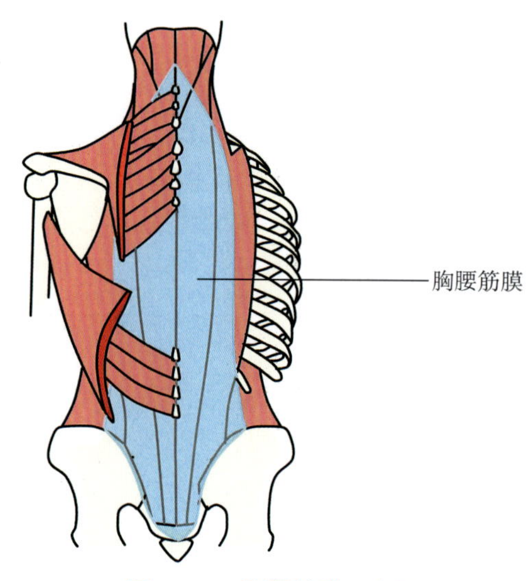

图5–12　胸腰筋膜示意图

1.静态弦

（1）筋膜（图5–12）

1）颈深筋膜：详见第三章脊柱弓弦力学解剖系统第二节颈段弓弦力学解剖子系统相关内容。

2）胸腰筋膜：详见第三章脊柱弓弦力学解剖系统第三节胸段弓弦力学解剖子系统相关内容。

2.动态弦（图5–13）

（1）斜方肌　详见第五章头–脊–肢弓弦力学解剖系统第二节头–脊–肩弓弦力学解剖子系统头–脊连结单元相关内容。

（2）菱形肌　位于斜方肌深部，分为小菱形肌、大菱形肌，小菱形肌为一块圆柱状的小肌，大菱形肌为一菱形的扁肌。小菱形肌起于项韧带下部和C_7、T_1棘突，止于肩胛冈内侧缘。大菱形肌起于T_2~T_5棘突和棘上韧带，向外下止于肩胛骨内侧缘。向内上牵拉肩胛骨，使肩胛骨向脊柱靠拢，使肩下降。由肩胛背神经（C_4、C_5）支配。由肩胛背动脉或颈横动脉深支以及第五至六条上位肋间后动脉供应。

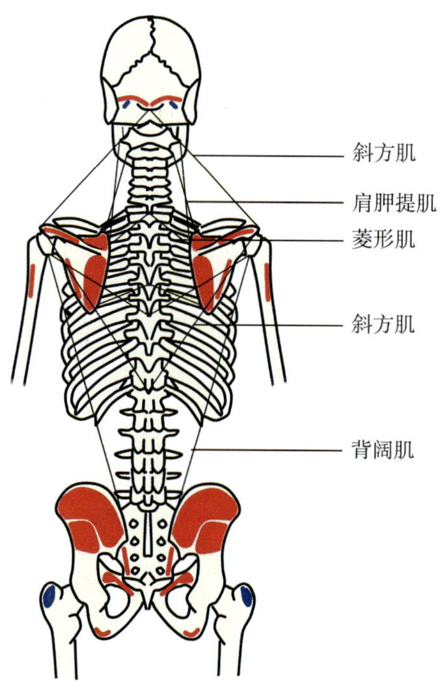

图5–13　脊–肩连结单元动态弦示意图

（3）肩胛提肌　为一对扁带状长肌，位于颈项两侧，肌肉上部位于胸锁乳突肌深面，下部位于斜方肌的深面。起于寰椎、枢椎横突以及C_3、C_4横突后结节，斜向下止于肩胛骨内侧缘上角与肩胛冈内侧端之间的骨面。使肩胛骨上角上抬，无拮抗时外旋肩胛骨；颈椎固定时，协同斜方肌可上提肩胛骨或支撑肩的重量；肩部固定时，使颈屈向同侧。由颈横动脉和颈动脉升支供应。由第三、四颈神经分支及肩胛背神经支配。

（4）背阔肌　覆盖于腰部及胸廓下部浅层，为一三角形扁肌，最后合并为一狭窄的肌腱。起于第七至十二胸椎棘突、胸腰筋膜、髂嵴和下

3~4肋，止于肱骨小结节嵴。参与肱骨的内收、后伸、旋内；攀爬时拉起肢体，并可辅助吸气。由胸背动脉（肩胛下动脉直接延续而成）和节段性的肋间后动脉、腰动脉的分支供应。由胸背神经（起自C_6~C_8）支配。

（三）功能

静态弓弦力学解剖单元维持脊柱与上肢带骨静态力学平衡，动态弓弦力学解剖单元协调脊柱与上肢带骨动态力学平衡。

三、头–肩连结单元

（一）弓（图5–14）

头–肩连结单元的弓由23块颅骨和肩胛骨、锁骨组成。其功能是供脊柱和肩部相应的弦附着，构成头–肩连结单元的骨架，与软组织共同维持头–肩连结单元力学平衡。

1.颅骨　详见第二章头面部弓弦力学解剖系统第一节弓相关内容。

2.肩胛骨　详见第五章头–脊–肢弓弦力学解剖系统第二节头–脊–肩弓弦力学解剖子系统脊–肩连结单元相关内容。

3.锁骨　详见第五章头–脊–肢弓弦力学解剖系统第二节头–脊–肩弓弦力学解剖子系统脊–肩连结单元相关内容。

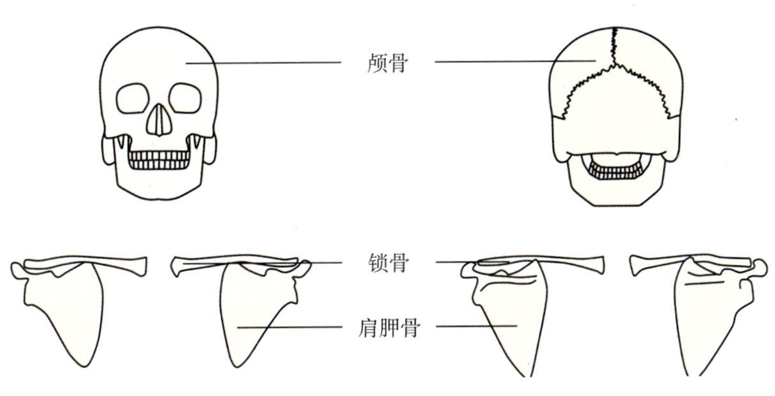

图5–14　头–肩连结单元弓示意图

（二）弦

头–肩连结单元的弦包括静态弦（筋膜）和动态弦（肌肉），其功能是完成头–肩连结单元的运动功能，并与骨组织共同维持头–肩连结单元的力学平衡。

1.静态弦

1）颈浅筋膜：详见第三章脊柱弓弦力学解剖系统第二节颈段弓弦力学解剖子系统相关内容。

2）颈深筋膜：详见第三章脊柱弓弦力学解剖系统第二节颈段弓弦力学解剖子系统相关内容。

2. 动态弦（图5-15）

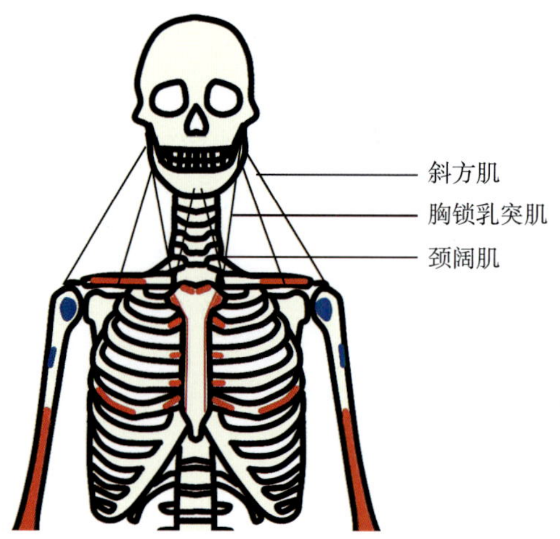

图5-15 头-肩连结单元动态弦示意图

（1）胸锁乳突肌 斜行于颈侧面，中央厚而窄，两端宽而薄，下方为两头（锁骨头、胸骨头）。胸骨头起自胸骨柄前面，锁骨头起自锁骨内1/3段上缘，两头在附着处形成三角形间隙，位于胸锁关节上方，在体表即为锁骨上小窝。之后向后上外方走行，止于乳突外面及上项线外侧1/3。一侧收缩，使头颈向同侧屈，并转向对侧；两侧收缩，肌肉合力作用线在寰枕关节额状轴的后面使头伸，肌肉合力作用线在寰枕关节额状轴的前面使头屈。固定时，上提胸廓，助吸气。上部由枕动脉、耳后动脉供应，中部由甲状腺上动脉供应，下部由肩胛上动脉供应。由副神经、第二至四颈神经前支支配。

（2）颈阔肌 位于颈部浅筋膜中，为一皮肌，薄而宽阔，也属于表情肌，在颈部内侧上行。起于胸大肌和三角肌上部的深筋膜，前部纤维在中线与对侧纤维在颏联合交织，其他纤维附着于下颌骨下缘或下唇，或越过下颌骨附着于面部皮肤和皮下组织。下压下颌骨；在恐惧或吃惊时下拉下唇和口角；收缩时减少颏部和颈侧方的凹陷。由面动脉的颏下分支和肩胛上动脉分支供应。由面部神经的颈分支支配。

（3）斜方肌 详见第五章头-脊-肢弓弦力学解剖系统第二节头-脊-肩弓弦力学解剖子系统头-脊连结单元相关内容。

（三）功能

静态弓弦力学解剖单元是维持颅骨与上肢带骨静态力学平衡，动态弓弦力学解剖单元是协调头部与上肢带骨动态力学平衡。

四、肩部弓弦力学解剖子系统

（一）弓（图5-16）

肩部弓弦力学解剖子系统的弓包括肱骨、尺骨、桡骨。其功能是供肩部相应的弦附着，构成肩部弓弦力学解剖子系统的骨架，与软组织共同维持肩部弓弦力学解剖子系统力学平衡。

1. 肱骨 详见第四章四肢弓弦力学解剖系统第二节肘部弓弦力学解剖子系统相关内容。

2. 尺骨 位于前臂尺侧，前臂两根长骨之一，分为一体两端。上端粗大，前面有一半月形关节面，叫作滑车切迹，与肱骨滑车相关节。切迹后上方的突起为鹰嘴，在肘后皮下可摸到，前下方的突起为冠突。冠突的前下方有一粗糙隆起，叫作尺骨粗隆。冠突的外侧面有一关节面，称为桡骨切迹。体稍弯曲，呈三棱柱状。其后缘全长均位于皮下。外侧缘薄而锐利，为前臂骨间膜的附着处，故名骨间嵴。下端细小，在手腕背面小手指一侧呈一圆形的突起，称作尺骨茎突，从外表可看到。尺骨体呈三棱柱形，尺骨头的远侧面及周边都有关节面。

3.桡骨　位于前臂桡侧，为前臂两根长骨之一，分为一体两端。上端形成扁圆形的桡骨头，头的上面有凹陷的桡骨头凹，与肱骨小头相关节。桡骨头周缘有环状关节面，与尺骨桡切迹相关节。桡骨头下方光滑缩细为桡骨颈，颈的内下方有一较大的粗糙隆起名桡骨粗隆，是肱二头肌的止点。体的内侧缘锐利，又名骨间嵴，与尺骨的骨间嵴相对。外侧面中点的粗糙面为旋前圆肌粗隆。下端特别膨大，近似立方形。其远侧面光滑凹陷，为腕关节面，与近侧腕骨相关节。内侧面有尺骨切迹，与尺骨头相关节。外侧面向下突出，叫作桡骨茎突，它比尺骨茎突约低1~1.5厘米。

4.锁骨　详见第五章头－脊－肢弓弦力学解剖系统第二节头－脊－肩弓弦力学解剖子系统脊－肩连结单元相关内容。

5.肩胛骨　详见第五章头－脊－肢弓弦力学解剖系统第二节头－脊－肩弓弦力学解剖子系统脊－肩连结单元相关内容。

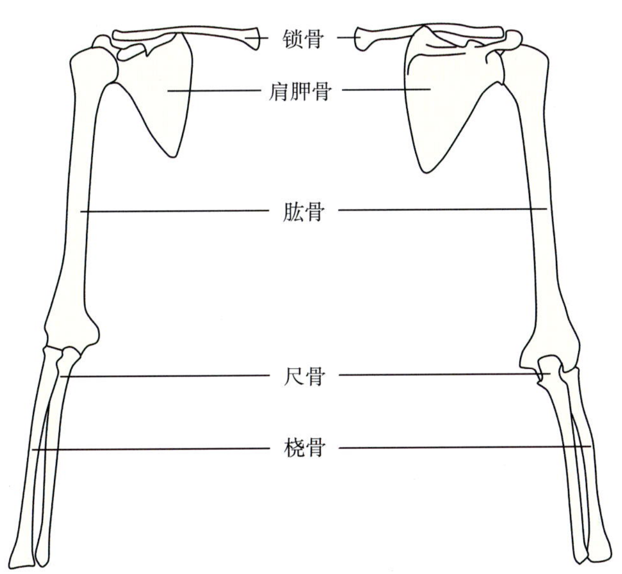

图5-16　肩关节弓示意图

（二）弦

肩部弓弦力学解剖子系统的弦包括静态弦（关节囊、韧带、筋膜）和动态弦（肌肉）。其功能是完成肩部弓弦力学解剖子系统的运动功能，并与骨组织共同维持肩部弓弦力学解剖子系统的力学平衡。

1.静态弦(图5-17,图5-18)

(1)关节囊

1)肩关节囊:为包裹肩关节的纤维结缔组织,呈螺旋桨式走行。内侧起于盂唇,止于关节盂周围;外侧附着于肱骨解剖颈,并与冈上肌腱、冈下肌腱、肩胛下肌肌腱相融合。稳定关节。由旋肱前、后动脉及肩胛上动脉、旋肩胛动脉。供应肩胛上神经支配后上部,腋神经支配前下部,胸外侧神经支配前上部。

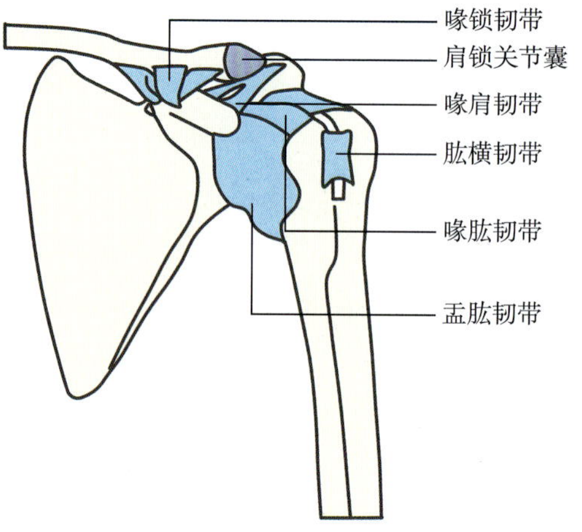

图5-17 肩关节静态弦示意图

2)肩锁关节囊:位于肩峰端和肩峰内侧缘之间,关节囊完全包绕关节的周缘,上方被肩锁韧带和斜方肌附着纤维加强,内衬滑膜。其前方有三角肌纤维附着,后方有斜方肌纤维附着。

(2)韧带

1)喙肩韧带:为肩胛骨固有韧带之一,位于喙突和肩峰之间的三角形纤维带,强韧。起于肩峰顶端肩锁关节面前,止于喙突外侧。

2)喙肱韧带:起于喙突背外侧,延行成束,与关节囊相融合,止于肱骨大、小结节。限制肩关节过度外旋。

3)盂肱韧带:分为上、中、下三条,从前上方加强关节囊,关节内最易看到。盂肱上韧带起于盂上结节,位于肱二头肌长头腱的前方,止于肱骨小结节近侧尖部。盂肱中韧带起于盂唇前上方,沿关节盂前缘至盂缘下1/3处,斜行向外下,止于肩胛下肌肌腱深面的小结节,融合于肩胛下肌肌腱。盂肱下韧带起于盂唇前、中、后缘,向前下移行,止于肱骨解剖颈内下方。维持肩关节稳定性。

4)肱横韧带:为一宽阔纤维带。起止于肱骨大、小结节骺线。支持肱二头肌长头。由旋肱前、后血管及肩胛上动脉、旋肩胛动脉供应。由肩胛下神经分支支配。

5)喙锁韧带:连接喙突和锁骨,分为斜方部和锥状部,两部常被脂肪或滑囊分开,连结喙突后部(水平部)和锁骨下肌沟的外侧端。斜方部前外侧宽而薄,呈四边形,起于喙突上面,止于锁骨下面的斜方线。其前缘游离,后缘与锥状部结合。维持肩胛骨与锁骨间的相对位置,保证了肩锁关节在垂直方向上的稳定。由肩胛上动脉和胸肩峰动脉分支供应。由肩胛上神经和胸外侧神经支配。

6)肩胛上横韧带(肩胛上韧带):为肩胛骨固有韧带之一,为扁平窄束,有时会骨化。起于喙突基底部,与锥状韧带下部融合,止于肩胛切迹内侧缘。

7)肩胛下横韧带(冈盂韧带):为肩胛骨固有韧带中有变异的一支韧带,薄,为一层膜状韧带。起于肩胛冈外侧缘,止于关节盂。

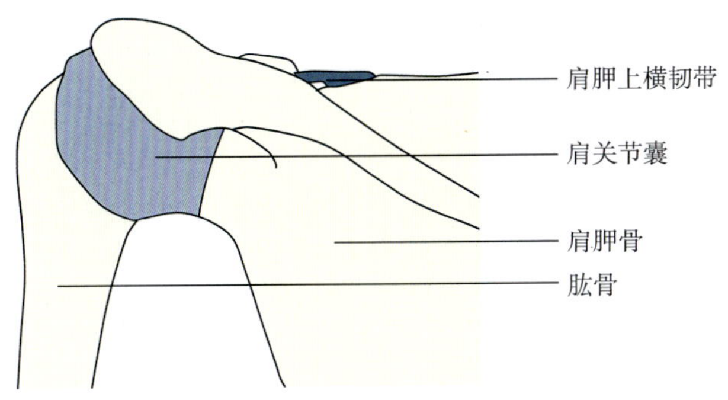

图5-18　肩胛上横韧带示意图

8）肩锁韧带：上部呈四边形，伸展于锁骨外侧端上面和相邻的肩峰之间。其平行纤维与斜方肌和三角肌腱膜相交织。下部较薄，晚年常有破损穿孔；该处韧带伸展于锁骨外侧端的下面和毗邻的肩峰之间。韧带完整时，为关节内关节盘提供附着点。由肩胛上动脉和胸肩峰动脉分支供应。由肩胛上神经和胸外侧神经支配。

（3）筋膜

1）肩胛下筋膜：位于肩胛下窝的深筋膜，薄。附着于整个肩胛下窝周围，向外延伸，在肩胛下肌前方融合于肩胛下囊，同时融合于盂肱关节囊，之后包裹大圆肌。

2）冈上筋膜：位于肩胛冈上的深筋膜，内厚外薄。在冈下肌周围附着于肩胛骨，并向外附着于喙肩韧带下方。

3）冈下筋膜：位于肩胛冈下的深筋膜。覆盖冈下肌，并附着于冈下窝边缘，上面及外侧面与冈上筋膜相延行，其余附着于肩胛冈下。

4）胸、腋筋膜：胸筋膜覆盖于胸大肌表层，较薄，内侧附于胸骨，并连接腹直肌鞘近端。在上面，与锁骨骨膜相连，并连接胸锁关节囊前；侧面与三角肌筋膜相延续；并在胸大肌和三角肌锁骨止点之间形成锁骨下窝顶。腋筋膜位于胸大肌和背阔肌之间，其增厚形成腋窝底。胸筋膜包绕背阔肌外侧缘，止于胸、腰椎棘突，融合于胸腰筋膜。

5）锁胸筋膜：为胸部深筋膜，位于喙突、锁骨下肌、胸小肌上缘之间，有头静脉、胸肩峰动脉、胸外侧神经及淋巴管穿过。

2.动态弦（图5-19）

1）肱二头肌：详见第四章四肢弓弦力学解剖系统第二节肘部弓弦力学解剖子系统相关内容。

2）肩胛下肌：位于肩胛下窝，肥大，呈三角形。内2/3起于肩胛骨肋面，其余起于与骨嵴相连的肌间隔及其腱膜，之后向外聚合、走行，止于肱骨小结节及关节囊。内旋肱骨，并协助稳定肱骨头。由肩胛下动脉、肩胛上动脉、腋动脉分支供应。由肩胛上神经、肩胛下神经分支

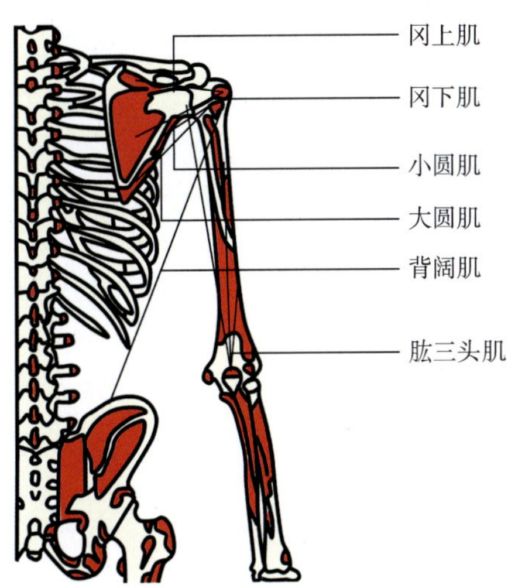

图5-19　肩关节动态弦示意图

支配。

3）冈上肌：位于冈上窝。起于肩胛上窝内侧2/3段及冈上筋膜，止于肱骨大结节。稳定关节盂内肱骨头；由肩胛上动脉、肩胛背动脉供应。由肩胛上神经支配。

4）冈下肌：位于冈下窝，呈三角形，厚。起于冈下窝内下2/3段，止于肱骨大结节骨面。外旋肱骨；肩关节活动时协助稳定关节盂内肱骨头。由肩胛上动脉、旋肩胛动脉供应。由肩胛上神经分支支配。

5）小圆肌：位于冈下肌下方，冈下窝内，肩关节的后面。起于肩胛骨的腋窝缘上三分之二背面，经肩关节后部，止于肱骨大结节下部，使肱骨内收、外旋。

6）大圆肌：呈卵圆形，大而厚。起于肩胛骨下角背面及位于大圆肌、小圆肌及冈下肌之间的肌间隔，向外上走行，止于肱骨结节间沟内侧。使肱骨后伸、旋内。由旋肱后动脉胸背动脉供应。由肩胛下神经支配。

7）三角肌：位于肩外侧，呈三角形，厚且弯曲。起于锁骨外侧1/3前缘和上面、肩峰外侧缘和上面及肩胛冈嵴，向下走行，止于肱骨干中段外侧面的三角肌粗隆。使肩关节外展；前部肌纤维收缩可使肩关节前屈并略旋内；后部肌纤维收缩可使肩关节后伸并略旋外。由胸肩峰动脉肩峰支和三角肌支、旋肱前动脉和旋肱后动脉、肩胛下动脉、肱深动脉的三角肌支供应。由腋神经肌支支配。

8）肱三头肌：详见第四章四肢弓弦力学解剖系统第二节肘部弓弦力学解剖子系统相关内容。

9）背阔肌：详见第五章头-脊-肢弓弦力学解剖系统第二节头-脊-肩弓弦力学解剖子系统脊-肩连结单元相关内容。

（三）辅助结构——滑囊（图5-20）

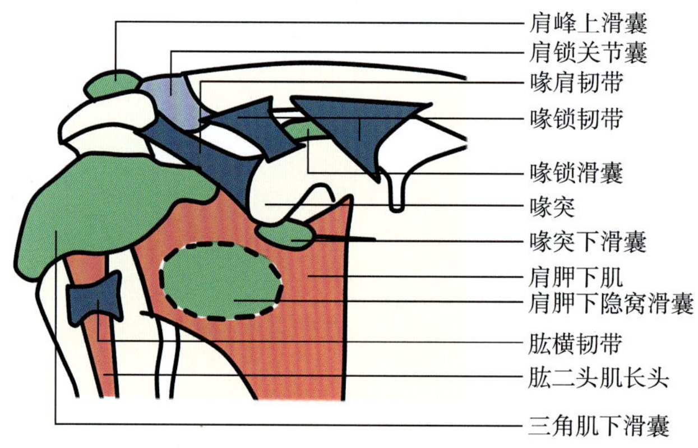

图5-20　肩关节周围滑囊示意图

（四）功能

静态弓弦力学解剖单元维持肩关节静态力学平衡，动态弓弦力学解剖单元保证肩关节动态力学平衡。

五、功能

头－脊－肩弓弦力学解剖子系统以颅骨、脊柱、锁骨、肩胛骨、肱骨、桡骨和尺骨为弓，附着于弓的软组织为弦，其作用是建立头颅、脊柱与肩关节的动、静态力学构架，维持三者的力学平衡，并协调头颅、脊柱与上肢各骨连结之间的生理运动功能。

六、临床应用举例

头－脊－肩弓弦力学解剖子系统力平衡失调会引起多种慢性软组织损伤和骨质增生性疾病，如颈椎病、肩周炎等。现以颈椎病、肩周炎、肱二头肌长头肌腱炎、肱二头肌短头肌腱炎、斜方肌损伤、菱形肌损伤为例，介绍针刀体表定位及针刀治疗全过程。

（一）颈椎病

1.术式设计——“T”形针刀整体松解术　这种术式包括了枕部及颈后侧主要软组织损伤的松解，包括项韧带部分起点及止点的松解，同时松解头夹肌起点、斜方肌起点、部分椎枕肌起点与止点、颈夹肌起点以及项韧带。各松解点的排列与英文字母“T”相似，故称之为“T”形针刀整体松解术（图5-21）。

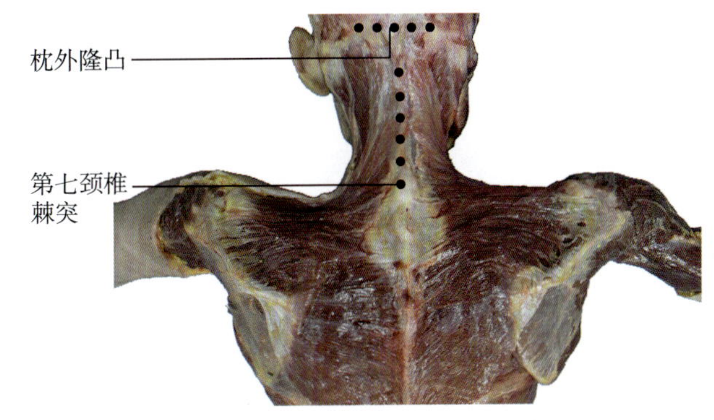

图5-21　“T”形针刀整体松解术尸体解剖示意图

（2）体位　俯卧低头位。

（3）体表定位　横线为5个点，中点为枕外隆凸，在上项线上距离后正中线向两侧分别旁开2.5cm定两点，在上项线上距离后正中线向两侧分别旁开5cm定两点。竖线为6个点，分别为第二至七颈椎棘突顶点。

（4）消毒　常规消毒铺巾。

（5）麻醉　用1%利多卡因局部浸润麻醉，每个治疗点注药1ml。

（6）刀具　Ⅰ型4号直形针刀。

（7）针刀操作

①第1支针刀松解斜方肌、项韧带在枕骨上项线的粘连瘢痕。在枕外隆凸定点。刀口线与人体纵轴一致，针刀体向脚侧倾斜45°，与枕骨垂直，严格按照四步进针刀规程进针刀。针刀经皮肤、皮下组织、项筋膜达枕骨骨面后，提插切开2~3刀，范围0.5cm，

然后调转刀口线90°，向下铲剥2~3刀，范围0.5cm。然后提针刀于皮下组织，向左右呈45°角达枕骨向下铲剥2~3刀，范围0.5cm，以松解斜方肌起点和头半棘肌止点。

②第2支针刀松解右侧头半棘肌在枕骨上、下项线之间的粘连瘢痕。在上项线上枕外隆凸向右2.5cm处定点。刀口线与人体纵轴一致，针刀体向脚侧倾斜45°，与枕骨垂直，严格按照四步进针刀规程进针刀。针刀经皮肤、皮下组织、项筋膜达枕骨骨面后，提插切开2~3刀，范围0.5cm，然后调转刀口线90°，向下铲剥2~3刀，范围0.5cm。

③第3支针刀松解左侧头半棘肌在枕骨上、下项线之间的粘连瘢痕。在上项线上枕外隆凸向左2.5cm处定点。刀口线与人体纵轴一致，针刀体向脚侧倾斜45°，与枕骨垂直，严格按照四步进针刀规程进针刀。针刀经皮肤、皮下组织、项筋膜达枕骨骨面后，提插切开2~3刀，范围0.5cm，然后调转刀口线90°，向下铲剥2~3刀，范围0.5cm。

④第4支针刀松解右侧枕肌、胸锁乳突肌、头夹肌、头最长肌在枕骨上项线的粘连瘢痕。在上项线上枕外隆凸向右5cm处定点。针刀操作同第2支针刀。

⑤第5支针刀松解左侧枕肌、胸锁乳突肌、头夹肌、头最长肌在枕骨上项线的粘连瘢痕。在上项线上枕外隆凸向左5cm处定点。针刀操作同第3支针刀。

⑥第6支针刀松解项韧带、棘间韧带在第二颈椎棘突顶点的粘连瘢痕。在第二颈椎棘突顶点定点。刀口线与人体纵轴一致，针刀体向头侧倾斜45°，与棘突呈60°，严格按照四步进针刀规程进针刀。针刀经皮肤、皮下组织、筋膜达第二颈椎棘突顶点骨面后，提插切开2~3刀，范围0.5cm，然后将针刀体逐渐向脚侧倾斜与第二颈椎棘突走行方向一致，调转刀口线90°，沿棘突上缘向内铲剥2~3刀，范围0.5cm，以切开棘间韧带。

⑦第7支针刀松解项韧带、棘间韧带在第三颈椎棘突顶点的粘连瘢痕。在第三颈椎棘突顶点定点。操作与第6支针刀相同。

⑧第8支针刀松解项韧带、棘间韧带在第四颈椎棘突顶点的粘连瘢痕。在第四颈椎棘突顶点定点。操作与第6支针刀相同。

⑨第9支针刀松解项韧带、棘间韧带在第五颈椎棘突顶点的粘连瘢痕。在第五颈椎棘突顶点定点。操作与第6支针刀相同。

⑩第10支针刀松解项韧带、棘间韧带在第六颈椎棘突顶点的粘连瘢痕。在第六颈椎棘突顶点定点。操作与第6支针刀相同。

⑪第11支针刀松解项韧带、上后锯肌、头夹肌、菱形肌、棘间韧带在第七颈椎棘突顶点的粘连瘢痕。在第七颈椎棘突顶点定点。操作与第6支针刀相同。

⑫术毕，拔出针刀，局部压迫止血3分钟，创可贴覆盖针刀口。

（8）注意事项　①"T"形针刀整体松解术操作过程中，针刀松解上项线的软组织时，针刀体要向脚侧倾斜45°，到达颅骨骨面，不得和人体纵轴垂直刺入，以免针刀刺入枕骨大孔；②针刀松解颈椎棘突时，针刀体向头侧倾斜45°，与棘突呈60°，不得和人体纵轴垂直刺入，以免针刀刺入椎管。

（二）肩周炎

1.治疗原则（图5-22，图5-23） 该疾病属于头－脊－肢弓弦力学解剖系统力平衡失调。依据针刀医学人体弓弦力学解剖系统及疾病病理构架的网眼理论，针刀整体松解肩关节周围关键部位的粘连、瘢痕组织，恢复肩关节的力学平衡，从而治愈该病。

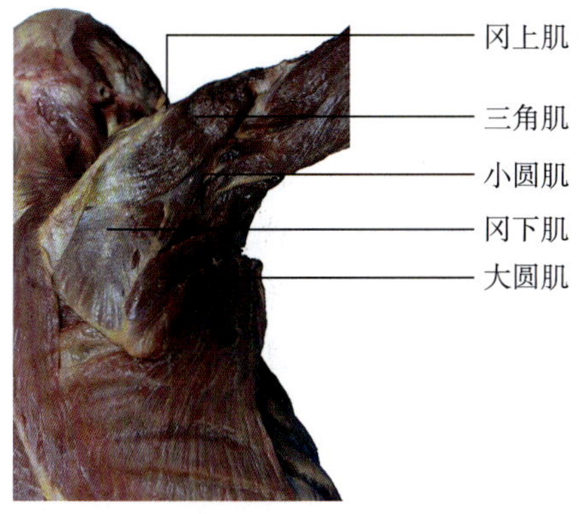

图5-22　肩关节周围炎相关解剖结构尸体解剖图（1）

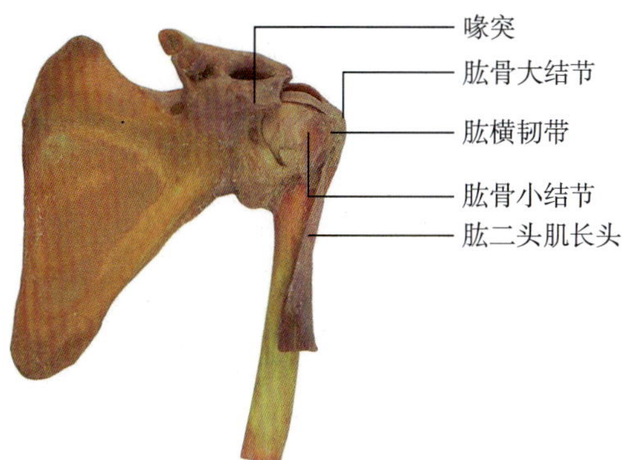

图5-23　肩关节周围炎相关解剖结构尸体解剖图（2）

2.操作方法

（1）体位　端坐位。

（2）体表定位　喙突点，肱骨小结节点，肱骨结节间沟点，肱骨大结节后面。将选定的治疗点用记号笔标明。

（3）消毒　常规消毒铺巾。

（4）麻醉　用1%利多卡因局部浸润麻醉，每个治疗点注药1ml。

（5）刀具　Ⅰ型4号直形针刀。

（6）针刀操作（图5-24）

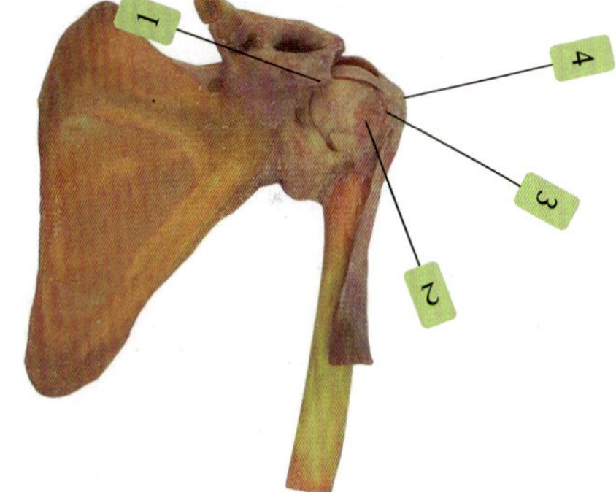

图5-24　肩周炎针刀松解尸体解剖示意图

①第1支针刀松解肱二头肌短头在喙突顶点的粘连瘢痕。针刀体与皮肤垂直，刀口线与肱骨长轴一致，严格按四步进针刀规程进针刀，经皮肤、皮下、筋膜，直达喙突顶点外1/3骨面，调转刀口线90°，向外下铲剥2~3刀，范围0.5cm。

②第2支针刀松解肩胛下肌在肱骨小结节点处的粘连和瘢痕。针刀体与皮肤垂直，刀口线与肱骨长轴一致，严格按四步进针刀规程进针刀，经皮肤、皮下、筋膜，直达肱骨小结节骨面，调转刀口线90°，向内铲剥2~3刀，范围0.5cm。

③第3支针刀松解肱二头肌长头在结节间沟处的粘连和瘢痕。针刀体与皮肤垂直，刀口线与肱骨长轴一致，严格按四步进针刀规程进针刀，经皮肤、皮下、筋膜，直达肱骨结节间沟前面的骨面，提插切开2~3刀，范围0.5cm，切开肱横韧带，然后顺结节间

沟前壁，向后做弧形铲剥2~3刀，范围0.5cm。

④第4支针刀松解小圆肌在肱骨大结节后方的粘连和瘢痕。针刀体与皮肤垂直，刀口线与肱骨长轴一致，严格按四步进针刀规程进针刀，经皮肤、皮下、筋膜，达肱骨大结节后下方的骨面，向内铲剥2~3刀，范围0.5cm。

⑤术毕，拔出针刀，局部压迫止血3分钟，创可贴覆盖针刀口。

（三）肱二头肌长头肌腱炎

1.治疗原则 该疾病属于头-脊-肢弓弦力学解剖系统力平衡失调。依据针刀医学人体弓弦力学解剖系统及疾病病理构架的网眼理论，用针刀切断部分肱横韧带，松解韧带与肱二头肌长头的粘连瘢痕，使肱二头肌的力学平衡得到恢复，从而治愈该病。

2.操作方法

（1）体位　端坐位。

（2）体表定位　肱骨结节间沟处。

（3）消毒　常规消毒铺巾。

（4）麻醉　用1%利多卡因局部浸润麻醉，每个治疗点注药1ml。

（5）刀具　Ⅰ型4号直形针刀。

（6）针刀操作（图5-25）

①针刀松解肱二头肌腱鞘在肱骨结节间沟处的粘连瘢痕。刀口线和肱二头肌长头方向平行，针刀体与皮肤垂直，严格按四步进针刀规程进针刀，经皮肤、皮下、筋膜到达结节间沟骨面，沿结节间沟前、后壁向前、向后分别铲剥2~3刀，范围0.5cm，以切开部分肱横韧带的粘连和挛缩。

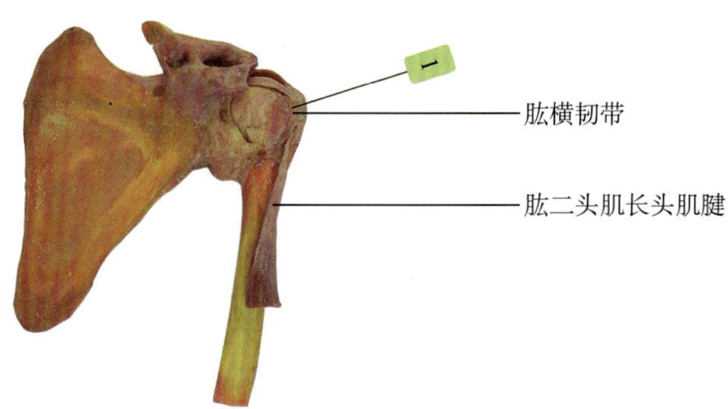

图5-25　针刀松解肱横韧带解剖图

②术毕，拔出针刀，局部压迫止血3分钟，创可贴覆盖针刀口。

（7）注意事项　针刀操作时，刀口线要保持与肱二头肌长头肌腱方向一致，松解肱横韧带的粘连要在结节间沟骨面操作。

（四）肱二头肌短头肌腱炎

1.治疗原则 该疾病属于头-脊-肢弓弦力学解剖系统力平衡失调。依据针刀医学人体弓弦力学解剖系统及疾病病理构架的网眼理论，用针刀直达肱二头肌短头在喙突附着点处，松解粘连、切开瘢痕，使肱二头肌的力学平衡得到恢复，从而治愈该病。

2.操作方法

（1）体位　端坐位。

（2）体表定位　喙突顶点外下1/3。

（3）消毒　常规消毒铺巾。

（4）麻醉　用1%利多卡因局部浸润麻醉，每个治疗点注药1ml。

（5）刀具　Ⅰ型4号直形针刀。

（6）针刀操作（图5-26）

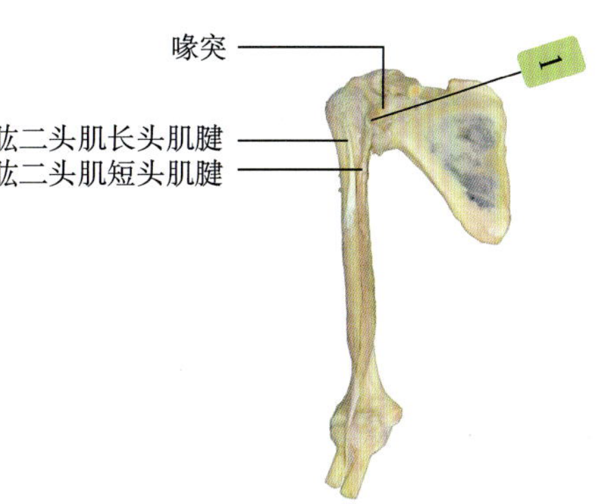

图5-26　针刀松解肱二头肌短头尸体解剖图

①针刀松解肱二头肌短头的起点即喙突顶点的外1/3处的粘连瘢痕。针刀体与皮肤垂直，刀口线与肱骨长轴一致，严格按四步进针刀规程进针刀，针刀经皮肤、皮下、筋膜，直达喙突顶点外1/3骨面，向外下铲剥2~3刀，范围0.5cm，然后针刀再向内下方提插切开2~3刀，范围0.5cm，以松解肱二头肌短头与喙肱肌的粘连瘢痕。

②术毕，拔出针刀，局部压迫止血3分钟，创可贴覆盖针刀口。

（7）注意事项　肩胛骨喙突顶点范围只有0.8cm^2左右，却有5个解剖结构：喙突外1/3为肱二头肌短头起点、中1/3为喙肱肌起点、内1/3为胸小肌起点、外上缘为喙肩韧带、内上缘为喙锁韧带（即锥状韧带和斜方韧带）；针刀松解短头起点在喙突外1/3处，如果在中1/3或内1/3处松解则难以起效，还可能损伤其他组织。

（五）斜方肌损伤

1.治疗原则　该疾病属于头-脊-肢弓弦力学解剖系统力平衡失调。依据针刀医学人体弓弦力学解剖系统及疾病病理构架的网眼理论，运用针刀对斜方肌弓弦结合部和弦的应力集中部位进行整体松解，使斜方肌的力学平衡得到恢复，从而治愈该病。

2.操作方法

（1）体位　俯卧位。

（2）体表定位　枕外隆凸、第七颈椎棘突、第十二胸椎棘突、肩胛冈、肩峰。

（3）消毒　常规消毒铺巾。

（4）麻醉　用1%利多卡因局部浸润麻醉，每个治疗点注药1ml。

（5）刀具　Ⅰ型4号直形针刀。

（6）针刀操作（图5-27）

①第1支针刀松解斜方肌枕外隆凸起点处的粘连瘢痕。在枕外隆凸上项线上定位，刀口线与人体纵轴方向一致，针刀体向脚侧倾斜30°，严格按四步进针刀规程进针刀，针刀经皮肤、皮下、筋膜，达枕外隆凸骨面，调转刀口线90°，向下铲剥2~3刀，范围

0.5cm。

②第2支针刀松解斜方肌第七颈椎起点处的粘连瘢痕。在第七颈椎棘突处定位，刀口线与人体纵轴方向一致，针刀体与皮肤垂直，严格按四步进针刀规程进针刀，针刀经皮肤、皮下、筋膜，达第七颈椎棘突顶点骨面，铲剥2~3刀，范围0.5cm。

③第3支针刀松解斜方肌第十二胸椎起点处的粘连瘢痕。在第十二胸椎棘突处定位，刀口线与人体纵轴方向一致，针刀体与皮肤垂直，严格按四步进针刀规程进针刀，针刀经皮肤、皮下、筋膜，达第十二胸椎棘突顶点骨面，铲剥2~3刀，范围0.5cm。

④第4支针刀松解斜方肌在肩胛冈上缘止点的粘连瘢痕。在肩胛冈上缘定位，刀口线与斜方肌肌纤维方向一致，针刀体与皮肤垂直，严格按四步进针刀规程进针刀，针刀经皮肤、皮下、筋膜，达肩胛冈上缘骨面，铲剥2~3刀，范围0.5cm。

⑤第5支针刀松解斜方肌在肩胛冈下缘止点处的粘连瘢痕。在肩胛冈下缘定位，刀口线与斜方肌肌纤维方向一致，针刀体与皮肤垂直，严格按四步进针刀规程进针刀，针刀经皮肤、皮下、筋膜，达肩胛冈下缘骨面，铲剥2~3刀，范围0.5cm。

⑥第6支针刀松解斜方肌与背阔肌交界处的粘连瘢痕，在第六胸椎棘突旁开5cm处定位，刀口线与斜方肌肌纤维方向一致，针刀体与皮肤垂直，严格按四步进针刀规程进针刀，针刀经皮肤、皮下、筋膜，当刀下有韧性感或者酸胀感时，即到达斜方肌与背阔肌交界瘢痕处，纵横分离2~3刀，范围0.5cm。

⑦第7支针刀松解斜方肌肩峰止点的粘连瘢痕。在肩峰处定位，刀口线与斜方肌肌纤维方向一致，针刀体与皮肤垂直，严格按四步进针刀规程进针刀，针刀经皮肤、皮下、筋膜，达肩峰骨面，铲剥2~3刀，范围0.5cm。

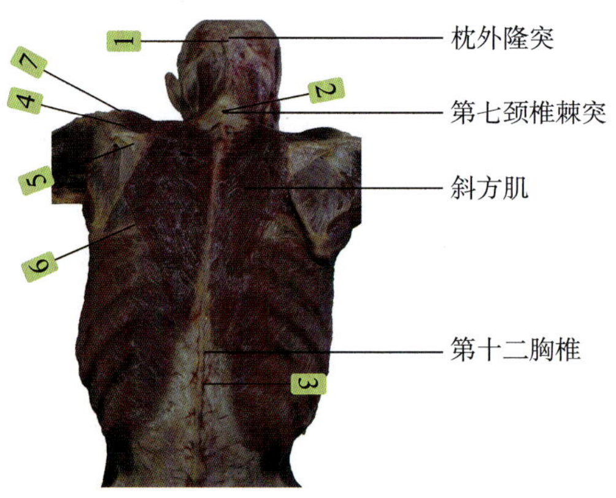

图5-27　针刀松解斜方肌尸体解剖示意图

⑧术毕，拔出针刀，局部压迫止血3分钟，创可贴覆盖针刀口。

（7）注意事项　松解斜方肌与背阔肌交界处的粘连瘢痕时，针刀在肋骨面上操作，切不可深入肋间，否则可引起创伤性气胸。

（六）菱形肌损伤

1.治疗原则　该疾病属于头-脊-肢弓弦力学解剖系统力平衡失调。依据针刀医学人体弓弦力学解剖系统及疾病病理构架的网眼理论，运用针刀松解菱形肌弓弦结合部和弦的应力集中部位的粘连、瘢痕，恢复局部弓弦力学解剖系统的力平衡，从而治愈该病。

2.操作方法

（1）体位　俯卧位。

（2）体表定位　第六颈椎、第一胸椎、第二胸椎、第四胸椎棘突顶部，肩胛骨脊柱缘上段、下段。

（3）消毒　常规消毒铺巾。

（4）麻醉　用1%利多卡因局部浸润麻醉，每个治疗点注药1ml。

（5）刀具　Ⅰ型4号直形针刀。

（6）针刀操作（图5-28，图5-29）

①第1支针刀松解小菱形肌起点在第六颈椎棘突顶部的粘连瘢痕。在第六颈椎棘突顶部定位，刀口线与脊柱纵轴方向一致，针刀体与皮肤呈90°角，严格按四步进针刀规程进针刀，针刀经皮肤、皮下组织、筋膜达颈椎棘突顶点骨面，铲剥3刀，范围0.5cm，然后分别沿棘突两侧向棘突根部提插切开2~3刀，范围0.5cm。

②第2支针刀松解大菱形肌起点上部在第一胸椎棘突顶部的粘连瘢痕。在第一胸椎棘突顶部定位，操作方法同第1支针刀。

③第3支针刀松解大菱形肌起点中部在第二胸椎棘突顶部的粘连瘢痕。在第二胸椎棘突顶部定位，操作方法同第1支针刀。

④第4支针刀松解大菱形肌起点下部在第四胸椎棘突顶部的粘连瘢痕。在第四胸椎棘突顶部定位，操作方法同第1支针刀。

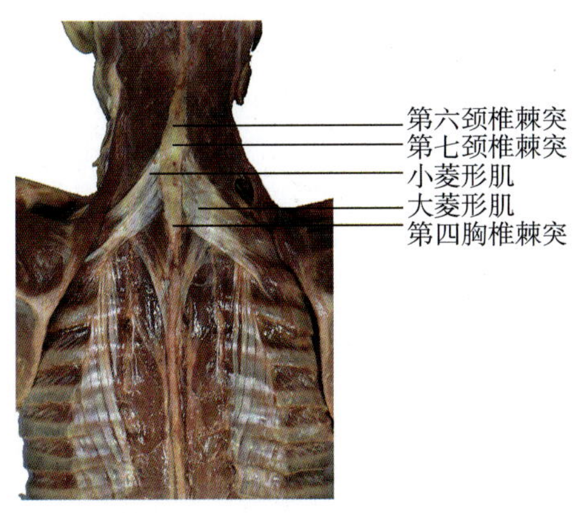

图5-28　菱形肌尸体解剖图

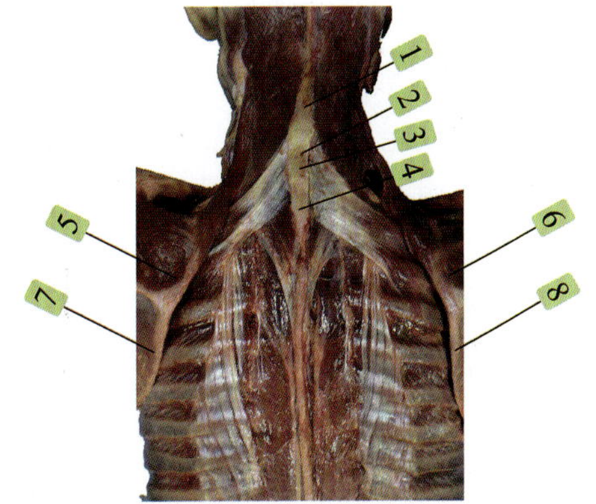

图5-29　针刀松解菱形肌尸体解剖示意图

⑤第5支针刀松解左侧小菱形肌止点在左肩胛骨脊柱缘上段的粘连瘢痕。在左肩胛骨脊柱缘上段定点，刀口线和小菱形肌肌纤维方向平行，针刀体和背部皮肤呈90°角刺入，严格按四步进针刀规程进针刀，针刀经皮肤、皮下组织，达肩胛骨内侧骨面，然后针刀小心向内寻找肩胛骨内侧缘，当刀下有落空感时，即到达小菱形肌止点骨面，调转刀口线90°，向内铲剥2~3刀，范围0.5cm。

⑥第6支针刀松解右侧小菱形肌止点在右肩胛骨脊柱缘上段的粘连瘢痕。在右肩胛骨脊柱缘上段定点，刀口线和小菱形肌肌纤维方向平行，针刀体和背部皮肤呈90°角刺入，严格按四步进针刀规程进针刀，针刀经皮肤、皮下组织，达肩胛骨内侧骨面，然后针刀小心向内寻找肩胛骨内侧缘，当刀下有落空感时，即到达小菱形肌止点骨面，调转刀口线90°，向内铲剥2~3刀，范围0.5cm。

⑦第7支针刀松解左侧大菱形肌止点在左肩胛骨脊柱缘下段的粘连瘢痕。在左肩胛骨脊柱缘下段定点，操作方法同第5支针刀。

⑧第8支针刀松解右侧大菱形肌止点在右肩胛骨脊柱缘下段的粘连瘢痕。在右肩胛骨脊柱缘下段定点，操作方法同第6支针刀。

⑨术毕，拔出针刀，局部压迫止血3分钟，创可贴覆盖针刀口。

（7）注意事项

①做起止点松解时，必须先确定骨性标志，尤其脊柱缘的确定非常重要，方法是让病人上下活动肩胛骨，医生用拇指触摸到肩胛骨脊柱缘。切不可盲目做针刀松解，否则可能因为解剖位置不清，造成创伤性气胸等严重后果。针刀操作时，铲剥一定要在骨面上进行，不能脱离骨面。

②做肌腹部松解时，针刀在肋骨面上操作，切不可深入肋间，否则可引起创伤性气胸。

第三节　头–脊–胸弓弦力学解剖子系统

头–脊–胸弓弦力学解剖子系统由头–脊连结单元、脊–胸连结单元、头–胸连结单元、胸–肩连结单元、胸–髋连结单元、胸廓弓弦力学解剖子系统构成，各个单元间协同合作，共同稳定头颅、脊柱、胸廓的正常解剖位置，发挥头–脊–胸弓弦力学解剖子系统正常生理功能。

一、头–脊连结单元

详见第五章头–脊–肢弓弦力学解剖系统第二节头–脊–肩弓弦力学解剖子系统。

二、脊–胸连结单元

脊–胸连结单元的弓由26块脊椎骨、2块锁骨和构成胸廓的24块肋骨组成。其功能是供脊柱、胸廓相应的弦附着，构成脊–胸连结单元的骨架，与软组织共同维持脊–胸连结单元力学平衡。

（一）弓

1.脊柱　详见第五章头–脊–肢弓弦力学解剖系统第二节头–脊–肩弓弦力学解剖子系统头–脊连结单元相关内容。

2.锁骨　详见第五章头-脊-肢弓弦力学解剖系统第二节头-脊-肩弓弦力学解剖子系统肩部弓弦力学解剖子系统单元相关内容。

3.肋骨(图5-30)　属扁骨，有12对，左右对称，后端与胸椎相关节，前端仅第一至七肋借软骨与胸骨相连接，称为真肋；第八至十二肋称为假肋，其中第八至十二肋借肋软骨与上一肋的软骨相连，形成肋弓，第十一、十二肋前端游离，称浮肋。12对肋骨与胸骨、胸椎合而构成胸廓。肋骨一般后端稍膨大，称肋头，有关节面与胸椎体的肋凹形成关节，从肋头向后外变细，叫肋颈，再向外变扁成肋体，颈与体结合处的后面突起叫作肋结节，有关节面与胸椎横突肋凹相关节。肋体向外转为向前的转弯处叫肋角，肋体下缘内面有容纳神经、血管经过的肋沟。肋体前端粗糙，接肋软骨；肋软骨为透明软骨，与胸骨侧缘相关节。

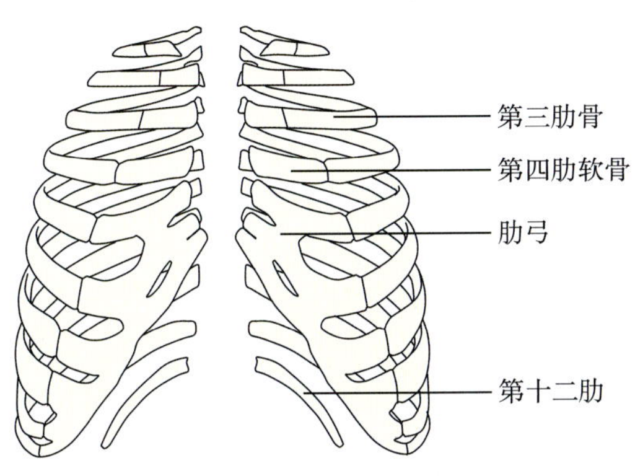

图5-30　肋骨示意图

(二)弦

脊-胸连结单元的弦包括静态弦(关节囊、韧带)和动态弦(肌肉)。其功能是完成脊-胸连结单元的运动功能，并与骨组织共同维持脊-胸连结单元的力学平衡。

1.静态弦(图5-31，图5-32)

(1)关节囊

1)肋头关节纤维囊：典型的肋头与相邻胸椎体缘上的关节小面(更常称为半关节小面)和夹在中间的椎间盘相关节。第一及第十至十二肋骨通过完整单一滑膜关节面与单个椎体相接，其余的由关节内韧带将关节分成上下两半，产生2个滑膜腔，故此关节在分类中既是复合关节又是复杂关节。其关节面常常描述为平面型，但实际是稍呈卵圆形，上、下滑膜关节面相互形成钝角。纤维囊将肋头连接到椎间盘和相邻2个椎骨半关节面下周缘；一些上部纤维向内进入椎间孔与椎间盘后面相融合，后部的纤维与邻近肋横突韧带相延续衔接。

2)肋横突关节纤维囊：肋横突关节是肋结节关节面与同数序的胸椎横突构成的关节，第十一、十二肋无此关节。上5、6个关节面凹凸相对，但以下的较扁平。纤维囊薄，附着到关节面的周围，囊内衬有滑膜。

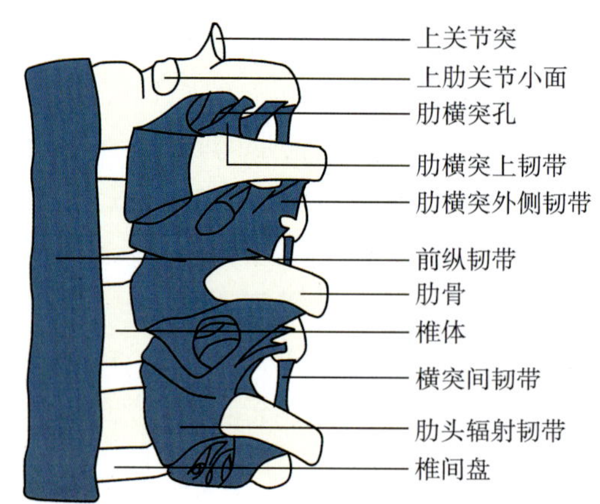

图5-31　脊-胸连结单元静态弦示意图（侧面观）

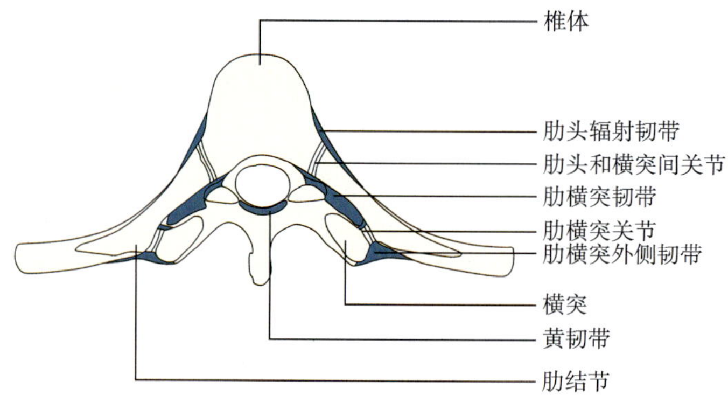

图5-32　脊-胸连结单元静态弦示意图（横断面上面观）

（2）韧带

1）肋头关节韧带

①肋头辐射韧带：肋头辐射韧带连接每个肋头前部与2个相邻胸椎体及中间的椎间盘。每个韧带仅在肋头关节面边缘附着，上部的纤维往上附着于上一椎体、下部的纤维向下附着于同序数的椎体，中间的纤维最短且界限不清，水平附着于椎间盘。第一肋头关节的辐射韧带附着到第七颈椎和第一胸椎。第十至十二肋头关节虽只与单一椎体相关节，但辐射韧带还是会附着到同数序椎体及上一椎体。

②关节内韧带：关节内韧带是扁平短束纤维，外侧附着到肋头两关节面之间的嵴，内侧附着到椎间盘，将关节隔成上、下两部分；第一和第十至十二肋关节内无此韧带。

2）肋横突关节韧带

①肋横突韧带：肋横突韧带充填在肋颈及其邻近相应的肋横突孔中，大量的短纤维从肋颈的后粗糙面向后延伸附着至横突前面。第十一、十二肋骨此韧带发育不全或缺如（因不形成肋横突关节）。

②肋横突上韧带：肋横突上韧带分为前、后层，前层附着于肋颈嵴和上一横突的下面，其中前层外侧部分与肋间内膜交织混合，有肋间血管和肋间神经跨过。后层由肋

颈向后内侧上升到上一横突，其中后层外侧部分与肋间外肌混合。第一肋无此韧带。第十二肋的肋颈近肋头部与第一腰椎横突基底间形成腰肋韧带（不再称呼肋横突韧带，因为此处是肋－腰椎而非肋－胸椎韧带），在此韧带前肋颈向上发出肋横突上韧带纤维。

③副韧带：副韧带一般都存在，位于肋横突上韧带内侧，由胸神经后支及其伴行血管将两韧带分开。这些韧带的纤维束的附着点常有变异，但通常由肋结节内侧的凹陷向上一椎骨的下关节突方向走行，有的纤维也到上一椎骨横突基部。

④肋横突外侧韧带：肋横突外侧韧带较短，厚而坚韧，从横突尖向前外侧方向斜行到邻近肋结节的粗糙非关节部。上部肋骨的韧带自横突上升，较其他下部肋骨向下行的韧带更短且更斜。

2.动态弦（图5-33）

（1）前斜角肌　位于颈深部侧方、胸锁乳突肌后内侧，窄而扁平。起于第三至六颈椎横突前结节，向下止于第一肋骨的前斜角肌结节及其锁骨下动脉沟前方的隆起。下部肌束收缩，前屈、侧屈颈椎；上部肌束收缩，协助提升第一肋骨。由颈升动脉供应。由第四至六颈神经前支支配。

（2）中斜角肌　位于胸锁乳突肌后内侧，为最大、最长的斜角肌。起于枢椎横突及下5位颈椎横突后结节，止于第二肋骨上面。下部肌束收缩，同侧屈颈椎；上部肌束收缩，提升第一肋骨；辅助呼吸。由颈升动脉供应。由第三至八颈神经前支支配。

（3）后斜角肌　位于前斜角肌深面，最小、位置最深。起于第四至六颈椎横突后结节，止于第二肋骨。固定第二肋骨时，同侧屈颈椎；固定上部肌束，上提第二肋骨。由颈升动脉及颈浅动脉供应。由第六至八颈神经前支支配。

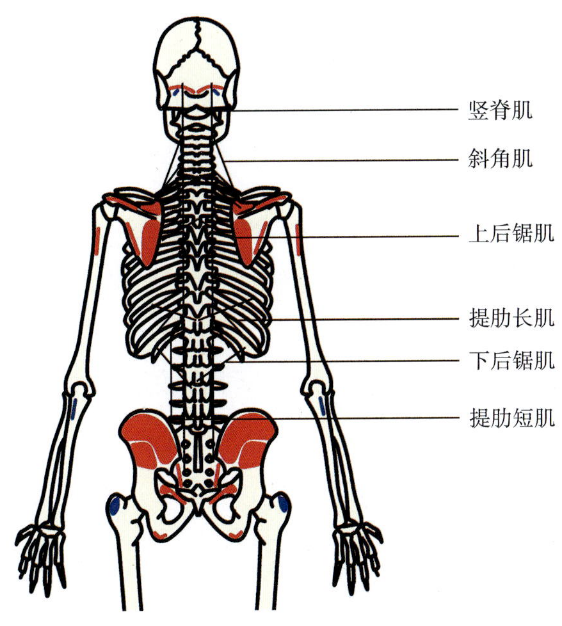

图5-33　脊－胸连结单元动态弦示意图

（4）小斜角肌　较坚韧，呈类长条形，位于前、中斜角肌之间，可有变异缺失。起于第六至七颈椎横突，以第七颈椎横突为主，止于第一肋内侧缘、胸膜顶。下段纤维联合前斜角肌形成胸廓内垂悬韧带，提拉肋骨。

（5）上后锯肌　位于胸廓后上部的中线外侧，薄，呈类四边形。起于项韧带下部、第七颈椎及第二、三胸椎棘突并其棘上韧带，向外下走行，止于第二至五肋骨角外缘及上缘，提升肋骨，由第二至五肋间神经支配。

（6）下后锯肌　不规则、薄、类四边形。起于最下面2个胸椎和上2~3个腰椎棘突及棘上韧带，向外上走行，止于下4个肋骨角下缘及外侧，下拉肋骨，由第九至十二胸神经前支支配。

（7）提肋长肌　为下4条提肋肌的内侧束。起于第八至十一胸椎横突尖，向外下走行，平行于肋间外肌后缘，止于所起始的椎骨下2个肋上缘及外缘，提升肋骨，由相应胸神经后支支配。

（8）提肋短肌　起于第七颈椎和第一至十一胸椎横突尖，向外下走行，平行于肋间外肌后缘，止于所起始的椎骨下方的肋上缘及外缘，提升肋骨，由相应胸神经后支支配。

（9）膈肌　为向上膨隆呈穹隆形的扁薄阔肌，位于胸腹腔之间，构成胸腔的底和腹腔的顶。起于胸廓下口周缘和腰椎的前面，分为三部分：胸骨部起于剑突后面，肋部起自下6对肋骨和肋软骨；腰部以左右两个膈脚起自第二至三节腰椎。各部肌束均止于中央的中心腱。所以，膈的外周部属肌性部，而中央部分是腱膜，膈上有三个裂孔：在第十二胸椎前方，左右两个膈脚与脊柱之间的主动脉裂孔，降主动脉和胸导管在此通过；主动脉裂孔的左前上方，约第十胸椎水平，有食管裂孔，食管和迷走神经前后干在此通过；在食管裂孔的右前上方的中心腱内有腔静脉孔，约于第八胸椎水平，内通过下腔静脉，右膈神经。膈为主要的呼吸肌，收缩时，膈穹窿下降，胸腔容积扩大，以助吸气；松弛时，膈穹窿上升恢复原位，胸腔容积减小，以助呼气。膈与腹肌同时收缩，则能增加腹压，协助排便，呕吐，咳嗽，喷嚏及分娩等活动。主要由肋间动脉、肋下动脉供应；膈上、下动脉、心包膈动脉和肌膈动脉供应膈中央部分。由膈神经支配。

（10）竖脊肌　详见第三章脊柱弓弦力学解剖系统第一节概述相关内容。

（三）功能

静态弓弦力学解剖单元维持脊柱与胸廓静态力学平衡，动态弓弦力学解剖单元协调脊柱与胸廓动态力学平衡。

三、头-胸连结单元

头-胸连结单元的弓由23块颅骨、构成胸廓的2块锁骨、1块胸骨和24块肋骨、舌骨、会厌软骨、甲状软骨、杓状软骨、环状软骨、麦粒软骨组成。其功能是供头颅、胸部相应的弦附着，构成头-胸连结单元的骨架，与软组织共同维持头-胸连结单元力学平衡。

(一)弓(图5-34)

1.颅骨 详见第二章头面部弓弦力学解剖系统第一节弓相关内容。

2.舌骨 是中轴骨中较独特的部分，不与其他任何骨相关节，而以韧带及肌肉悬挂在颞骨的茎突。舌骨位于颈部，在下颌骨与喉之间支持舌头，并当作某些舌头肌肉的附着处。位于下颌骨下方，呈“U”形，包括一个舌骨体、两个舌骨大角、两个舌骨小角。中间为舌骨体，呈不规则四边形，向后外延伸的长突称作大角，向上的短突称为小角。舌骨负责舌之活动，与吞咽和发音有关。

3.会厌 是由弹性纤维软骨构成的叶状板，位于舌及舌骨体后方、喉的前方，斜向上突。其游离端圆而宽阔，附着部细而长，在甲状切迹下方，由甲状会厌韧带连结甲状软骨的背面。两侧由杓状会厌襞附于杓状软骨。

4.甲状软骨 为喉软骨中最大者，由两块四边形板形成，两板下2/3相互愈合成前角，上端向前突出形成喉结。甲状软骨内面平滑，上面及后面稍凹陷，有黏膜覆盖。

5.杓状软骨 成对，呈锥状，有3个面、2个突起、1个底、1个尖。后面呈三角形，被杓横肌覆盖。前外侧面粗糙隆起，近软骨尖处有一弓形嵴，向后下弯曲，之后向前止于声带突。内侧面狭窄而光滑，下缘构成声门裂的软骨间部。底朝下与环状软骨板上缘的关节面构成环杓关节。

6.环状软骨 较甲状软骨小，厚而坚固，有一狭窄、弯曲的前弓和宽阔、扁平的后板，经滑膜关节与甲状软骨和2块杓状软骨相连接。它围绕气道形成完整的环形，是喉软骨中唯一完整的环形软骨。

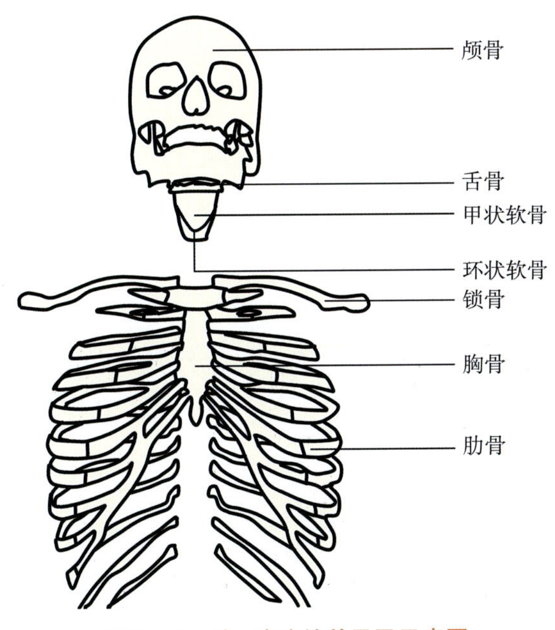

图5-34 头-胸连结单元弓示意图

7.麦粒软骨 位于喉上方，甲状舌骨膜游离缘后方，甲状软骨与舌骨大角的中点，为两块小的弹性软骨块。

8.锁骨 详见第五章头-脊-肢弓弦力学解剖系统第二节头-脊-肩弓弦力学解剖子系统脊-肩连结单元相关内容。

9.肋骨 详见第五章头-脊-肢弓弦力学解剖系统第三节头-脊-胸弓弦力学解剖子系统的脊-胸连结单元相关内容。

10.胸骨 位于胸前壁的正中的长条形扁骨，上宽下窄、前凸后凹，分胸骨柄、胸骨体和剑突三部分。胸骨柄约平第三、四胸椎，上宽下窄，中部微凹为颈静脉切迹，其两侧有与锁骨连接的锁切迹，与锁骨相关节，柄侧缘连接第一肋软骨。胸骨体约平第五至九胸椎，扁而长，呈长方形，两侧有第二至七肋软骨相连接的切迹。剑突为胸骨体下端突出部分，扁而薄，呈三角形，底部与胸骨体相连接，下端游离，位居左右肋弓之间，形态较多变。

（二）弦

头-胸连结单元的弦包括静态弦（韧带）和动态弦（肌肉）。其功能是完成头-胸连结单元的运动功能，并与骨组织共同维持头-胸连结单元的力学平衡。

1.静态弦（图5-35）

（1）茎突舌骨韧带 为一纤维带，是茎突舌骨肌的部分纤维和咽中缩肌的附着部位，与咽侧壁紧密连接。起于茎突尖，止于舌骨小角。

（2）甲状舌骨正中韧带 甲状舌骨膜中间增厚部分为甲状舌骨正中韧带。

（3）甲状舌骨外侧韧带 甲状舌骨膜后缘呈圆索状，有弹性，连接甲状软骨上角至舌骨大角后端。

（4）环甲正中韧带 为弹性圆锥增厚的中间部分，下部附着于环状软骨弓中线区上缘，向上走行，止于甲状软骨下缘。

（5）甲状舌骨膜 为宽阔的弹性纤维膜，起于甲状舌骨板上缘和甲状软骨上角前面，向上走行，止于舌骨体和舌骨大角上缘。

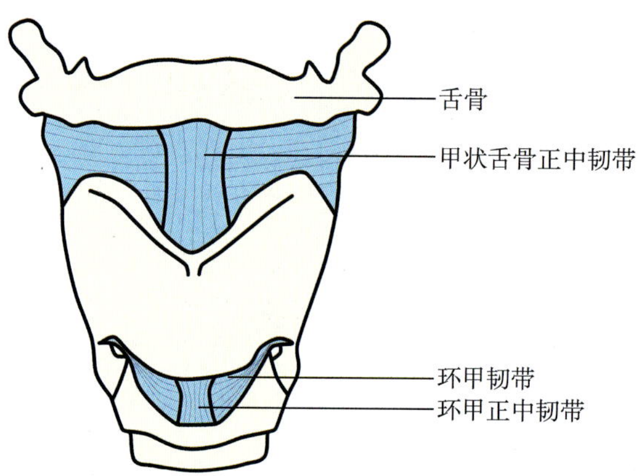

图5-35 头-胸连结单元静态弦示意图

（6）甲状会厌韧带　位于会厌内部，连接甲状软骨与会厌。

2.动态弦（图5-36）

（1）胸锁乳突肌　详见第五章头－脊－肢弓弦力学解剖系统第二节头－脊－肩弓弦力学解剖子系统头－肩连结单元相关内容。

（2）颈阔肌　详见第二章头面部弓弦力学解剖系统相关内容。

（3）颚舌肌　位于眼部腭舌弓之下，腭扁桃体内侧，呈长条形。起于腭腱膜表面，向下走行，止于舌头后面侧边。收缩时将软腭下压，或在软腭固定时抬高舌头。由迷走神经咽支及咽神经支配。

（4）茎舌肌　为附着于茎突的3条肌肉中最短小的一条。起于茎突外侧，向前下方走行，于舌外侧分一支止于舌背外侧；另于舌骨舌肌前与下纵肌混合，并分出一支止于舌骨舌肌，向后上牵拉舌，由舌动脉、舌下动脉供应，由舌下神经支配。

（5）舌骨舌肌　为舌外肌之一，呈四边形，薄。起于舌骨体前面及舌骨大角，止于茎突舌肌内侧和下纵肌外侧，牵拉舌下降，由舌下动脉和颏下动脉供应，由舌下神经支配。

（6）颏舌骨肌　位于下颌舌骨肌内上方，为一细小肌肉，起于颏联合后下方的颏棘，向后下，止于舌骨前面，上提、牵拉舌骨；舌骨固定时，下降下颌骨。由舌下动脉供应。由第一颈神经舌下神经支配。

（7）二腹肌　为两块舌骨上肌之一，位于下颌骨下方，由两个肌腹，后腹较前腹长。前腹起于下颌基底部近中线处的二腹肌窝，向后下方走行，与后腹连接于中间腱处；后腹起于颞骨乳突切迹，向前下方走行，与后腹连接于中间腱处。下拉下颌骨，上提舌骨。前腹由面动脉供应；后腹由耳后动脉、枕动脉供应。前腹由下牙槽神经分支、下颌舌骨肌神经支配；后腹由面神经支配。 175

（8）茎突舌骨肌　为两块舌骨上肌之一。起于茎突根部后面，向前下方走行，止于舌骨体与舌骨大角交界处，上提舌骨并向后拉，由面动脉、耳后动脉及枕动脉分支供应，由面神经支配。

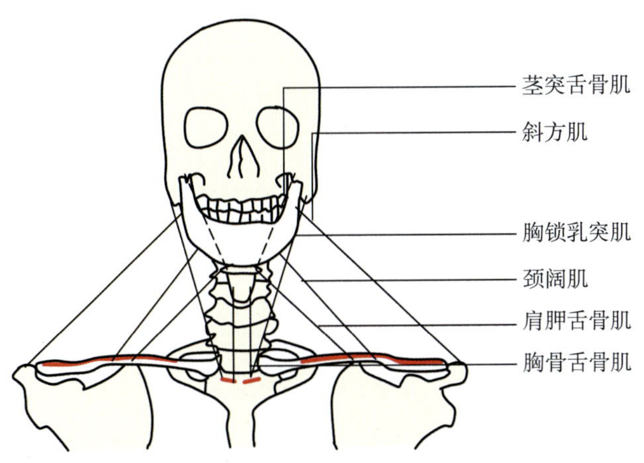

图5-36　头－胸连结单元动态弦示意图

（9）下颌舌骨肌　位于二腹肌前腹上，与对侧下颌舌骨肌形成肌性口腔底。起于整个下颌舌骨肌线上，止于下颌第三磨牙前或舌骨体下缘。上提口腔底或舌骨，下降下颌骨。由舌下动脉和下颌动脉、下牙槽动脉的下颌舌骨肌支供应。由下牙槽神经的下颌舌骨肌支支配。

（10）甲状舌骨肌　为一小四方形肌。起于甲状软骨板斜线，向上走行，止于舌骨大角的下缘及舌骨体。舌骨固定时，可向上拉喉。由甲状腺上动脉和舌动脉分支供应。由舌下神经、第一颈神经支配。

（11）肩胛舌骨肌　包含上、下两个肌腹，以一中间腱连接。上腹起于中间腱，向上经过胸骨舌骨肌外缘，止于舌骨体下缘；下腹肩胛骨上缘近肩胛切迹处，经胸锁乳突肌后缘，止于中间腱。在舌骨上提后使其下拉。由甲状腺上动脉和舌动脉供应。上腹由第一颈神经支配，下腹由第一至三颈神经支配。

（12）胸骨舌骨肌　为一薄、窄的带状肌。起于锁骨内侧端的后面、胸锁后韧带和胸骨后上方，止于舌骨体下缘，在舌骨上提后使其下拉，由甲状腺上动脉供应，由第一至三颈神经支配。

（13）杓状会厌襞　位于会厌两侧和杓状软骨尖之间，为两杓状软骨之间横行的黏膜皱襞，内含韧带和肌纤维，韧带为方形膜的游离上缘，肌纤维为杓斜肌的延续。

（14）甲杓肌　位于声襞、喉室、喉小囊外侧，宽而薄。起于甲状软骨角至环甲韧带，向后外上走行，止于杓状软骨，收缩时松弛声带、关闭声门裂，由甲状腺上、下动脉供应。由喉返神经支配。

（15）声带肌　平行声韧带，位于声韧带外侧，由甲杓肌下部、深部纤维在冠状面上形成三角形肌束，附着于杓状软骨声带突及其前外侧的下窝。收缩时改变声调。由甲状腺上、下动脉供应。由喉返神经支配。

（16）杓斜肌　喉内肌之一，位于杓横肌浅层。起于一侧杓状软骨肌突后部，斜向内上走行，于喉背面正中，左右肌纤维交织，再斜向外上方，止于对侧杓状软骨尖。收缩时使喉口缩小。由甲状腺上、下动脉分支供应。由喉返神经支配。

（17）杓横肌　位于喉后方，杓斜肌深面，单一不对称肌肉。起于喉背两侧杓状软骨间凹陷处，止于两侧杓状软骨肌突及相邻的外侧缘，收缩时关闭声门裂，由甲状腺上、下动脉分支供应，由喉返神经支配。

（18）胸骨甲状肌　位于胸骨舌骨肌深面，较之短而宽。起于胸骨柄后及第一肋软骨后缘，止于甲状软骨板上方。在吞咽或发声时上提喉、下拉喉。由甲状腺上动脉和舌动脉分支供应。由颈袢（C_1~C_3）分支支配。

（19）环杓侧肌　为喉内肌之一。起于环状软骨弓上缘前面，止于环状软骨前面的肌突，收缩时关闭声门，由甲状腺上、下动脉分支供应。由喉返神经支配。

（20）环杓后肌　为喉内肌之一。起于环状软骨板后面，止于同侧杓状软骨肌突，部分止于杓状软骨前外侧面，收缩时使声门大开。由甲状腺上、下动脉分支供应，由喉返神经支配。

（21）环甲肌　为喉内肌，走行于甲状软骨外面。起于环状软骨弓的外面，向后走行，下部的斜部向后外侧止于甲状软骨下角前缘，上部的直部向后止于甲状软骨板下缘。收缩时拉长声带并影响声带紧张度。由甲状腺上动脉分支、环甲肌动脉供应。由喉上神经外支支配。

（22）斜方肌　详见第五章头－脊－肢弓弦力学解剖系统第二节头－脊－肩弓弦力学解剖子系统头－脊连结单元相关内容。

（三）功能

静态弓弦力学解剖单元维持头颅与胸廓静态力学平衡，动态弓弦力学解剖单元协调头颅与胸廓动态力学平衡。

四、胸－肩连结单元

（一）弓（图5-37）

胸－肩连结单元的弓由构成胸廓的1块胸骨、24块肋骨，以及构成肩关节的锁骨、肩胛骨、肱骨组成。其功能是供胸部、肩部相应的弦附着，构成胸－肩连结单元的骨架，与软组织共同维持胸－肩连结单元力学平衡。

1.锁骨　详见第五章头－脊－肢弓弦力学解剖系统第二节头－脊－肩弓弦力学解剖子系统脊－肩连结单元相关内容。

2.肋骨　详见第五章头－脊－肢弓弦力学解剖系统第三节头－脊－胸弓弦力学解剖子系统的脊－胸连结单元相关内容。

3.胸骨　详见第五章头－脊－肢弓弦力学解剖系统第三节头－脊－胸弓弦力学解剖子系统的头－胸连结单元相关内容。

4.肩胛骨　详见第五章头－脊－肢弓弦力学解剖系统第二节头－脊－肩弓弦力学解剖子系统脊－肩连结单元相关内容。

5.肱骨　详见第四章四肢弓弦力学解剖系统第二节肘部弓弦力学解剖子系统相关内容。

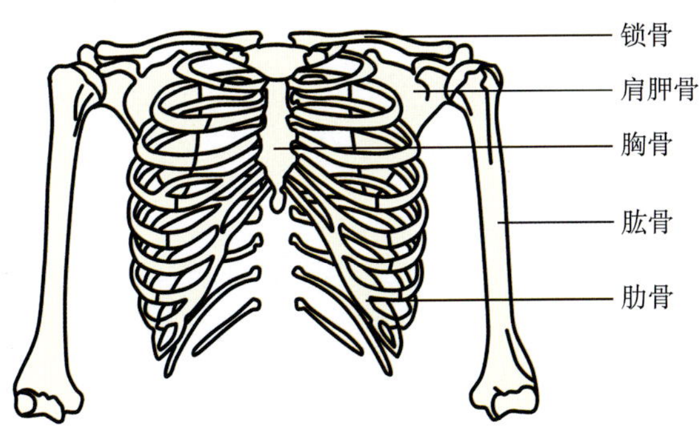

图5-37　胸－肩连结单元弓示意图

（二）弦（图5-38）

胸－肩连结单元的弦包括静态弦（关节囊、韧带、筋膜）和动态弦（肌肉）。其功能是完成胸－肩连结单元的运动功能，并与骨组织共同维持胸－肩连结单元的力学平衡。

1.静态弦

（1）关节囊

1）胸锁关节囊：关节囊坚韧，上下方为疏松结缔组织，有囊外韧带加强。由锁骨胸骨端和胸骨锁切迹及相邻的第一肋软骨上面构成。关节囊前后增厚，由胸廓内动脉和肩胛上动脉分支供应，浅层由锁骨上神经分支支配，深层由锁骨下肌神经支配。

2）肩锁关节囊：位于肩峰端和肩峰内侧缘之间，关节囊完全包绕关节的周缘，上方被肩锁韧带和斜方肌附着纤维加强，内衬滑膜。其前方有三角肌纤维附着，后方有斜方肌纤维附着。

（2）韧带

1）胸锁前韧带：为较宽阔的结缔组织。起于锁骨胸骨端前上方，向下内行，止于胸骨柄并延伸至第一肋软骨。作用：稳定胸锁关节。由胸廓内动脉和肩胛上动脉分支供应。由锁骨上神经分支支配。

2）胸锁后韧带：附于关节囊后，较薄。起于关节囊后，经过锁骨胸骨端背面下行，止于胸骨柄上部的面。作用：稳定胸锁关节。由胸廓内动脉和肩胛上动脉分支供应。由锁骨上神经分支支配。

3）锁骨间韧带：位于两锁骨间。上方延续于颈深筋膜，连接两侧锁骨胸骨端，部分止于胸骨柄上缘。作用：维持两锁骨间稳定关系。由胸廓内动脉和肩胛上动脉分支供应。由锁骨上神经分支支配。

4）肋锁韧带：呈倒置的圆锥状，短、扁。起于第一肋骨、肋软骨上面，上行，止于锁骨内侧端。作用：维持锁骨的稳定。由胸廓内动脉和肩胛上动脉分支供应。由锁骨上神经分支支配。

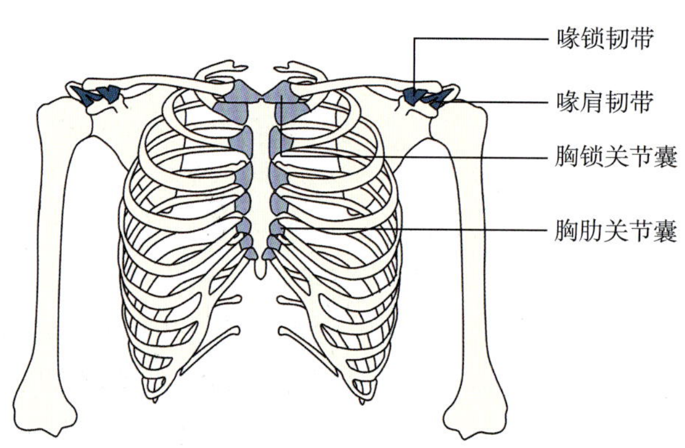

图5-38　胸－肩连结单元静态弦示意图

5）肩锁韧带：上部呈四边形，伸展于锁骨外侧端上面和相邻的肩峰之间。其平行纤维与斜方肌和三角肌腱膜相交织。下部较薄，晚年常有破损穿孔；该处韧带伸展于锁骨外侧端的下面和毗邻的肩峰之间。作用：维持肩锁关节稳定，防止肩锁关节向前、后脱位。由肩胛上动脉和胸肩峰动脉分支供应。由肩胛上神经和胸外侧神经支配。

6）喙锁韧带：连接喙突和锁骨，分为斜方部和锥状部，两部常被脂肪或滑囊分开，连结喙突后部（水平部）和锁骨下肌沟的外侧端。斜方部前外侧宽而薄，呈四边形，起于喙突上面，止于锁骨下面的斜方线。其前缘游离，后缘与锥状部结合。作用：维持肩胛骨与锁骨间的相对位置，保证了肩锁关节在垂直方向上的稳定。由肩胛上动脉和胸肩峰动脉分支供应。由肩胛上神经和胸外侧神经支配。

（3）筋膜

胸、腋筋膜：胸筋膜覆盖于胸大肌表层，较薄，内侧附于胸骨，并连接腹直肌鞘近端。在上面，与锁骨骨膜相连，并连接胸锁关节囊前；侧面与三角肌筋膜相延续；并在胸大肌和三角肌锁骨止点之间形成锁骨下窝顶。腋筋膜位于胸大肌和背阔肌之间，其增厚形成腋窝底。胸筋膜包绕背阔肌外侧缘，止于胸、腰椎棘突，融合于胸腰筋膜。

2. 动态弦（图5-39）

（1）胸大肌　宽、厚呈扇形的肌肉。起于锁骨内侧半前、胸骨前半段至第六或七肋软骨，向外侧延行，止于肱骨大结节嵴。内收、内旋肱骨；臂上举固定时牵引躯体向上、前运动；辅助深呼吸。由胸肩峰动脉、胸内侧动脉、胸外侧动脉及胸上动脉分支供应。胸内、外侧神经支配。

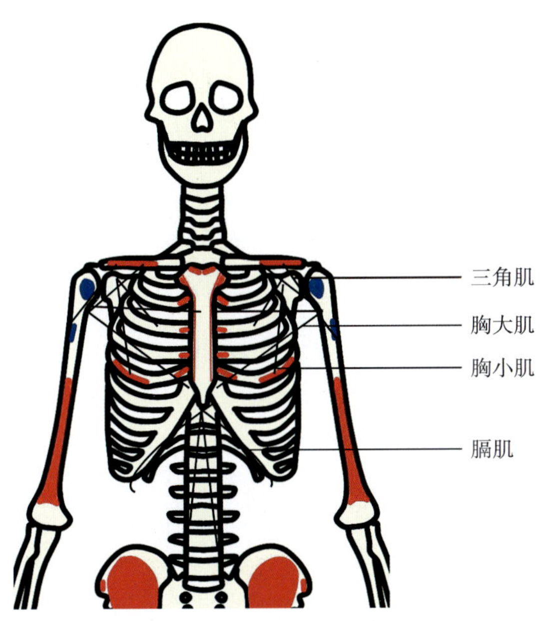

图5-39　胸－肩连结单元动态弦示意图

（2）胸小肌　位于胸大肌深面，呈三角形，薄。起于第三至五肋骨外面近软骨处的上缘和邻近肋间外肌表面筋膜，向外上汇集成一扁腱，止于肩胛骨喙突，部分或全部肌腱可越过喙突止于喙肩韧带。作用：辅助旋肩胛骨、降肩，辅助深呼吸。由胸肩峰动脉、胸上动脉、胸外侧动脉供应。由胸内、外侧神经支配。

（3）锁骨下肌　为长三角形肌肉，不对称，位于锁骨和第一肋骨之间。起于第一胸肋联合和肋软骨处，向外上走行，止于锁骨下面中1/3段处的锁骨下肌沟。作用：抬肩时限制锁骨快速上移和旋转；稳定胸锁关节；保护锁骨下血管和臂丛。由胸肩峰动脉和肩胛上动脉分支供应。由锁骨下肌神经（C_5、C_6）支配。

（4）三角肌　详见第五章头–脊–肢弓弦力学解剖系统第二节头–脊–肩弓弦力学解剖子系统肩部弓弦力学解剖子系统相关内容。

（5）膈肌　详见第五章头–脊–肢弓弦力学解剖系统第三节头–脊–胸弓弦力学解剖子系统的脊–胸连结单元相关内容。

（三）辅助结构

1.胸锁关节关节盘　位于胸骨关节面与锁骨关节面之间，将关节腔分为两部分。关节盘上方附着于锁骨关节面的上后缘，下方附着于第一肋软骨，周缘其他部分附着于关节囊。晚年，关节盘中心可能穿孔。作用：稳定胸锁关节。由胸廓内动脉、肩胛上动脉分支供应。由锁骨下肌神经支配。

2.肩锁关节关节盘　青少年时期为完全的纤维软骨板，成年期关节盘下部通常不完全。作用：稳定肩锁关节。由肩胛上动脉、胸肩峰动脉分支供应。由肩胛上神经、胸外侧神经支配。

（四）功能

静态弓弦力学解剖单元维持胸廓与上肢带骨静态力学平衡，动态弓弦力学解剖单元协调胸廓与上肢带骨动态力学平衡。

五、胸–髋连结单元

胸–髋连结单元的弓由构成胸廓的1块胸骨和24块肋骨，以及构成骨盆的2块髋骨（由髂骨、耻骨、坐骨构成）组成。其功能是供胸部、髋部相应的弦附着，构成胸–髋连结单元的骨架，与软组织共同维持胸–髋连结单元力学平衡。

（一）弓

1.胸骨　详见第五章头–脊–肢弓弦力学解剖系统第三节头–脊–胸弓弦力学解剖子系统的头–胸连结单元相关内容。

2.肋骨　详见第五章头–脊–肢弓弦力学解剖系统第三节头–脊–胸弓弦力学解剖子系统的脊–胸连结单元相关内容。

3.髋骨　为不规则的扁骨，上扁阔、中窄厚，有朝外下的髋臼。幼年由髂骨、坐骨及耻骨以软骨连结而成，成年后软骨骨化，三骨在髋臼处相互愈合。髋臼是髋骨外面中央的环形关节窝，由髂骨、坐骨、耻骨的体构成，与股骨头相关节，其底部中央粗糙，无关节软骨附着，称为髋臼窝。窝的周围骨面光滑，附以关节软骨，叫作月状面。髋臼的前下部骨缘凹入，叫髋臼切迹。髂骨在三骨中最大，位于髋骨的后上部，分为髂骨体和髂骨翼两部。髂骨体位于髂骨的下部，参与构成髋臼后上部。由体向上方伸出的扇形骨板叫髂骨翼，翼的内面凹陷名髂窝，为大骨盆的侧壁，窝的下方以弓状线与髂骨体分界。弓状线前端有一隆起名髂耻隆起，髂窝的后部粗糙，有一近横位的耳状面，与骶骨的耳状面相关节。髂骨翼的上缘肥厚且呈弓形向上凸，叫髂嵴。两侧髂嵴最高点的连线约平第四腰椎棘突，是计数椎骨的标志。翼的前缘弯曲向下，达于髋臼，生有上、下两个骨突，分别叫作髂前上棘和髂前下棘。翼的后缘也生有上、下两骨突，分别命名为髂后上棘和髂后下棘。髂后下棘下方有深陷的坐骨大切迹，两侧髂后上棘的连线约平第二骶椎。从髂前上棘向后5~7cm处，髂嵴较厚且向外突出，叫作髂（嵴）结节，是骨髓穿刺常用的部位。坐骨位于髋骨的后下部，分为坐骨体及坐骨支两部分。坐骨体构成髋臼的后下部和小骨盆的侧壁。其后缘有向后伸出的三角形骨突，称为坐骨棘。坐骨棘与髂后下棘之间的骨缘呈弧形凹陷，称为坐骨大切迹，坐骨棘下方的骨缘小缺口叫作坐骨小切迹。由体向下延续为坐骨上支，继而转折向前内方，叫作坐骨下支，其前端与耻骨下支相连。坐骨上、下支移行处的后部，骨面粗糙而肥厚，名坐骨结节，是坐位时体重的承受点，在体表可以扪及。耻骨位于髋骨的前下部，可分为耻骨体及耻骨支两部分。耻骨体构成髋臼的前下部和小骨盆的侧壁。由体向前下内方伸出耻骨上支，继而以锐角折向下外方叫作耻骨下支。耻骨上、下支移行处的内侧面为一卵圆形粗糙面，叫作耻骨联合面，与对侧同名面之间以纤维软骨连接，构成耻骨联合。男性耻骨联合终生不可滑动，女性则在分娩时可以松动。耻骨上支的上缘锐利的骨嵴，叫作耻骨梳，其后端起于髂耻隆起，前端终于耻骨结节。耻骨结节内侧的骨嵴称为耻骨嵴。由坐骨和耻骨围成的孔，叫作闭孔，在活体闭孔有闭孔膜封闭。孔的上缘有浅沟叫作闭孔沟。

（二）弦

胸－髋连结单元的弦包括静态弦（韧带、筋膜）和动态弦（肌肉）。其功能是完成胸－髋连结单元的运动功能，并与骨组织共同维持胸－髋连结单元的力学平衡。

1.静态弦

（1）韧带

1）腹直肌鞘（图5-40）：腹直肌鞘包裹腹直肌，前层有腹外斜肌腹直肌鞘边缘腱膜与腹内斜肌腱膜的前层愈合而成，后层由腹内斜肌腱膜的后层与腹横肌腱膜愈合而成。在脐下4~5cm以下，构成鞘后层的腹内斜肌腱膜的后层和腹横肌的腱膜，完全转至腹直肌前面，参与构成鞘的前层，所以此处缺乏鞘的后层。从后方观察腹直肌鞘时，可见后层的游离下缘为凸向上方的弧形线，称弓状线（半环线）。此线以下的腹直肌后面直接与腹横筋膜相贴。

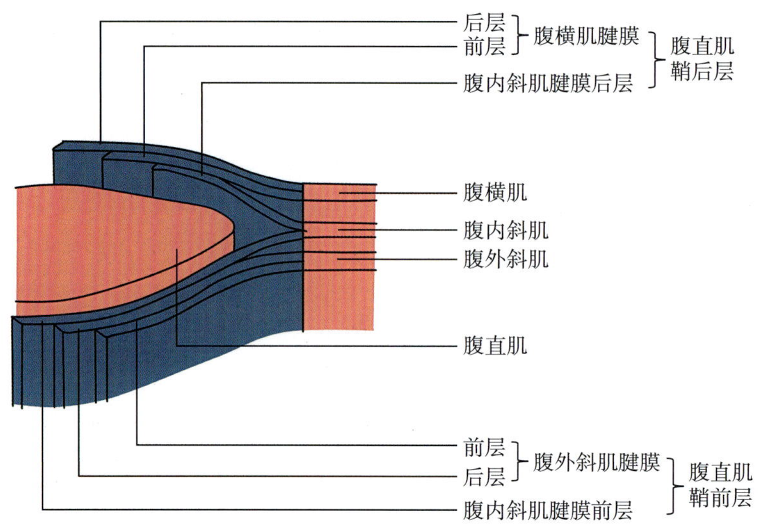

图5-40　腹直肌鞘示意图

2）腹白线：腹白线由两侧腹直肌鞘于腹正中线相互交织而成。脐上白线较宽，脐下白线狭而坚固。腹白线是腹底壁正中线上的白色纤维索，从剑突到耻骨联合，由两侧的腹内外斜肌和腹横肌腱膜交织而成，中部有脐。

（2）筋膜

1）浅筋膜：腹前壁浅筋膜位于皮肤和肌之间，通常被分为表层脂肪层（Camper筋膜）和深层膜性层（Scarpa筋膜）。事实上，浅筋膜有3层膜，膜性层的深面有一层脂肪层。这3层膜儿童分布轮廓尤为清晰。两层之间是浅血管、淋巴管、神经和在腹股沟区域的腹股沟浅淋巴结。

①脂肪层：脂肪层包括一些脂肪，被纤维膜分隔开，该层连接皮肤和深层膜性层。向下与股部浅筋膜相连续，中间止于白线。在男性，该层经过外生殖器的表面，在这些部位，浅筋膜变薄，呈苍白浅红色，含有少量的脂肪组织。在阴囊，此层含有平滑肌纤维，称为肉膜肌。在女性，它从腹部耻骨上区到大阴唇和会阴。

②膜层：膜层作为一个不恒定成熟的实体，由结缔组织和弹性组织组成。成年人，腹前壁厚度不一，在腹上部变薄。组织学测量时，厚0.5~1mm，但CT看起来更厚。它疏松地与腹外斜肌腱膜相连续，通过斜纤维隔与腹直肌鞘连续。向上，与躯干其余部分浅筋膜相连续。在中线，紧密地与腹白线和耻骨联合相连。向下连于髂骨，表面延伸至腹股沟韧带，与位于腹股沟褶皱线或股部的皮肤褶皱处的阔筋膜相融合。在男性，它延伸至阴茎背部，组成阴茎表面韧带的一部分，延伸到阴囊，与会阴筋膜的膜性层相连续。在女性，则延续至大阴唇，与会阴筋膜相连。

在儿童，睾丸常可从阴囊外进入疏松网状组织间隙中，该间隙位于腹外斜肌和腹股沟管前面浅筋膜深层之间，有时被称为“腹股沟浅袋”。

③深层脂肪层：深层脂肪层的厚度变异度比浅筋膜脂肪层高，膜性层融于骨性隆起

和白线的地方薄或缺失，病态肥胖时，明显变薄。它的脂肪细胞在表面脂肪层代谢活动不尽相同。抽脂术优先移除此层而相对保留表面脂肪层以避免皮肤凹陷和其他皮肤轮廓不规则。

2）腹横筋膜：腹横筋膜是位于腹横肌深面和腹膜外脂肪的一薄层结缔组织，是腹膜和腹壁之间的普通筋膜的组成部分之一。它向后与胸腰筋膜的浅层相融合，向前形成一连续的筋膜层。向上与膈下表面筋膜相融合，向下与髂筋膜和盆筋膜相延续，在腹横肌和髂肌起点它附于髂嵴的全长，在髂前上棘和股鞘之间附于腹股沟韧带的后缘。在股鞘的内面，腹横筋膜较为薄弱，和联合腱后面的耻骨相融合。腹横筋膜向下延伸，形成股鞘的前面部分。筋膜不连续增厚，形成髂耻束（也称股深弓），平行于腹股沟韧带；由扇形展开的横向纤维组成，沿髂前上棘与髂腰肌筋膜相融，止于联合腱后面的耻骨上。

腹横筋膜延续为精索内筋膜，包裹腹股沟深环的一些结构（在男性为睾丸动脉和输精管，在女性则是子宫圆韧带）。

3）腹膜外结缔组织：腹膜外结缔组织位于腹膜和腹部盆腔筋膜之间，包含一些脂肪，这些脂肪在腹后壁肾脏周围尤为丰富，而在髂骨和骨盆则大部缺乏。

2.动态弦（图5－41）

（1）腹内斜肌　腹内斜肌位于腹外斜肌深面，起于胸腰筋膜、髂嵴及腹股沟韧带外侧半，肌纤维呈扇形展开，上部止于下3对肋，中部斜向内上方，下部斜向内下方。后两部肌纤维至腹直肌的外侧缘处移行为腱膜，分前、后两层包裹腹直肌，参与腹直肌鞘前、后壁的构成，最后止于白线。

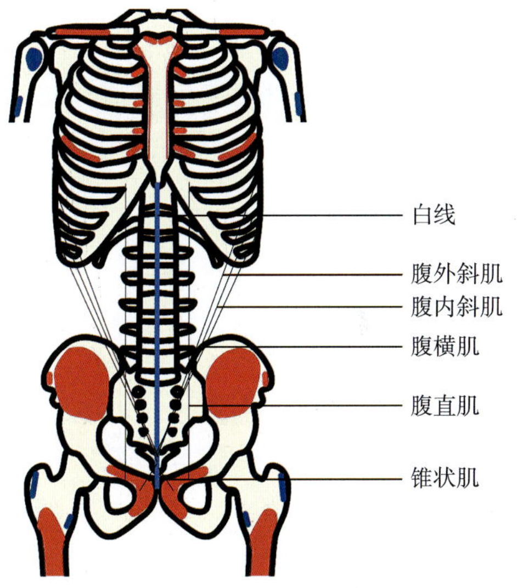

图5－41　胸－髋连结单元动态弦示意图

（2）腹外斜肌　腹外斜肌为宽阔扁肌，位于腹前外侧部的浅层，起始部呈锯齿状，起自下位8个肋骨的外面，肌束由外上斜向前下方，后部肌束向下止于髂嵴前部，上中部肌束向内移行于腱膜，经腹直肌的前面，并参与构成腹直肌鞘的前层，至腹正中线终于白线。

（3）腹直肌　腹直肌位于腹前壁正中线两侧，被包埋于腹直肌鞘内，为上宽下窄的带状多腹肌，左右腹直肌内侧以腹白线相隔，自上而下被3~4个横行的腱划（致密结缔组织索）分隔，腱划与腹直肌鞘前壁紧密愈合，起防止该肌收缩时移位的作用。此肌上端起自第五至七肋软骨前面和胸骨剑突，止于耻骨上缘（耻骨结节与耻骨联合之间）。

（4）锥状肌　锥状肌是位于耻骨联合处的左上方、形状微小呈三角形的袋状肌肉，在腹直肌的前方，向上插入白线。

（5）腹横肌　腹横肌居腹内斜肌的深面，起自下6个肋骨、胸腰筋膜、髂嵴和腹股沟韧带的外侧1/3段，肌束向前内方横行，移行为腹横肌腱膜，经过腹直肌的后面，参与构成腹直肌鞘后壁，止于白线。

（三）功能

静态弓弦力学解剖单元维持胸廓与下肢带骨静态力学平衡，动态弓弦力学解剖单元协调胸廓与下肢带骨动态力学平衡。

六、胸廓弓弦力学解剖子系统

（一）弓（图5-42）

胸廓弓弦力学解剖子系统的弓由构成胸廓的1块胸骨和24块肋骨，以及脊柱的26块脊柱骨组成。其功能是供胸部相应的弦附着，构成胸廓弓弦力学解剖子系统的骨架，与软组织共同维持胸廓弓弦力学解剖子系统力学平衡。

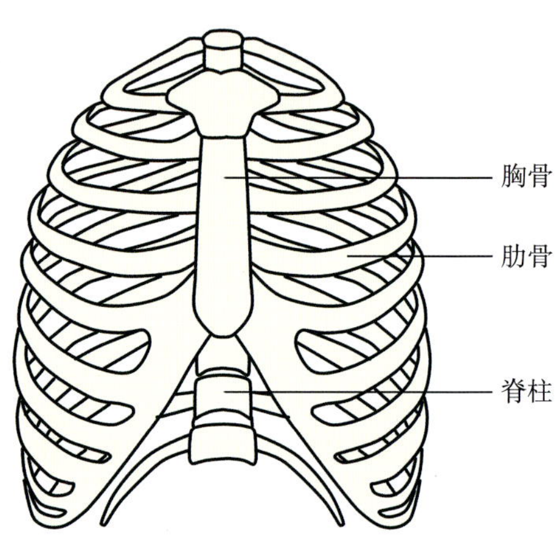

图5-42　胸廓弓弦力学解剖子系统弓示意图

1.脊柱　详见第五章头-脊-肢弓弦力学解剖系统第二节头-脊-肩弓弦力学解剖子系统头-脊连结单元相关内容。

2.胸骨　详见第五章头-脊-肢弓弦力学解剖系统第三节头-脊-胸弓弦力学解剖子系统的头-胸连结单元相关内容。

3.肋骨　详见第五章头-脊-肢弓弦力学解剖系统第三节头-脊-胸弓弦力学解剖子系统的脊-胸连结单元相关内容。

（二）弦

胸廓弓弦力学解剖系统的弦包括静态弦（关节囊、韧带、筋膜）和动态弦（肌肉）。其功能是完成胸廓弓弦力学解剖系统的运动功能，并与骨组织共同维持胸廓弓弦力学解剖系统的力学平衡。

1.静态弦（图5-43）

（1）关节囊

1）肋头关节纤维囊：将肋头连接至椎间盘和相邻2个椎骨关节面下缘，其中上部纤维进入椎间孔与椎间盘后缘相融合，后部纤维与邻近肋横突韧带相延续。

2）肋横突关节纤维囊：为薄的关节囊，附着于肋结节关节面及同序数胸椎横突构成的关节面周围，内有滑囊。其中，第十一、十二肋无此关节囊。

3）胸肋关节纤维囊：包围第二至七胸肋关节，壁薄，与胸肋韧带相混合，且相连于肋软骨至胸骨的纤维。

（2）韧带

1）肋头关节韧带：详见第三节头-脊-胸弓弦力学解剖子系统的脊-胸连结单元相

关内容。

2）肋横突关节韧带：详见第三节头－脊－胸弓弦力学解剖子系统的脊－胸连结单元相关内容。

3）胸肋关节

①胸肋辐状韧带：宽、薄。起于第一至七肋软骨的胸骨端，止于相应胸骨面。

②关节内韧带：存在于第二肋软骨和胸骨之间，起于肋软骨，止于胸骨柄和胸骨体。

③肋剑突韧带：纤维长短不一，起于第七肋软骨前、后，止于剑突相应骨面。

4）肋软骨间关节

①内侧软骨间韧带：位于第六至九相邻肋软骨边缘的椭圆形关节内侧。

②外侧软骨间韧带：位于第六至九相邻肋软骨边缘的椭圆形关节外侧。

5）膈

①外侧弓状韧带：为膈肌纤维腰部的两个起点，由覆盖腰方肌的筋膜增厚形成。起于覆盖腰方肌的筋膜，呈弓状跨过腰方肌上部，内侧附于第一腰椎横突前，外侧附于第十二肋中点下缘。作用：稳定膈肌。由膈上、下动脉供应。由膈神经支配。

②内侧弓状韧带：为膈肌纤维腰部的两个起点，由覆盖腰大肌的筋膜形成。起于腰大肌上部筋膜，内侧止于第一或二腰椎椎体侧面，并延续于对侧膈脚；外侧止于第一腰椎横突前。作用：稳定膈肌。由膈上、下动脉供应。由膈神经支配。

③膈中心腱：位于膈肌近中央、偏前部，由纤维结缔组织构成，薄而强韧，呈三叶形。由膈上、下动脉供应。由膈神经支配。

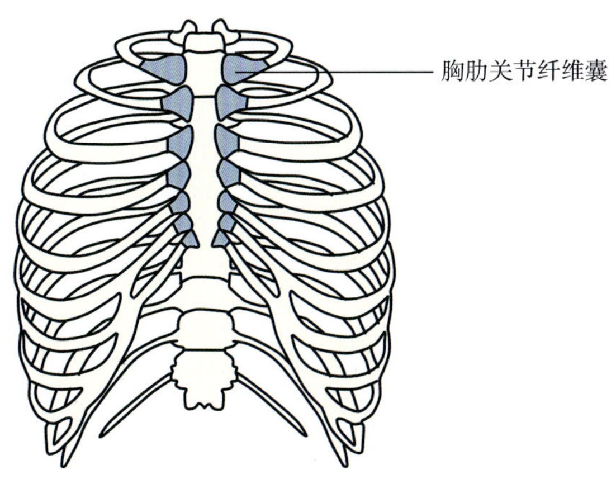

图5-43　胸廓弓弦力学解剖子系统静态弦示意图

（3）筋膜

1）锁胸筋膜：详见第五章头－脊－肢弓弦力学解剖系统第二节头－脊－肩弓弦力学解剖子系统肩部弓弦力学解剖子系统相关内容。

2）胸腰筋膜：详见第三章脊柱弓弦力学解剖系统第三节胸段弓弦力学解剖子系统相关内容。

2.动态弦（图5-44，图5-45）

（1）肋间内肌　有11对，位于真肋的肋软骨间、假肋肋软骨的前端。起于下一肋骨的上缘，向上走行，止于肋沟底和相邻的肋软骨。与肋间外肌协同完成呼吸运动。由相邻的肋间神经支配。

（2）肋间外肌　有11对，厚于肋间内肌。起于上一肋骨的下缘，下行至下一肋骨的上缘。与肋间内肌协同完成呼吸运动。由相邻的肋间神经支配。

（3）肋间最内肌　为肋间内肌内面的一薄层，肌肉菲薄，可能缺如。附着于上下相邻两肋骨的内面。与肋间内、外侧肌共同完成呼吸运动。由相邻的肋间神经支配。

（4）肋下肌　包括肌肉和腱膜束，同侧仅在胸廓下部发育完好。起于近肋角处肋骨内面，下行2或3肋骨后，平行于肋间内肌，位于肋间神经血管及胸膜之间，隔开两者。作用：下拉肋骨。由相应肋间神经支配。

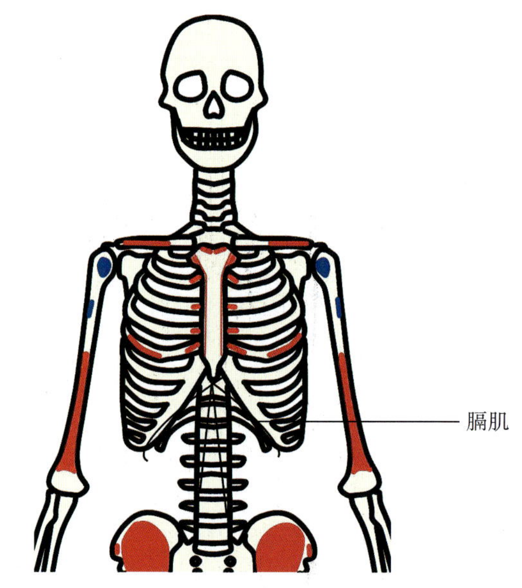

图5-44　膈肌示意图

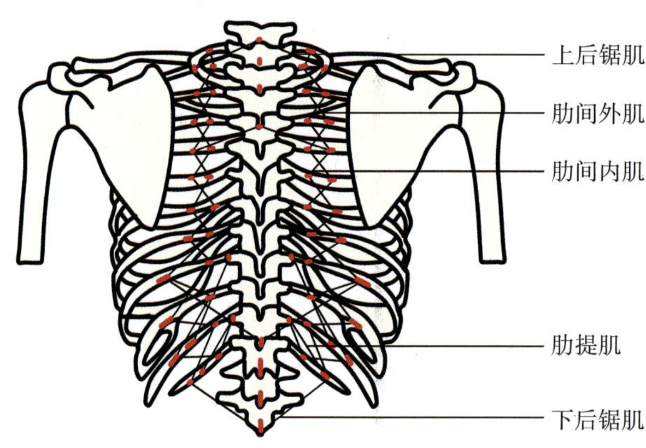

图5-45　胸廓弓弦力学解剖子系统动态弦示意图

（5）胸横肌　位于胸前壁内面。起于剑突后面下1/3，止于下3或4个真肋近胸骨端的肋软骨处。向下、向内牵拉附着的肋软骨。由相邻肋间神经支配。

（6）胸提肌或提肋肌　为强韧的纤维束。起于第七颈椎和第一至十一胸椎横突尖，向外下走行，平行于肋间外肌后缘，止于所起始的椎骨下方的肋上缘及外面。作用：提肋骨。由相应胸神经后支支配。

（7）上后锯肌　详见第五章头－脊－肢弓弦力学解剖系统第三节头－脊－胸弓弦力学解剖子系统脊－胸连结单元相关内容。

（8）下后锯肌　详见第五章头－脊－肢弓弦力学解剖系统第三节头－脊－胸弓弦力学解剖子系统脊－胸连结单元相关内容。

（9）膈肌　详见第五章头－脊－肢弓弦力学解剖系统第三节头－脊－胸弓弦力学解剖子系统的脊－胸连结单元相关内容。

（三）功能

静态弓弦力学解剖单元维持胸廓静态力学平衡，动态弓弦力学解剖单元保证胸廓动态力学平衡。

七、功能

头－脊－胸弓弦力学解剖子系统以颅骨、脊柱、锁骨、胸骨、肋骨、肱骨、髋骨和股骨为弓，附着于弓的软组织为弦，其作用是建立头颅、脊柱、胸廓、上肢与下肢的动、静态力学构架，维持五者的力学平衡，并协调头颅、脊柱、胸廓、上肢与下肢各骨连结之间的生理运动功能。

八、临床应用举例

头－脊－胸弓弦力学解剖子系统力平衡失调会引起多种慢性软组织损伤和骨质增生性疾病，如头夹肌损伤、胸锁乳突肌肌腱炎等。现以头夹肌损伤、胸锁乳突肌肌腱炎、下后锯肌损伤为例，介绍针刀治疗该类疾病的方法。

（一）头夹肌损伤

1.治疗原则　该疾病属于头－脊－肢弓弦力学解剖系统力平衡失调。依据针刀医学人体弓弦力学解剖系统及疾病病理构架的网眼理论，运用针刀整体松解头夹肌的粘连、瘢痕和挛缩，破坏疾病的病理构架，恢复局部弓弦力学解剖系统的力平衡。

2.操作方法（图5-46）

（1）体位　俯卧低头位。

（2）体表定位　第三颈椎、第七颈椎和第三胸椎的棘突顶点；双侧乳突后缘。

（3）消毒　常规消毒铺巾。

（4）麻醉　用1%利多卡因局部浸润麻醉，每个治疗点注药1ml。

（5）刀具　Ⅰ型4号直形针刀。

（6）针刀操作

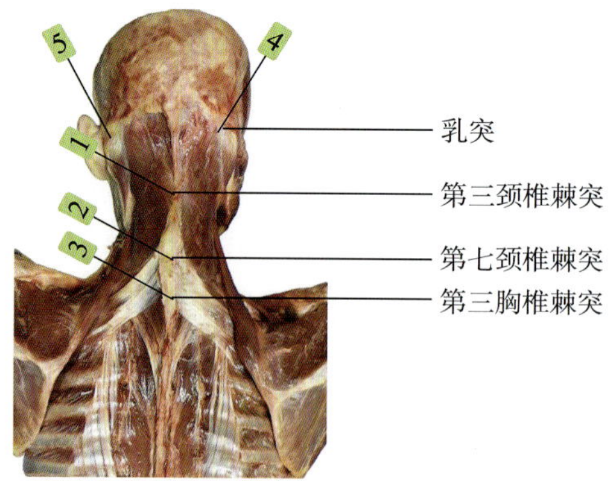

图5-46　头夹肌损伤针刀松解尸体解剖示意图

①第1支针刀松解头夹肌在第三颈椎棘突顶点粘连瘢痕。刀口线与人体纵轴一致，针刀体向头侧倾斜45°，与棘突呈60°，严格按照四步进针刀规程进针刀。针刀经皮肤、皮下组织、筋膜、肌肉达第三颈椎棘突顶点骨面后，紧贴棘突顶点及两侧铲剥2~3刀，范围0.5cm。

②第2支针刀松解头夹肌在第七颈椎棘突顶点粘连瘢痕，操作方法同第1支针刀。

③第3支针刀松解头夹肌在第三胸椎棘突顶点粘连瘢痕，操作方法同第1支针刀。

④第4支针刀松解右侧头夹肌在乳突的附着处粘连瘢痕。刀口线与人体纵轴一致，针刀体向脚侧倾斜45°，与枕骨垂直，严格按照四步进针刀规程进针刀。针刀经皮肤、皮下组织、筋膜、肌肉达乳突骨面后，调转刀口线90°，向下铲剥2~3刀，范围0.5cm。

⑤第5支针刀松解左侧头夹肌在乳突附着处的粘连瘢痕。刀口线与人体纵轴一致，针刀体向脚侧倾斜45°，与枕骨垂直，严格按照四步进针刀规程进针刀。针刀经皮肤、皮下组织、筋膜、肌肉达乳突骨面后，调转刀口线90°，向下铲剥2~3刀，范围0.5cm。

⑥术毕，拔出针刀，局部压迫止血3分钟，创可贴覆盖针刀口。

（7）注意事项

①针刀松解上项线处的软组织时，针刀体要向脚侧倾斜45°，不得和人体纵轴垂直刺入，以免针刀刺入枕骨大孔；针刀松解颈椎、胸椎棘突时，针刀体向头侧倾斜45°，与棘突呈60°，不得和人体纵轴垂直刺入，以免针刀刺入椎管。

②对于病情较重的患者，松解头夹肌起点与止点后，症状仍然存在的，需要做头夹肌行经路线中的针刀松解。

（二）胸锁乳突肌肌腱炎

1.治疗原则　该疾病属于头-脊-肢弓弦力学解剖系统力平衡失调。依据针刀医学人体弓弦力学解剖系统及疾病病理构架的网眼理论，胸锁乳突肌受到异常应力刺激造成损伤后，人体在代偿过程中，在肌肉起点与止点及肌肉行经途中形成粘连、瘢痕和挛缩，造成颈部的力学平衡失调。运用针刀整体松解术将其关键点的粘连、瘢痕松解切开，恢复颈部的力学平衡。

2.操作方法（图5-47）

（1）体位　卧位，头偏向对侧。

（2）体表定位　胸骨柄前面、锁骨中内1/3上缘、胸锁乳突肌肌腹部。

（3）消毒　常规消毒铺巾。

（4）麻醉　用1%利多卡因局部浸润麻醉，每个治疗点注药1ml。

（5）刀具　Ⅰ型4号直形针刀。

（6）针刀操作　以右侧胸锁乳突肌损伤为例。

①第1支针刀松解右侧胸锁乳突肌胸骨头起点的粘连瘢痕。刀口线与胸锁乳突肌肌纤维方向一致，针刀体与皮肤垂直，严格按四步进针刀规程进针刀，针刀经皮肤、皮下、筋膜、肌肉达骨面附着处，调转刀口线90°，与胸锁乳突肌肌纤维方向垂直，在骨面上向内铲剥2~3刀，范围0.5cm。

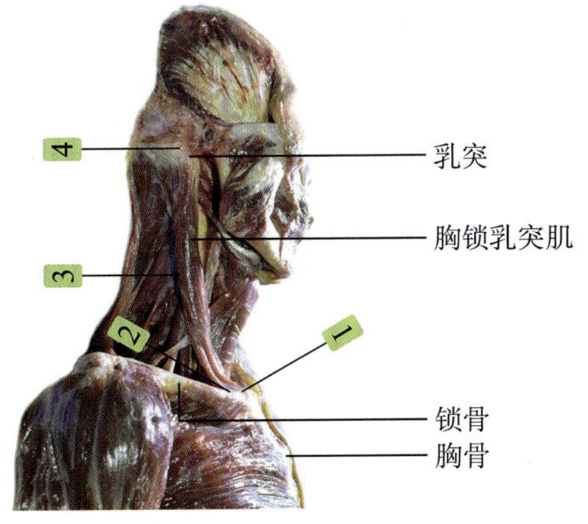

图5-47　胸锁乳突肌肌腱炎针刀松解尸体解剖示意图

②第2支针刀松解右侧胸锁乳突肌锁骨部起点的粘连瘢痕。刀口线与胸锁乳突肌肌纤维方向一致，针刀体与皮肤呈90°角，严格按四步进针刀规程进针刀，针刀经皮肤、皮下、筋膜、肌肉达骨面附着处，调转刀口线90°，与胸锁乳突肌肌纤维方向垂直，在骨面上向内铲剥2~3刀，范围0.5cm。

③第3支针刀松解右侧胸锁乳突肌止点在颞骨乳突的粘连瘢痕。刀口线与胸锁乳突肌肌纤维方向一致，针刀体与枕骨面呈90°角，严格按四步进针刀规程进针刀，针刀经皮肤、皮下、筋膜、肌肉达骨面附着处，调转刀口线90°，在乳突骨面上向乳突尖方向铲剥2~3刀，范围0.5cm。

④第4支针刀松解右侧胸锁乳突肌腹部的粘连瘢痕。刀口线与胸锁乳突肌肌纤维方向一致，针刀体与皮肤呈90°角，严格按四步进针刀规程进针刀，针刀经皮肤、皮下、筋膜到达肌腹，纵横分离2~3刀，范围0.5cm。

⑤术毕，拔出针刀，局部压迫止血3分钟，创可贴覆盖针刀口。

（三）下后锯肌损伤

1.治疗原则　该疾病属于头－脊－肢弓弦力学解剖系统力平衡失调。依据针刀医学人体弓弦力学解剖系统及疾病病理构架的网眼理论，运用针刀松解下后锯肌在肋骨面及棘突处的粘连、瘢痕，破坏疾病的病理构架，以及术后配合手法将残余的粘连、瘢痕拉开，恢复下后锯肌弓弦力学结构。

2.操作方法（图5-48）

（1）体位　俯卧位。

（2）体表定位　第十一、十二胸椎和第一、二腰椎棘突顶部，第九至十二肋骨外侧面。

（3）消毒　常规消毒铺巾。

（4）麻醉　用1%利多卡因局部浸润麻醉，每个治疗点注药1ml。

（5）刀具　Ⅰ型4号直形针刀。

（6）针刀操作

①第1支针刀松解下后锯肌起点在第十一胸椎棘突顶部的粘连瘢痕。刀口线与脊柱纵轴方向一致，刀体和皮肤呈90°角，严格按四步进针刀规程进针刀，针刀经皮肤、皮下、筋膜，到达棘突顶骨面，稍提起针刀，调整刀刃到棘突侧面，与软组织交界处（即下后锯肌的附着处）深入5mm后，调转刀口线与脊柱上段呈60°角，与下后锯肌纤维平行，铲剥2~3刀，范围0.5cm。

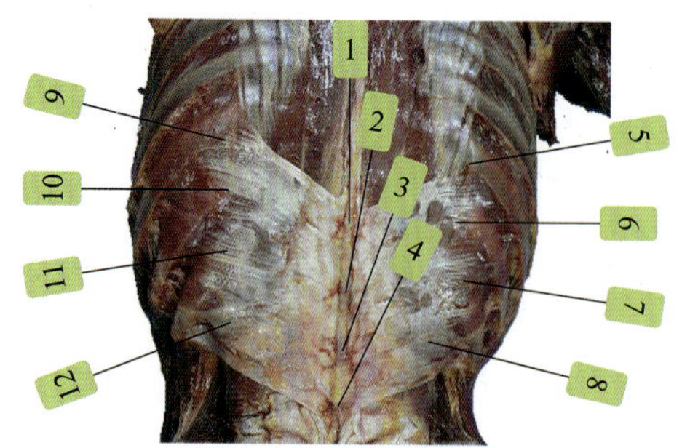

图5-48　针刀松解下后锯肌损伤尸体解剖示意图

②第2支针刀松解下后锯肌起点在第十二胸椎棘突顶部的粘连瘢痕。针刀操作方法同第1支针刀。

③第3支针刀松解下后锯肌起点在第一腰椎棘突顶部的粘连瘢痕。针刀操作方法同第1支针刀。

④第4支针刀松解下后锯肌起点在第二腰椎棘突顶部的粘连瘢痕。针刀操作方法同第1支针刀。

⑤第5支针刀松解下后锯肌止点在右侧第九肋外侧面的粘连瘢痕。刀口线和患处肋骨呈90°角（与肌纤维平行），即与躯干纵轴呈45°角左右，严格按四步进针刀规程进针刀，针刀经皮肤、皮下、筋膜、肌肉，到达肋骨面，沿肌纤维纵轴，先纵横分离2~3刀，范围0.5cm。如肌腱、韧带紧张，可提起针刀至肌腱浅面调转刀口线90°，与肌腱纤维走行方向垂直，在肋骨面上，向内下铲剥1~2刀，范围0.5cm。

⑥第6支针刀松解下后锯肌止点在右侧第十肋外侧面的粘连瘢痕。针刀操作同第5支针刀。

⑦第7支针刀松解下后锯肌止点在右侧第十一肋外侧面的粘连瘢痕。针刀操作同第5支针刀。

⑧第8支针刀松解下后锯肌止点在右侧第十二肋外侧面的粘连瘢痕。针刀操作同第5支针刀。

⑨第9支针刀松解下后锯肌止点在左侧第九肋外侧面的粘连瘢痕。刀口线和患处肋骨呈90°（与肌纤维平行），即与躯干纵轴呈45°角左右，严格按四步进针刀规程进针刀，针刀经皮肤、皮下、筋膜、肌肉，到达肋骨面，沿肌纤维纵轴，先纵横分离2~3刀，范围0.5cm。如肌腱、韧带紧张，可提起针刀至肌腱浅面调转刀口线90°，与肌腱纤维走行方向垂直，在肋骨面上，向内下铲剥1~2刀，范围0.5cm。

⑩第10支针刀松解下后锯肌止点在左侧第十肋外侧面的粘连瘢痕。针刀操作同第9支针刀。

⑪第11支针刀松解下后锯肌止点在左侧第十一肋外侧面的粘连瘢痕。针刀操作同第

9支针刀。

⑫第12支针刀松解下后锯肌止点在左侧第十二肋外侧面的粘连瘢痕。针刀操作同第9支针刀。

⑬针刀松解下后锯肌腹粘连瘢痕。当触诊下后锯肌肌腹有硬结或疼痛时，可在该处定点，刀口线和下后锯肌肌纤维走行平行，即与肋骨长轴的外侧呈90°~100°角，严格按四步进针刀规程进针刀，针刀经皮肤、皮下、筋膜，到达肌腹，纵横分离2~3刀，范围0.5cm，有松动感后出刀。

⑭术毕，拔出针刀，局部压迫止血3分钟，创可贴覆盖针刀口。

（7）注意事项　在进针刀时，一定要用手指压迫固定皮肤于肋骨面上，然后在指端处进针刀，以防滑落刺入肋间。

①在剥离操作时，刀刃必须在肋骨面和肋骨下缘的骨面以上活动，不可再深入，以防刺伤肋间神经、血管。

②严禁在肋间隙进刀。如压痛点在肋骨下缘，在进刀时尤注意。可先将肋下缘处皮肤以拇指压住，将其推到肋骨面上，固定；然后在定点处进刀，直达骨面上；此时，松开皮肤，刀刃随之移到肋骨下缘处；然后，再沿肋骨下缘进刀少许，即可剥离。

第四节　头－脊－髋弓弦力学解剖子系统

头－脊－髋弓弦力学解剖子系统由头－脊连结单元、脊－髋连结单元、髋部弓弦力学解剖子系统构成，各个单元间协同合作，共同稳定头颅、脊柱、髋关节的正常解剖位置，发挥头－脊－髋弓弦力学解剖子系统正常生理功能。

一、头－脊连结单元

详见第五章头－脊－肢弓弦力学解剖系统第二节头－脊－肩弓弦力学解剖子系统。

二、脊－髋连结单元

脊－髋连结单元的弓由构成脊柱的26块脊椎骨，以及构成骨盆的2块髋骨（由髂骨、耻骨、坐骨构成）组成。其功能是供脊柱、髋部相应的弦附着，构成脊－髋连结单元的骨架，与软组织共同维持脊－髋连结单元力学平衡。

（一）弓（图5-49）

1.脊柱　略。

2.髋骨　详见第五章头－脊－肢弓弦力学解剖系统第三节头－脊－胸弓弦力学解剖子系统胸－髋连结单元相关内容。

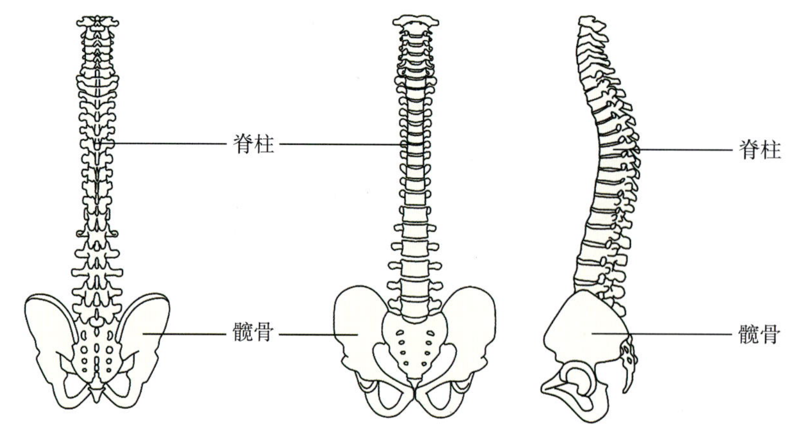

图5-49　脊-髋连结单元弓示意图

（二）弦

脊-髋连结单元的弦包括静态弦（关节囊、韧带、筋膜）和动态弦（肌肉）。其功能是完成脊-髋连结单元的运动功能，并与骨组织共同维持脊-髋连结单元的力学平衡。

1.静态弦（图5-50）

（1）骶髂关节　位于骶骨及髂骨耳状面之间，为应力消除关节。由韧带连结与滑膜组成。关节面可有透明软骨覆盖。关节随年龄的增加可逐渐纤维化甚至骨化消失。

1）关节囊

骶髂关节囊：附着于骶骨、髂骨耳状面两个关节面之间。为致密纤维结缔组织。

2）韧带

①骶髂前韧带：起于骶骨第三节段，止于前耳状沟外侧。前下方厚，余薄。

②骶髂骨间韧带：为关节两骨之间的主要连接，填充关节后上方不规则间隙。表面被骶髂后韧带覆盖，深层有来自骶骨耳状面与髂结节之间的纤维束通过。

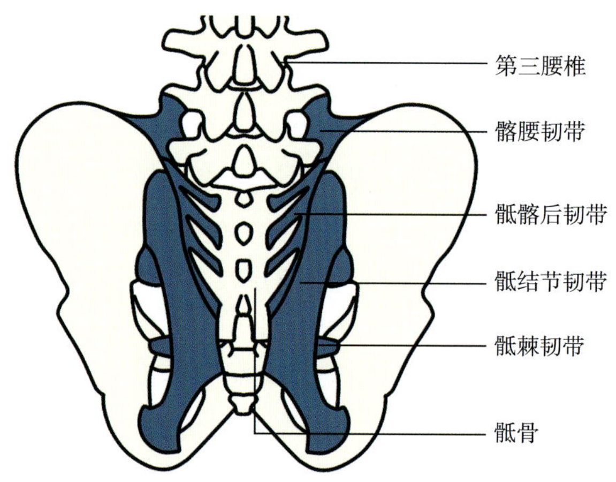

图5-50　脊-髋连结单元静态弦示意图

③骶髂后韧带：位于骨间韧带上，包含多支细小纤维束，起于骶骨中间及外侧嵴，止于髂后上棘及髂嵴。

④髂腰韧带：起于第四、五腰椎横突尖及下面，向外走行，上束从骶髂关节前方延伸，止于髂嵴；下束自骶髂韧带前方跨过，止于髂窝的髂骨后缘；后束在腰方肌后方止于髂骨。由髂腰动脉、骶外侧上动脉供应。由第四、五腰神经分支支配。

⑤骶结节韧带：有宽阔的基底部。起于髂后上棘、骶髂后韧带、骶外侧嵴、骶骨外侧缘及尾骨上部，向后外下行，附于坐骨结节内侧。

3）筋膜

①胸腰筋膜：详见第三章脊柱弓弦力学解剖系统第三节胸段弓弦力学解剖子系统相关内容。

②髂筋膜：覆盖腰大肌和髂肌，上端薄，向腹股沟韧带延伸时逐渐增厚。覆盖于腰大肌以上部分增厚形成内侧弓状韧带；髂骨部分向外延伸至髂嵴，向内延伸至界线，并在此与骨膜相连。在股骨血管外侧，髂筋膜与腹股沟韧带后缘和腹横筋膜相延续。同时继续向下形成股鞘后壁。

③腹壁浅筋膜

a.浅筋膜：含有脂肪组织又称脂肪层，向下与股部的浅筋膜相连续。内有腹壁浅动、静脉，浅淋巴管和皮神经。

b.浅筋膜深层（膜性层）：为富有弹性纤维的膜样层，在中线处附着于白线，向下于腹股沟韧带下方约一横指处，附着于股部深筋膜，但在左、右耻骨结节间越过耻骨联合继续向下至阴囊，与会阴筋膜相连。

c.腹横筋膜：为腹深筋膜中间两层的深层，薄弱，介于腹内斜肌与腹横肌之间，连结较紧，内有较大的血管、神经通过。

2.动态弦（图5-51）

（1）竖脊肌　详见第三章脊柱弓弦力学解剖系统第一节概述相关内容。

（2）背阔肌　详见第五章头－脊－肢弓弦力学解剖系统第二节头－脊－肩弓弦力学解剖子系统脊－肩连结单元相关内容。

（3）腰方肌　位于腹后壁，在脊柱两侧，其内侧有腰大肌，其后方有竖脊肌，二者之间隔有胸腰筋膜的中层。起于第十二肋骨下缘和第一至四腰椎横突及髂嵴的后部，止于髂嵴上缘。下降和固定第十二肋，并使脊柱侧屈和后伸。由腰神经前支支配。

（4）腰大肌　位于腰椎椎体侧方，腰椎横突的前方，止于股骨小转子。联合髂肌，坐位时屈股部。由腰动脉、髂腰动脉、闭孔动脉、髂外动脉和股动脉形成的动脉网供应。肌上部由腰动脉供应，中部由髂腰动脉前支、旋髂深动脉及髂外动脉供应，远端由股动脉分支供应。由L_1、L_2、部分L_3神经前支支配。

（5）腰小肌　位于腰大肌前方。起于第十二胸椎椎体、第一腰椎椎体侧方及两者之间的椎间盘，止于耻骨梳、髂耻支及外侧髂筋膜。作用：使躯干微弱屈曲。由腰动脉供应。由第一腰神经支配。

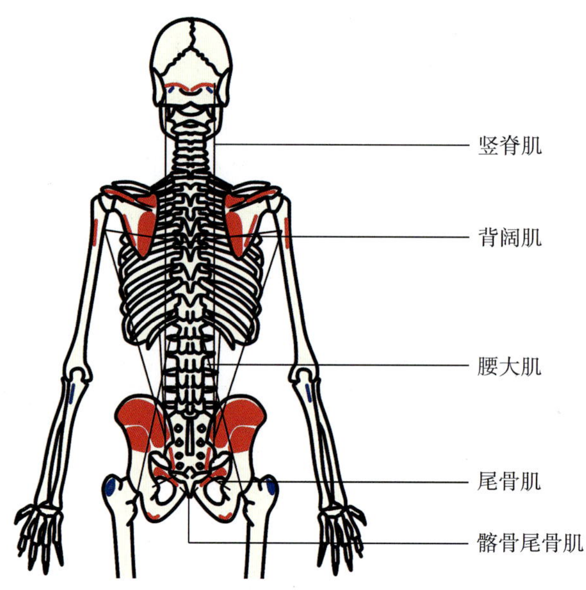

图5-51　脊-髋连结单元动态弦示意图

（7）尾骨肌　呈三角形。起于坐骨棘，肌纤维束呈扇形扩展开，止于尾骨和骶骨侧缘。作用：支撑内脏，帮助排尿、排便。

（8）提肛肌　附着于真骨盆内，表面厚薄不一，宽扁而薄，左右各一，两侧在肛管处联合成一个漏斗状的盆底，将骨盆口大部分封闭。起于骨盆的前壁和侧壁，肌纤维向下内行，在对侧接近中线时成腱性纤维与对侧交叉，交叉线称肛尾缝。主要使肛管颈部扩张，并有固定肛管的作用。由臀下动脉、膀胱下动脉、阴部内动脉分支供应。由第三、四骶神经支配。

1）坐骨尾骨肌：位于提肛肌最后上方，呈三角形。起于盆壁及坐骨棘尖，向上行，止于尾骨和第五骶椎的外侧缘。功能同上。由臀下动脉、膀胱下动脉、阴部内动脉分支供应。由第三、四骶神经支配。

2）髂骨尾骨肌：起自坐骨棘和盆筋膜腱弓（白线）的后部，其前部肌束在肛尾缝处与对侧相续，后部肌束附着于骶骨下端，正中肌束附着于肛门和尾骨之间。功能同上。由臀下动脉、膀胱下动脉、阴部内动脉分支供应。由第三、四骶神经支配。

3）耻骨尾骨肌：起于耻骨背面，盆筋膜腱弓前部，两侧肌束在肛尾缝交叉成一致密的腱膜，对盆腔脏器有坚强的支持作用，少数纤维不交叉直接附着于尾骨尖。耻尾肌纤维在靠近肛管直肠结合处时，沿肛管向下延伸，形成肛管的纵肌。功能同上。由臀下动脉、膀胱下动脉、阴部内动脉分支供应。由第三、四骶神经支配。

（三）辅助结构——软骨（耻骨联合）

由骨盆的两侧耻骨联合面借纤维软骨构成的耻骨间盘连接构成。耻骨间盘中往往出现矢状位的裂隙，耻骨间盘女性较男性的厚，裂隙也较大，孕妇和经产妇尤为显著。耻骨联合的活动甚微，但在分娩过程中，有轻度分离，以增大骨盆的径线。

三、髋部弓弦力学解剖子系统

（一）弓

髋部弓弦力学解剖子系统的弓由构成骨盆的2块髋骨（由髂骨、耻骨、坐骨构成）组成。其功能是供髋部相应的弦附着，构成髋部弓弦力学解剖子系统的骨架，与软组织共同维持髋部弓弦力学解剖子系统力学平衡。

1.髋骨　详见第五章头－脊－肢弓弦力学解剖系统第三节头－脊－胸弓弦力学解剖子系统胸－髋连结单元相关内容。

2.股骨近端（图5-52）　股骨是人体最长的长骨，可分为一体两端。近端朝向内上方，其末端膨大呈球形，叫股骨头，与髋臼相关节。头的中央稍下方，有一小凹，叫作股骨头凹，为股骨头韧带的附着处。头的外下方较细的部分称股骨颈。颈与体的夹角称颈干角，男性平均132°，女性平均127°。颈体交界处的外侧，有一向上的隆起，叫作大转子，其内下方较小的隆起叫作小转子。大转子的内侧面有一凹陷称为转子窝（又叫梨状窝）。大、小转子间，前有转子间线，后有转子间嵴相连。两者之间称股骨粗隆间，是骨折多发处。支撑人体的躯干、骨盆，为负重最重的骨。

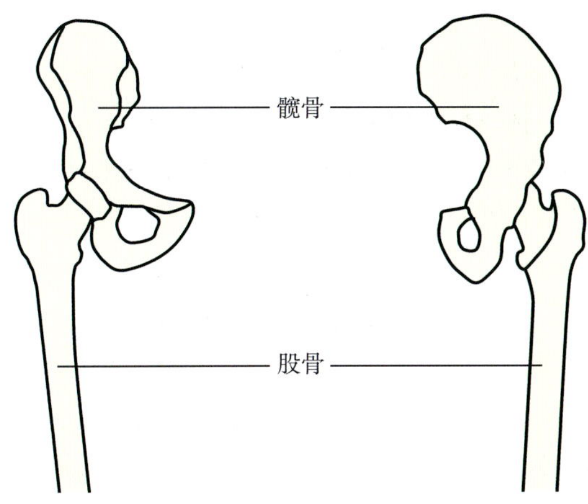

图5-52　髋部弓弦力学解剖子系统弓示意图

（二）弦

髋部弓弦力学解剖子系统的弦包括静态弦（关节囊、韧带、筋膜）和动态弦（肌肉）。其功能是完成髋部弓弦力学解剖子系统的运动功能，并与骨组织共同维持髋部弓弦力学解剖子系统的力学平衡。

1.静态弦（图5-53）

（1）髋关节囊　为致密的纤维结缔组织。上方起于髋臼唇内侧，前方起于髋臼唇外侧，继续走行，围绕股骨头、颈，向前行止于转子间线，向上行止于股骨颈基底部，向后行止于转子间嵴，向下行止于股骨颈靠近小转子处。由闭孔动脉、旋股内侧动脉及臀上动脉、臀下动脉分支供应。由闭孔神经、股神经支配。

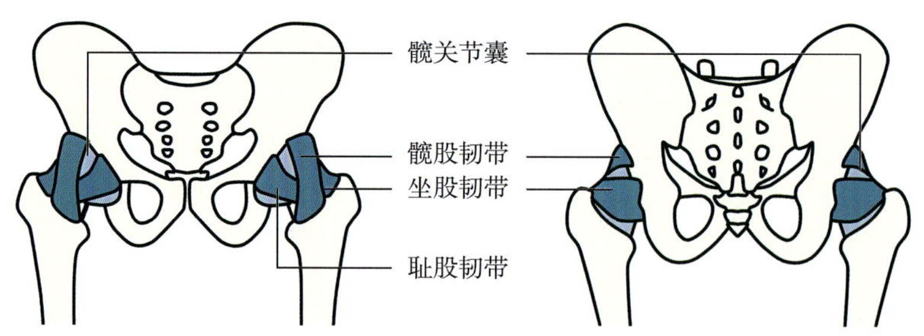

图5-53 髋部弓弦力学解剖子系统静态弦示意图

（2）韧带

1）髂股韧带：位于髋关节前方，紧密连接于关节囊，呈倒“Y”形，强韧。起于髂前上棘与髋臼边缘，止于转子间线。

2）耻股韧带：位于髂骨韧带内侧，呈类三角形。起于髂耻支、耻骨上支、闭孔嵴和闭孔膜，止于髋关节囊及髂骨韧带。

3）坐股韧带：位于髂骨韧带后内侧，其中部起于坐骨，向外上走行，经过髋臼后下方，止于股骨大转子，一部分纤维与轮匝带融合。

4）轮匝带：又称环形韧带，位于髋关节囊内层，呈衣领状围绕股骨颈。未直接附着于骨面，部分融合于耻股韧带和髂股韧带。

5）股骨头韧带：呈类三角形，由结缔组织构成。起于股骨头凹前上方，止于髋臼两侧，与髋臼横韧带融合。支持出入股骨头的血管。

6）髋臼横韧带：强大而扁平，与关节唇相连，穿过髂臼窝形成孔隙，其内由血管、神经进入关节。

7）髂胫束：详见第四章四肢弓弦力学解剖系统第四节膝部弓弦力学解剖子系统相关内容。

（3）筋膜

1）臀部筋膜

①浅筋膜：臀部浅筋膜与四肢中的其他部位一样，由疏松结缔组织组成，含有大量脂肪。

②深筋膜：深筋膜（肌筋膜）以不同的厚度包绕着臀部的肌。在臀大肌表面较薄，但在臀中肌的前2/3形成厚的坚韧的臀腱膜。它附着于髂嵴上外侧缘，前部包裹着阔筋膜，后部包裹着臀大肌。

③阔筋膜：为股部宽阔、致密的深筋膜，近端及外侧部很厚，为阔筋膜张肌、臀大肌延伸部的附着点。后上方起于尾骨、骶骨的背面，外侧起于髂嵴外缘，前面起于腹股沟韧带、耻骨上支，内侧起于耻骨下支、坐骨支及坐骨结节，下方起于骶结节韧带，向下走行，覆盖臀中肌表面。

④隐静脉裂孔：又称卵圆窝，是深筋膜上的大缝隙，位于腹股沟韧带内侧段，其间有大隐静脉和其他小血管通过。其外侧和上方为浅层，从外向内依次附着于髂嵴和髂

前上棘、腹股沟韧带、耻骨梳、陷窝韧带，由耻骨结节向内下折返，形成镰状缘，组成隐静脉裂孔上、下及外侧界。深层位于隐静脉裂孔内侧，下缘与浅层延续，向上覆盖耻骨、长收肌、股薄肌，并延伸至耻骨梳。

⑤股鞘：为腹膜外筋膜延续而成，近端宽，远端呈锥形，包含大量包埋血管的结缔组织。包含3个格，外侧格有股动脉，中间格有股静脉，内侧格为股管，内充填蜂窝组织、淋巴结、淋巴管。

⑥闭孔膜：为一层薄的腱膜，封闭闭孔大部，于外上方留有闭膜管。连于闭孔锐利边缘，下外侧角连于坐骨支的盆面，最上方一束止于闭孔结节。

2）髂筋膜：覆盖腰大肌和髂肌，上端薄，向腹股沟韧带延伸时逐渐增厚。覆盖于腰大肌以上部分增厚形成内侧弓状韧带；髂骨部分向外延伸至髂嵴，向内延伸至界线，并在此与骨膜相连。在股骨血管外侧，髂筋膜与腹股沟韧带后缘和腹横筋膜相延续。同时继续向下形成股鞘后壁。

2.动态弦（图5-54，图5-55）

（1）髂肌　呈三角形，在髂窝前。起于髂窝凹面上2/3髂嵴内侧唇、骶髂韧带和髂腰韧带的腹侧面及髂骨外侧部上面，止于股骨小转子。近侧支撑时，使大腿屈；远侧支撑时，使躯干前屈和骨盆前倾。由髂腰动脉的髂支、旋髂深动脉、闭孔动脉及股动脉分支供应。由股神经分支支配。

（2）臀大肌　是臀部最大、最表浅的肌肉，呈类四边形，宽、厚，其上有脂肪筋膜覆盖。起于髂骨的臀后线、骨上部和后部的粗糙区，止于髂胫束及臀肌粗隆。后伸、外旋大腿。由臀上动脉、臀下动脉供应。由臀下神经支配。 197

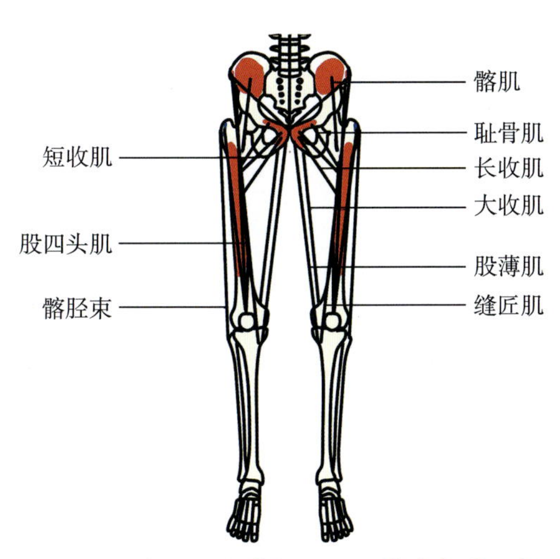

图5-54　髋部弓弦力学解剖子系统动态弦示意图（前面观）

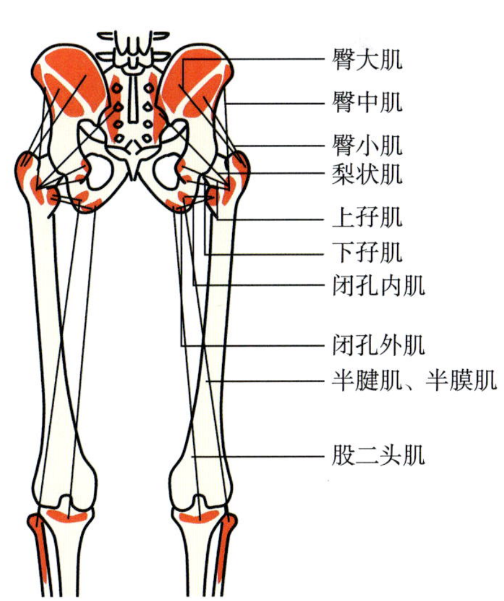

图5-55　髋部弓弦力学解剖子系统动态弦示意图（背面观）

（3）阔筋膜张肌　起于髂嵴外侧唇前方、髂前上棘外侧面、臀中肌及缝匠肌之间髂前上棘下方切迹和阔筋膜深面，近端止于臀中肌浅层筋膜，远端止于股部下1/3甚至于股骨外侧髁。协助外展髋关节、维持姿势；协助外展、内旋股骨。由旋股外侧动脉供应。由臀上神经支配。

（4）臀中肌　位于臀大肌深面、臀小肌浅层，宽而厚，羽状肌。起于髂嵴和臀后线之间的髂骨面，止于股骨大转子外侧面或上缘。与臀小肌联合，固定时外展大腿，前部使大腿屈和内旋、后部使大腿伸和外旋。由臀上动脉深支供应。由臀上神经支配。

（5）梨状肌　位于臀部中心位置，与臀中肌同平面。起于第二至四骶椎前面，分布于小骨盆的内面，经坐骨大孔入臀部，止于股骨大转子后面。使大腿伸直位时外旋、屈曲位时外展。由臀上动脉及阴部内动脉供应。由来自S_1、S_2神经的梨状肌支支配。

（6）股方肌　位于下孖肌和大收肌之间，呈扁平类四边形。起于坐骨结节外侧面上部，向外下走行，止于股骨转子间嵴。收缩时使大腿外旋。由臀下动脉及旋股内侧动脉供应。由L_5、S_1神经分支支配。

（7）臀小肌　位于臀中肌深面，呈扇形。起于髂骨臀上、下线之间骨面，后部起于坐骨大切迹边缘，向下走行，止于股骨大转子前外侧嵴。与臀中肌联合，固定时外展大腿，前部使大腿屈和内旋、后部使大腿伸和外旋。由臀上动脉供应。由臀上神经支配。

（8）闭孔外肌　覆盖于骨盆前壁外表面，呈类三角形。起于闭孔膜外面及其周围骨面，经股骨颈的后方，止于股骨转子间窝。外旋伸直位的大腿，外展屈曲位的大腿。由旋股内侧动脉及闭孔动脉分支供应。由发自L_5、S_1神经的闭孔内肌支支配。

（9）闭孔内肌　部分位于小骨盆，部分位于髋关节后方。起于闭孔膜内面及其周围骨面，肌束向后集中成为肌腱，由坐骨小孔出骨盆转折向外，止于股骨转子窝。外旋伸直位的大腿，外展屈曲位的大腿。由阴部动脉及闭孔动脉分支供应。由发自L_3、L_4神经的闭孔神经后支支配。

（10）上孖肌　位于闭孔内肌下方，为髋关节外旋肌群之一。起于坐骨结节外侧面和闭孔内肌肌腱，止于股骨大转子内侧转子窝。外旋伸直位的大腿，内收屈曲位的大腿。由阴部内动脉供应。由L_5、S_1、S_2神经分支支配。

（11）下孖肌　位于闭孔内肌下方，为髋关节外旋肌群之一，是两块孖肌中较小的一块。起于坐骨嵴背侧面，融合于闭孔内肌肌腱，止于股骨大转子内侧面。外旋伸直位的大腿，内收屈曲位的大腿。由旋股内侧动脉供应。由L_4、L_5、S_1神经分支支配。

（12）股二头肌　详见第四章四肢弓弦力学解剖系统第四节膝部弓弦力学解剖子系统相关内容。

（13）股四头肌　包含4块肌肉，分别为股直肌、股内侧肌、股外侧肌、股中间肌，是最强有力的伸小腿肌，覆盖于股骨前部和两侧。股直肌起于髂前下棘，沿股骨中部下行，余三块肌起于股骨体及周围，从股骨转子到股骨髁。股外侧肌位于股骨外侧、股内侧肌位于股骨内侧、股中间肌位于股骨前方。股四头肌下端四头的肌腱融合成1条强健的韧带止于髌骨底。伸膝；并维持人体直立姿势。由股深动脉或旋股外侧动脉供应。由股神经支配。

（14）缝匠肌　详见第四章四肢弓弦力学解剖系统第四节膝部弓弦力学解剖子系统相

关内容。

（15）耻骨肌　位于股三角内，呈扁平、类四边形。起于耻骨梳及耻骨结节与髂耻支之间筋膜，向后内下行，再转向外侧，止于股骨小转子和股骨粗线之间。内收大腿。由旋股内侧动脉、股动脉分支及闭孔动脉供应。由股神经支配。

（16）长收肌　呈扇形，位于三块收肌最前方。起于耻骨嵴和耻骨联合间，向后外侧下行，在股内侧肌、大收肌、短收肌之间，止于股骨中1/3粗线。由股深动脉分支供应。由闭孔神经前支支配。

（17）短收肌　位于耻骨肌、长收肌后方，股薄肌、闭孔外肌之间，呈类三角形。起于耻骨体及耻骨下支外侧面，向后外下行，止于股骨小转子到粗线的连线。由股深动脉和收肌动脉供应。由闭孔神经支配。

（18）大收肌　位于大腿的内侧，其前面上方为短收肌，下方为长收肌，内侧为股薄肌，后面紧贴半腱肌、半膜肌和股二头肌，为内收肌群中最宽大者，呈三角形。起于坐骨结节、坐骨支和耻骨下支的前面，肌束呈扇形分散，上束几乎呈水平方向，最下束几乎垂直，止于股骨粗线内外唇的全长及股骨内上髁。由股深动脉、股动脉和闭孔动脉供应。由闭孔神经和胫神经支配。

（19）股薄肌　详见第四章四肢弓弦力学解剖系统第四节膝部弓弦力学解剖子系统相关内容。

（20）半腱肌与半膜肌　半腱肌详见第四章四肢弓弦力学解剖系统第四节膝部弓弦力学解剖子系统相关内容；半膜肌详见第四章四肢弓弦力学解剖系统第四节膝部弓弦力学解剖子系统相关内容。

（三）辅助结构——滑囊（图5-56，图5-57）

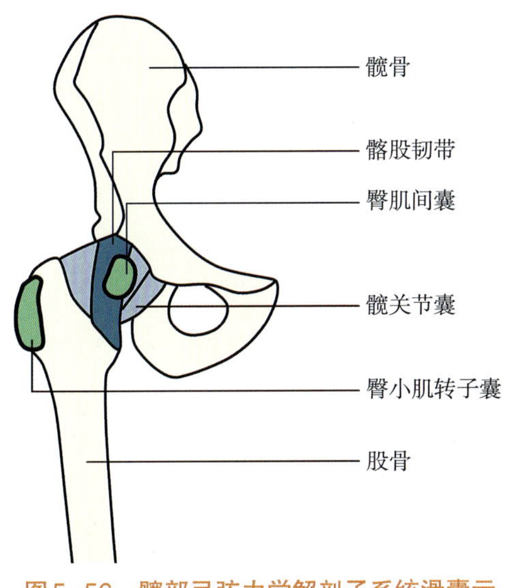

图5-56　髋部弓弦力学解剖子系统滑囊示意图（1）

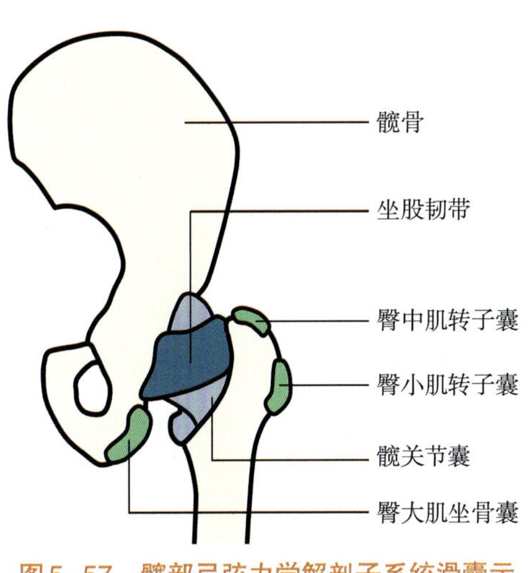

图5-57　髋部弓弦力学解剖子系统滑囊示意图（2）

1.臀大肌坐骨囊 位于臀大肌与坐骨之间。

2.臀肌间囊 位于臀肌中间。

3.臀中肌转子囊 位于臀中肌和股骨大转子之间。

4.臀小肌转子囊 位于臀小肌与股骨大转子之间。

四、功能

头-脊-髋弓弦力学解剖子系统以颅骨、脊柱、髋骨、股骨、胫骨、腓骨为弓，附着于弓的软组织为弦，其作用是建立头颅、脊柱与下肢的动、静态力学构架，维持三者的力学平衡，并协调头颅、脊柱与下肢各骨连结之间的生理运动功能。

五、临床应用举例

头-脊-髋弓弦力学解剖子系统力平衡失调会引起多种慢性软组织损伤和骨质增生性疾病，如腹外斜肌损伤、髂腰韧带损伤等。现以腹外斜肌损伤、髂腰韧带损伤、腰段棘上韧带损伤为例，介绍针刀治疗该类疾病的方法。

（一）腹外斜肌损伤

1.体位 腹外斜肌起点损伤，健侧侧卧位，腹外斜肌止点损伤，仰卧位。

2.体表定位 肋骨外面压痛点，髂嵴前、中部压痛点。

3.消毒 施术部位，用活力碘消毒2遍，然后铺无菌洞巾，使治疗点正对洞巾中间。

4.麻醉 1%利多卡因局部麻醉。

5.刀具 使用Ⅰ型4号针刀。

6.针刀操作（图5-58~图5-60）

（1）起点损伤松解 在压痛点附近的肋骨面上（一般压痛点就在肋骨面上）进针刀，刀口线和腹外斜肌纤维走向平行，刀体与皮肤呈90°角，经皮肤、皮下组织，达肋骨面，纵疏横剥2~3刀，出针刀。

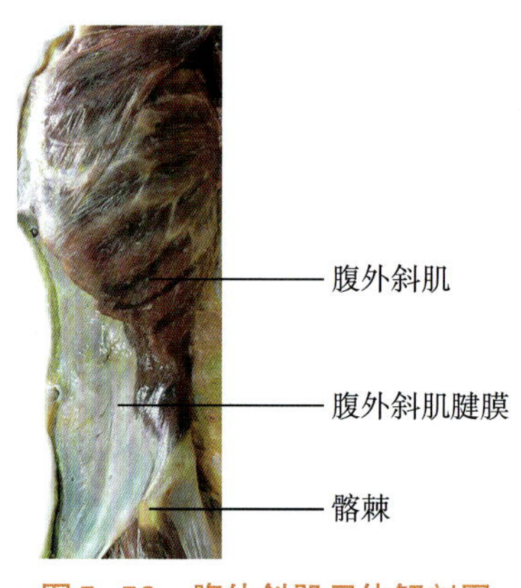

图5-58 腹外斜肌尸体解剖图

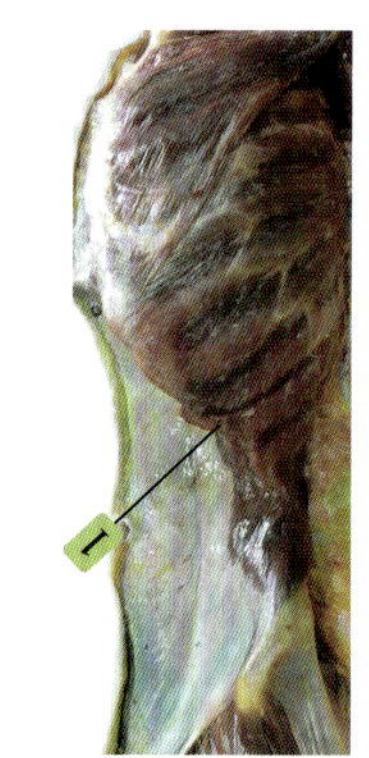

图5-59 腹外斜肌损伤起点针刀松解尸体解剖示意图

（2）止点损伤松解

①第1支针刀松解腹外斜肌髂嵴中份止点损伤　在髂嵴中份压痛点定位，刀口线与腹外斜肌走行一致，针刀经皮肤、皮下组织，直达髂嵴骨面，在骨面上左右前后铲剥2~3刀，范围不超过0.5cm。然后贴骨面向髂嵴内缘进针刀0.5cm，调转刀口线90°，在骨面上左右前后铲剥2~3刀，范围不超过0.5cm，以松解相邻腹内斜肌的粘连。

②第2支针刀松解腹外斜肌髂嵴前份止点损伤　在髂嵴前份压痛点定位，刀口线与腹外斜肌走行一致，针刀经皮肤、皮下组织，直达髂嵴前部骨面，在骨面上左右前后铲剥2~3刀，范围不超过0.5cm。

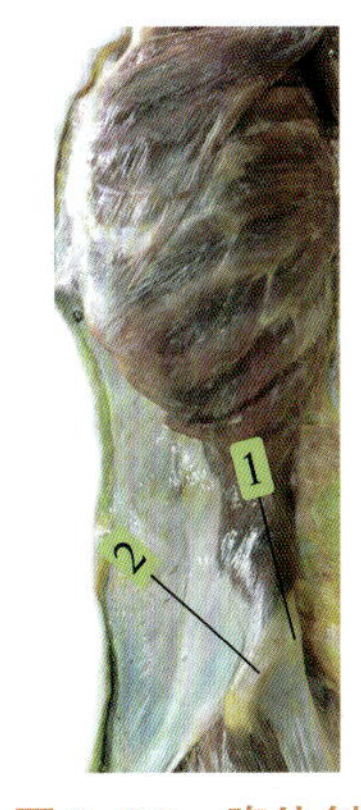

图5-60　腹外斜肌损伤止点针刀松解尸体解剖示意图

7.注意事项

（1）起点松解时，针刀一定在肋骨面上操作，如果进肋间隙，可引起胸腹腔重要器官的损伤。

（2）止点松解时，由于腹外斜肌和腹内斜止点很近，腹外斜肌损伤时，常引起附近的腹内斜肌止点也有损伤，故针刀在髂嵴上操作，松开腹外斜肌粘连以后，针刀贴骨面向髂嵴内缘进针刀0.5cm，调转刀口线90°，在骨面上左右前后铲剥2~3刀，范围不超过0.5cm，以松解相邻腹内斜肌的粘连。这样整体横向松解，可明显降低复发率。

（二）髂腰韧带损伤

1.治疗原则　该疾病属于头－脊－肢弓弦力学解剖系统力平衡失调。依据针刀医学人体弓弦力学解剖系统及疾病病理构架的网眼理论，运用针刀松解髂腰韧带上的粘连、瘢痕，破坏疾病的病理构架，恢复髂腰韧带弓弦力学结构。

2.操作方法（图5-61，图5-62）

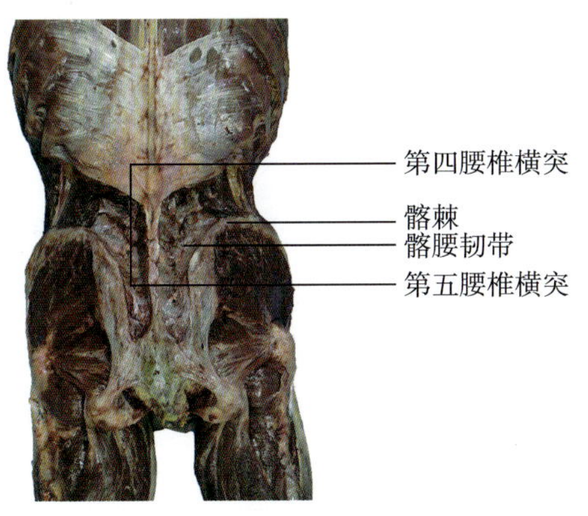

图5-61　髂腰韧带尸体解剖图

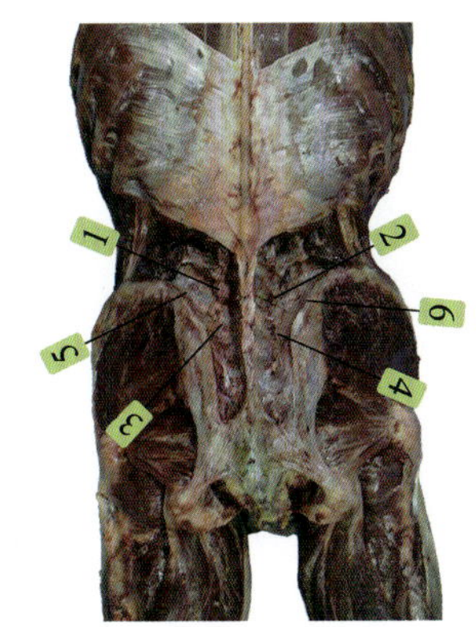

图5-62　髂腰韧带损伤针刀松解尸体解剖示意图

（1）体位　俯卧位

（2）体表定位　第四、五腰椎棘突中点向左、右旁开3cm（横突尖），髂嵴后缘。

（3）消毒　常规消毒铺巾。

（4）麻醉　用1%利多卡因局部浸润麻醉，每个治疗点注药1ml。

（5）刀具　Ⅰ型4号直形针刀。

（6）针刀操作

①第1支针刀松解髂腰韧带在第四腰椎左侧横突尖起点的粘连瘢痕。在第四腰椎棘突中点向左旁开3cm处定位。刀口线与脊柱纵轴平行，严格按四步进针刀规程进针刀，针刀经皮肤、皮下组织，直达横突骨面，针刀体向外移动，当有落空感时，即达第四腰椎横突尖，在此用提插刀法切开横突尖的粘连、瘢痕2~3刀，深度0.5cm，以松解髂腰韧带起点、竖脊肌、腰方肌及胸腰筋膜。

②第2支针刀松解髂腰韧带在第四腰椎右侧横突尖起点的粘连瘢痕。在第四腰椎棘突中点向右旁开3cm处定位。刀口线与脊柱纵轴平行，严格按四步进针刀规程进针刀，针刀经皮肤、皮下组织，直达横突骨面，针刀体向外移动，当有落空感时，即达第四腰椎横突尖，在此用提插刀法切开横突尖的粘连、瘢痕2~3刀，深度0.5cm，以松解髂腰韧带起点、竖脊肌、腰方肌及胸腰筋膜。

③第3支针刀松解髂腰韧带在第五腰椎左侧横突尖起点的粘连瘢痕。在第五腰椎棘突中点向左旁开3cm处定位，操作同第1支针刀。

④第4支针刀松解髂腰韧带在第五腰椎右侧横突尖起点的粘连瘢痕。在第五腰椎棘突中点向右旁开3cm处定位，操作同第2支针刀。

⑤第5支针刀松解髂腰韧带在左侧髂嵴后缘的止点。在左侧髂嵴后缘定位，刀口线与脊柱纵轴平行，严格按四步进针刀规程进针刀，针刀经皮肤、皮下组织，直达髂嵴后缘骨面，贴髂骨骨板进针刀2cm，然后用提插刀法切开髂腰韧带的粘连、瘢痕2~3刀，深度0.5cm。

⑥第6支针刀松解髂腰韧带在右侧髂嵴后缘的止点。在右侧髂嵴后缘定位，刀口线与脊柱纵轴平行，严格按四步进针刀规程进针刀，针刀经皮肤、皮下组织，直达髂嵴后缘骨面，贴髂骨骨板进针刀2cm，然后用提插刀法切开髂腰韧带的粘连、瘢痕2~3刀，深度0.5cm。

⑦术毕，拔出针刀，局部压迫止血3分钟，创可贴覆盖针刀口。

（7）注意事项　在髂腰韧带处进刀，进行切开、剥离手术，必须细心，使刀刃始终以横突和髂骨边缘的骨面为依据进行活动，不可离开骨面向深部刺入，以免损伤主要血管或神经。

（三）腰段棘上韧带损伤

1.治疗原则　该疾病属于头-脊-肢弓弦力学解剖系统力平衡失调。依据针刀医学人体弓弦力学解剖系统及疾病病理构架的网眼理论，运用针刀松解棘上韧带处的粘连、瘢痕，破坏疾病的病理构架，恢复棘上韧带弓弦力学结构。

2.操作方法（图5-63）

（1）体位　俯卧位。

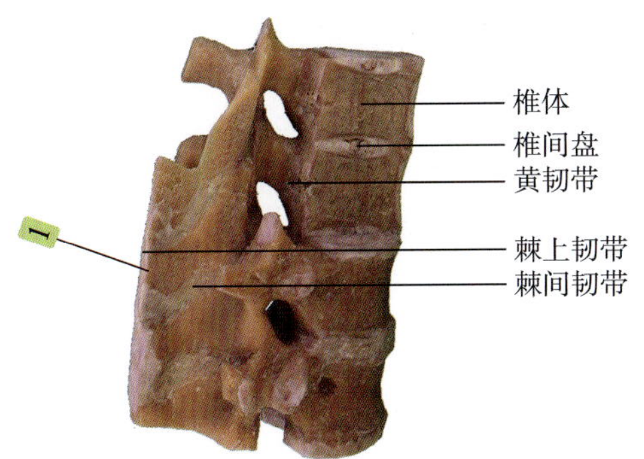

图5-63　针刀松解棘上韧带示意图

（2）体表定位　棘突顶点。

（3）消毒　常规消毒铺巾。

（4）麻醉　用1%利多卡因局部浸润麻醉，每个治疗点注药1ml。

（5）刀具　Ⅰ型4号直形针刀。

（6）针刀操作

①针刀松解棘突顶点棘上韧带的粘连瘢痕。在棘突顶点进针刀，刀口线和脊柱纵轴平行，严格按四步进针刀规程进针刀，针刀体与皮面垂直刺入，经皮肤、皮下、筋膜，到达棘突顶点骨面铲剥2~3刀，范围0.5cm。

②术毕，拔出针刀，局部压迫止血3分钟，创可贴覆盖针刀口。

（7）注意事项

①不可在棘间部位进刀，这样既损伤正常组织，又达不到治疗目的。

②在棘突的周围不可刺入太深，刀刃一定在棘突顶周围5mm之内，防止损伤正常组织。

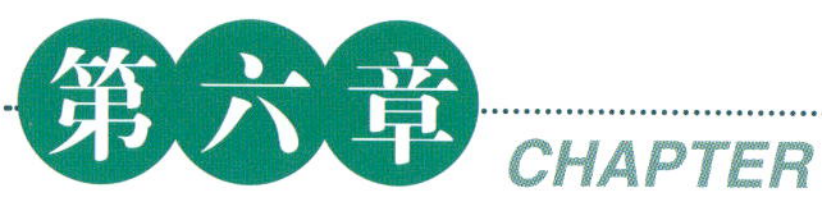

内脏弓弦力学解剖系统

人体弓弦力学解剖系统各系统相互协作共同完成人体整体运动功能，各自也有其相应的功能，本章介绍内脏弓弦力学解剖系统组成及功能。为了便于理解，本章分别描述各个内脏弓弦力学解剖子系统的结构与功能。同学们在学习过程中需要理解的是：各子系统的功能并不是独立的，而是通过协同作用，完成内脏弓弦力学解剖系统各项功能。

第一节 概 述

内脏弓弦力学解剖系统以内脏为主体，由颅骨、脊椎骨、胸骨、肋骨、肢带骨、上下肢骨与其上附着的软组织以及皮肤、皮下、滑囊、籽骨等辅助装置组成，分为脊髓弓弦力学解剖子系统、心脏弓弦力学解剖子系统、肺脏弓弦力学解剖子系统、肝胆弓弦力学解剖子系统、胃弓弦力学解剖子系统、脾脏弓弦力学解剖子系统、胰腺弓弦力学解剖子系统、肾脏弓弦力学解剖子系统、肠弓弦力学解剖子系统、子宫弓弦力学解剖子系统、膀胱弓弦力学解剖子系统、腮腺弓弦力学解剖子系统、甲状腺弓弦力学解剖子系统、胸腺弓弦力学解剖子系统、肾上腺弓弦力学解剖子系统、前列腺弓弦力学解剖子系统、尿道球腺弓弦力学解剖子系统等。内脏弓弦力学解剖系统的功能是维持内脏的正常解剖位置和内脏动静态弓弦力学解剖单元的力学平衡。

一、定义

内脏弓弦力学解剖系统是以骨骼为弓，以连接内脏与骨骼之间的软组织（肌肉、韧带、筋膜）为弦，将人体内脏联系为一个整体力学结构整体，完成内脏自身、内脏与内脏之间、内脏与骨关节之间的力学传导，它的功能是保障内脏的运动生理功能，维持内脏与骨关节的力学平衡。

根据力学常识，内脏器官在体内不是悬空的，否则全部内脏就会因为重力的关系全部集中于盆腔中。所以，各内脏一定是通过纤维结缔组织（如韧带、筋膜、肌肉等）直接或者间接连接在颅骨、脊柱、胸廓或者骨盆等骨骼，通过软组织将内脏分别悬吊在颅腔、胸腔、腹腔和盆腔。故内脏弓弦力学解剖系统在自己固有的弦的基础上，共用一部分脊柱弓弦力学解剖系统、头-脊-肢弓弦力学解剖系统的弓和弦。这就构成了以骨骼为弓，以连接内脏和骨骼的软组织为弦的内脏弓弦力学解剖系统。当脊柱弓弦力学解剖系统、头-脊-肢弓弦力学解剖系统的平衡失调后，是通过影响内脏弓弦的固有弦力学平衡，进而导致内脏错位，引起慢性内脏疾病。

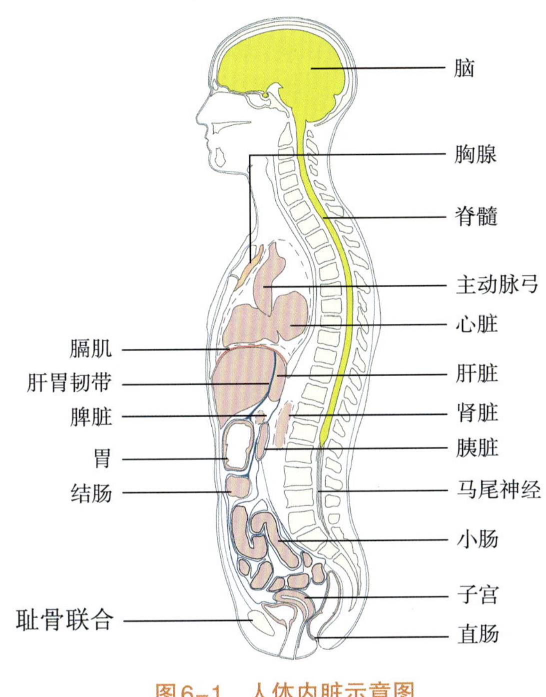

图6-1　人体内脏示意图

二、分类

内脏弓弦力学解剖系统包括各内脏弓弦力学解剖子系统和腺体弓弦力学解剖子系统。内脏弓弦力学解剖子系统的主体是存在于体腔内的内脏器官，包括脊髓弓弦力学解剖子系统、心脏弓弦力学解剖子系统、肺脏弓弦力学解剖子系统、肝脏弓弦力学解剖子系统、胃弓弦力学解剖子系统、肠弓弦力学解剖子系统、子宫弓弦力学解剖子系统等。腺体弓弦力学解剖子系统的主体是分泌腺，包括腮腺弓弦力学解剖子系统、甲状腺弓弦力学解剖子系统、胸腺弓弦力学解剖子系统等。

三、结构

（一）弓

详见脊柱弓弦力学解剖系统和头-脊-肢弓弦力学解剖系统的弓。

（二）弦

1.共有弦　详见脊柱弓弦力学解剖系统和头-脊-肢弓弦力学解剖系统的弦。

2.固有弦　为连结内脏和骨骼的软组织，详见各内脏弓弦力学解剖子系统。

（三）辅助结构

详见各内脏弓弦力学解剖子系统中的血管、神经相关描述。

四、功能

内脏弓弦力学解剖系统的功能是发挥各个内脏器官的正常生理功能。维持各个内脏正常位置和各个内脏的静态弓弦力学解剖系统的力学平衡，调节各个内脏的动态弓弦力学解剖系统的力学平衡。

第二节　脊髓弓弦力学解剖子系统

脊髓弓弦力学解剖子系统以脑组织和脊髓为主体，与脊柱弓弦力学解剖系统共用一套“弓”和“弦”，并以结缔组织膜为固有弦，包绕、保护脑组织和脊髓，保证脑组织和脊髓发挥其正常生理功能。

一、弓

脊髓弓弦力学解剖子系统的弓指支撑脑组织和脊髓的骨骼。脊髓弓弦力学解剖子系统共用脊柱弓弦力学解剖系统的弓。

二、弦

脊髓弓弦力学解剖子系统的弦指将脑组织和脊髓固定在颅腔和椎管内的软组织，包括共用弦和固有弦两部分。

（一）共用弦

共用脊柱弓弦力学解剖系统的弦。

（二）固有弦

1.静态弦

（1）结缔组织膜

①硬脑膜：硬脑膜位于颅腔内，为脑的三层被膜的最外层，厚而致密。与硬脊膜在枕骨大孔处互相延续。硬脑膜紧贴颅骨内面，与之牢固结合，难以分离；其脑膜层向内折叠形成4个隔，将颅腔不完全地分隔为相通的间隙以容纳脑的各部。

②蛛网膜：蛛网膜是一层半透明的膜，处于硬脑（脊）膜和软脑（脊）膜之间。蛛网膜的外面是硬膜下腔，里面是蛛网膜下腔。

③软脑膜：软脑膜是紧贴于脑表面的一层透明薄膜，并伸入沟裂。脑的血管在软脑膜内分支呈网，并进入脑实质浅层，软脑膜也随血管进入至脑实质一段。由软脑膜形成的皱襞突入脑室内，形成脉络丛，分泌脑脊液。

④硬脊膜：由致密结缔组织构成，厚而坚韧，形成一长筒状的硬脊膜囊。上方附于枕骨大孔边缘，与硬脑膜相续，向下在平第二骶椎高度形成一盲端，并借终丝附于尾骨。硬脊膜囊内有脑脊液、脊髓和31对脊神经根，每对脊神经根穿硬脊膜囊时被包被形成神经外膜，并与椎间孔周围的结缔组织紧密相连，起固定作用。

⑤软脊膜：与脊髓表面紧密相贴。在前正中裂和后正中沟处有纤维素或膜与脊髓相连，分别称为软脊膜前纤维索和后纤维隔。

⑥齿状韧带：在脊髓的外两侧，由软脊膜外层发出三角形隔膜，尖向外，附着于硬膜内面，称齿状韧带。它将脊髓软膜、蛛网膜和硬膜连在一起，它几乎沿脊髓全长分布，位于上下两神经根之间，齿状韧带使脊髓固定在蛛网膜下腔内防止脊髓过度旋转。齿状韧带上起第一颈神经之上，下至胸第十二神经和腰神经间。一般为20~21对。

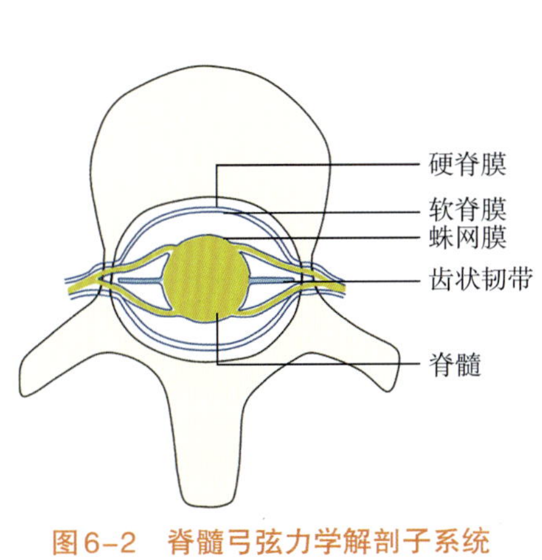

图6-2　脊髓弓弦力学解剖子系统横断面示意图

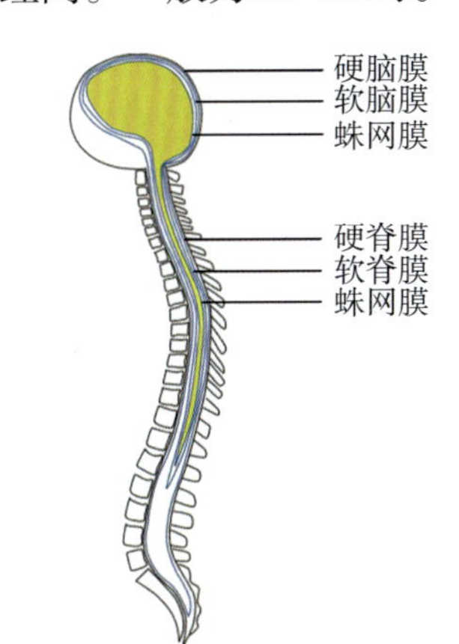

图6-3　脊髓弓弦力学解剖子系统矢状面示意图

三、辅助结构

脊髓弓弦力学解剖子系统的辅助结构主要包括脑脊液和血管。

（一）脑脊液

脑脊液是存在于脑室及蛛网膜下腔的一种无色透明的液体。比重为1.005，总量为130~150ml。平均每日产生量为524ml。脑脊液包围并支持着整个脑及脊髓，有效地使脑的重量作用减少至1/6，还能减轻外来冲击力对脑组织产生的损害。在清除代谢产物及炎性渗出物方面，起着身体其他部位淋巴液所起的作用。

（二）血管

1.脑血管　脑的血液供应由4条大动脉完成，即两条颈内动脉构成的颈内动脉系统和两条椎动脉构成的椎基底动脉系统。颈内动脉的主要分支有眼动脉、脉络膜前动脉、后交通动脉、大脑前动脉和大脑中动脉。主要供应眼部和大脑半球前3/5部分（额叶、颞叶、顶叶和基底节）的血液。椎动脉左右各有一支，它穿行于颈椎两侧的横突孔，向上行进入头颅内，两支血管在脑内合为一支叫基底动脉。从椎动脉和基底动脉又发出很多粗细不等的小血管，供应人脑的枕叶、小脑、脑干、丘脑及内耳等部位。

脑的静脉多不与动脉伴行，没有与同名动脉类似的名称。脑静脉系统由脑静脉和静脉窦组成。深、浅静脉均汇入由坚韧的硬脑膜围成管道的静脉窦。

2.脊髓血管 脊髓血供主要来自：①椎动脉分支的脊髓前、后动脉；②颈深动脉、肋间动脉、腰动脉和骼动脉的脊髓支。这些脊髓支伴相应脊神经进入椎间孔，称根动脉，沿脊神经前后根进入脊髓。上部颈髓血供大部分来自椎动脉。左右椎动脉在延髓上升段中各发出两支下行小动脉，上部一对动脉转向脊髓背部，形成脊髓后动脉。下一对动脉形成脊髓前动脉，沿脊髓前正中裂迂回下降，途中接受6~8支根动脉。脊髓前、后动脉有分支吻合。根动脉进椎管后分为前根动脉和后根动脉，与相应段的脊髓前、后动脉相延续。

脊髓的静脉回流与动脉走行基本一致。

四、功能

中枢神经系统由脑和脊髓组成，脑和脊髓是各种反射弧的中枢部分，是人体神经系统的最主体部分。中枢神经系统接受全身各处的传入信息，经它整合加工后成为协调的运动性传出，或者储存在中枢神经系统内成为学习、记忆的神经基础。人类的思维活动也是中枢神经系统的功能。

脊髓是脑和周围神经的桥梁。来自躯干和四肢的各种刺激，只有经过脊髓才能传导到脑，收到脑的更高级的分析和综合；而由脑发出的命令，也必须通过脊髓，才能支配效应器官的活动。

第三节　心脏弓弦力学解剖子系统

心脏弓弦力学解剖子系统以心脏为主体，与脊柱弓弦力学解剖系统、头-脊-胸弓弦力学解剖子系统、头-脊-肩弓弦力学解剖子系统共用一套“弓”和“弦”，并以心包和心包周围韧带为固有弦，包绕、固定、保护心脏，保证心脏发挥其正常生理功能。

一、弓

心脏弓弦力学解剖子系统的弓指支撑心脏的骨骼。心脏弓弦力学解剖子系统共用脊柱弓弦力学解剖系统、头-脊-胸弓弦力学解剖子系统、头-脊-肩弓弦力学解剖子系统的弓。

二、弦

心脏弓弦力学解剖子系统的弦指将心脏固定在胸腔内的软组织，包括共用弦和固有弦两部分。

（一）共用弦

共用脊柱弓弦力学解剖系统、头-脊-胸弓弦力学解剖子系统、头-脊-肩弓弦力学解剖子系统的弦。

（二）固有弦（图6-4~图6-6）

1.静态弦

（1）筋膜

1）心包：心包是包心脏外面的一层薄膜，将心脏固定于正常位置，防止心过度扩张，避免心脏在搏动时与周围器官的摩擦；作为屏障，使胸腔内器官和膈下感染不致蔓延至心脏。心包可分为浆膜性心包和纤维性心包两层。

2）韧带

①脊柱心包韧带：心包后壁上部有纤维束环绕主动脉弓，向后上联与第三胸椎并移行于椎前筋膜，称为脊柱心包韧带。

②胸骨心包韧带：心包前壁借两条胸骨心包韧带与胸骨相连，该韧带对心包起固定作用。上胸骨心包韧带起自胸骨体上端的后面，向后止于心包前壁。下胸骨心包韧带起自胸骨的剑胸结合处，斜向后上止于心包前壁。

③膈心包韧带：心包膈韧带起自膈的胸肋部，止于心包前壁，将心包固定于中心腱上。

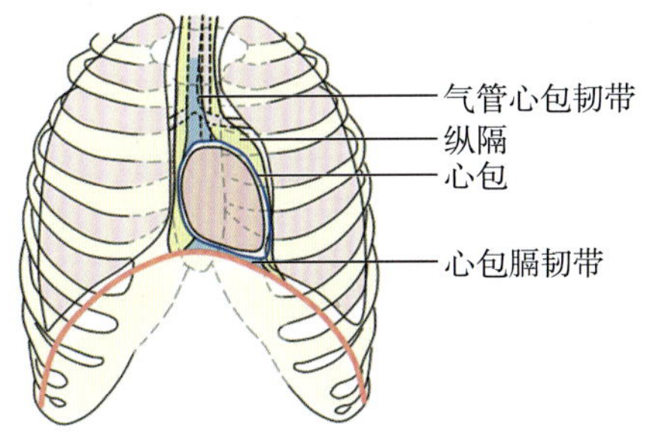

图6-4　心脏弓弦力学解剖子系统示意图（冠状面）

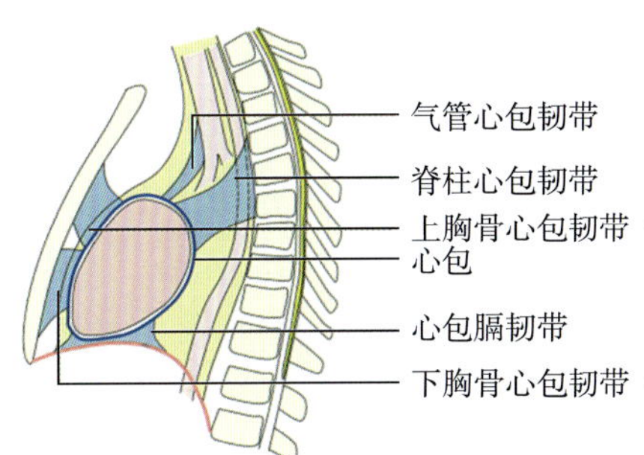

图6-5　心脏弓弦力学解剖子系统示意图（矢状面）

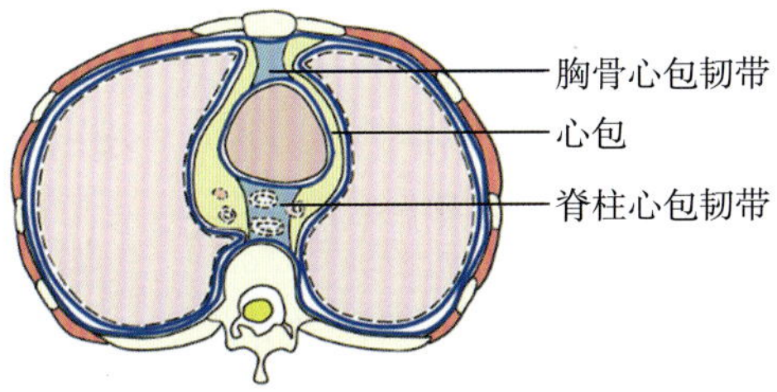

图6-6　心脏弓弦力学解剖子系统示意图（横断面）

④气管心包韧带：心包上部有少量纤维向上移行为气管前筋膜，形成气管心包韧带。

2. 动态弦

膈肌：为向上膨隆呈穹隆形的扁薄阔肌，位于胸腹腔之间，成为胸腔的底和腹腔的顶。膈为主要的呼吸肌，收缩时，膈穹窿下降，胸腔容积扩大，以助吸气；松弛时膈穹窿上升恢复原位，胸腔容积减少，以助呼气。膈的肌束起自胸廓下口周缘和腰椎的前面，可分为三部：胸骨部起自剑突后面；肋部起自下6对肋骨和软肋骨；腰部以左右两个膈脚起自第二至三节腰椎。各部肌束均止于中央的中心腱。所以，膈的外周部属肌性部，而中央部分是腱膜。

三、辅助结构

心脏弓弦力学解剖子系统的辅助结构主要包括血管和神经。

（一）血管

1. 主动脉　主动脉是人体内最粗大的动脉管，从心脏的左心室发出，向上向右再向下略呈弓状，再沿脊柱向下行，在胸腔和腹腔内分出很多较小的动脉。

2. 肺动脉　肺动脉由右心室肺动脉圆锥发出后至主动脉弓下方，约在第五胸椎高度分为左、右肺动脉。

3. 上腔静脉　上腔静脉，是心脏部位的一条静脉，位于上纵隔右前部，由左、右头臂静脉在右第一胸肋结合处后方合成，沿第一至二肋间隙前端后面下行，穿心包至第三胸肋关节高度注入右心房。

4. 下腔静脉　下腔静脉体内最大的静脉干，为下腔静脉系的主干，在第五腰椎平面，由左、右髂总静脉合成，沿腹主动脉右侧上升，经肝的后方，穿膈的腔静脉孔入胸腔，进入右心房。

5. 肺静脉　肺静脉连接肺与左心房的大静脉。左右各两条，分别为左、右肺上静脉和下静脉。

6. 冠状动脉　冠状动脉是供给心脏血液的动脉，起于主动脉根部主动脉窦内，分左右两支，行于心脏表面。

（二）神经

心脏的生理活动受心神经丛支配。心神经丛位于心底部，由交感干的颈上、中、下节和胸1~4节发出的心支及迷走神经的心支等共同组成。依其位置又分成心浅丛，位于主动脉弓下方；心深丛，位于气管叉前面。两丛互相交织，内有心神经节，为迷走神经节前纤维换元处。心丛纤维布于心肌、冠状血管及心传导系统，调节心脏活动。

四、功能

心脏的主要功能是为血液流动提供压力，把血液运行至身体各个部分。

第四节　肺脏弓弦力学解剖子系统

肺脏弓弦力学解剖子系统以肺脏为主体，与脊柱弓弦力学解剖系统、头–脊–胸弓弦力学解剖子系统、头–脊–肩弓弦力学解剖子系统共用一套“弓”和“弦”，并以结缔组织膜等为固有弦，包绕、固定、保护肺脏，保证肺脏发挥其正常生理功能。

一、弓

肺脏弓弦力学解剖子系统的弓指支撑肺脏的骨骼。肺脏弓弦力学解剖子系统共用脊柱弓弦力学解剖系统、头–脊–胸弓弦力学解剖子系统、头–脊–肩弓弦力学解剖子系统的弓。

二、弦

肺脏弓弦力学解剖子系统的弦指将肺脏固定在胸腔内的软组织，包括共用弦和固有弦两部分。

（一）共用弦

共用脊柱弓弦力学解剖系统、头–脊–胸弓弦力学解剖子系统、头–脊–肩弓弦力学解剖子系统的弦。

（二）固有弦

1.静态弦（图6–7，图6–8）

（1）结缔组织膜

1）脏胸膜：覆盖于肺表面的称脏胸膜，不仅附于肺表面，而且伸入肺叶间裂内。

2）壁胸膜：壁胸膜贴附于胸壁内面、膈上面和纵隔表面。脏胸膜与壁胸膜在肺根处相互移行，移行处两层胸膜重叠形成的三角形皱襞称肺韧带。

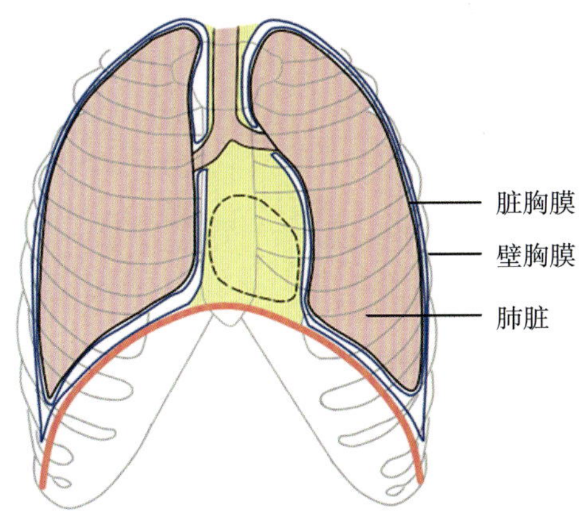

图6–7　肺脏弓弦力学解剖子系统示意图（冠状面）

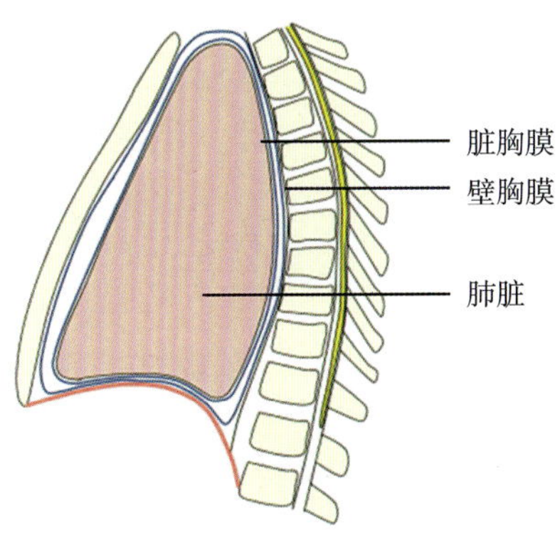

图6–8　肺脏弓弦力学解剖子系统示意图（矢状面）

2.动态弦 膈肌 详见第六章内脏弓弦力学解剖系统第三节心脏弓弦力学解剖子系统相关内容。

三、辅助结构

肺脏弓弦力学解剖子系统的辅助结构主要包括血管和神经。

（一）血管

1.肺动脉 肺动脉是由右心室肺动脉圆锥发出后至主动脉弓下方，约在第五胸椎高度分为左右肺动脉。

2.肺静脉 肺静脉连接肺与左心房的大静脉。左右各两条，分别为左、右肺上静脉和下静脉。

（二）神经

肺的神经来自肺丛，肺丛位于肺门各结构的前、后方，分为肺前丛和肺后丛。肺前丛由迷走神经和颈交感心支的细小分支组成。肺后丛由第二到第五或第六胸交感神经节的分支和迷走神经心支的纤维组成。左肺丛还接受来自左喉返神经的分支。迷走神经传出纤维使支气管收缩，支气管腺体分泌，血管扩张。交感神经传出纤维使支气管扩张、血管收缩。

四、功能

肺是人体的呼吸器官，主要功能是进行气体交换。

第五节 肝胆弓弦力学解剖子系统

肝胆弓弦力学解剖子系统以肝脏、胆囊为主体，与脊柱弓弦力学解剖系统、头-脊-胸弓弦力学解剖子系统、头-脊-髋弓弦力学解剖子系统共用一套“弓”和“弦”，并以肝脏周围韧带为固有弦，包绕、固定、保护肝脏、胆囊，保证其发挥其正常生理功能。

一、弓

肝胆弓弦力学解剖子系统的弓指支撑肝脏、胆囊的骨骼。肝胆弓弦力学解剖子系统共用脊柱弓弦力学解剖系统、头-脊-胸弓弦力学解剖子系统、头-脊-髋弓弦力学解剖子系统的弓。

二、弦

肝胆弓弦力学解剖子系统的弦指将肝脏固定在腹腔内的软组织，包括共用弦和固有弦两部分。

（一）共用弦

共用脊柱弓弦力学解剖系统、头–脊–胸弓弦力学解剖子系统、头–脊–髋弓弦力学解剖子系统的弦。

（二）固有弦（图6–9，图6–10）

1.静态弦

（1）韧带

1）肝圆韧带：肝圆韧带由闭锁的左脐静脉演化而来，从脐上升到肝下面，稍偏右离开腹前壁，向上形成一三角形的肝镰状韧带。该韧带由双层（左层、右层）壁腹膜及其之间的结缔组织构成。

2）肝镰状韧带：肝镰状韧带由膈肌向下，与肝前上面的脏腹膜延续。

3）肝冠状韧带：在从膈到肝的腹膜折返处左、右两层腹膜分开，右侧横向右成为肝冠状韧带上层（从膈肌到肝右叶上面），左侧向左成为肝左三角韧带的前层（从膈到肝左叶上面）。形成肝冠状韧带的下层。

4）肝肾韧带：肝冠状韧带的下层常常直接从肝到肾，成为肝肾韧带。

5）右三角韧带：近肝右缘处，肝冠状韧带两层合在一起形成右三角韧带，将肝右叶连于膈肌。

6）左三角韧带：脏腹膜覆盖胆囊的下面和两侧，肝方叶的下面向后直到肝门前缘及左叶后缘，向后到达膈肌，成为左三角韧带的后层。

7）肝胃韧带：连结肝与胃之间的小网膜称为肝胃韧带。

8）肝十二指肠韧带：连结肝与胃十二指肠之间的小网膜称为肝十二指肠韧带。

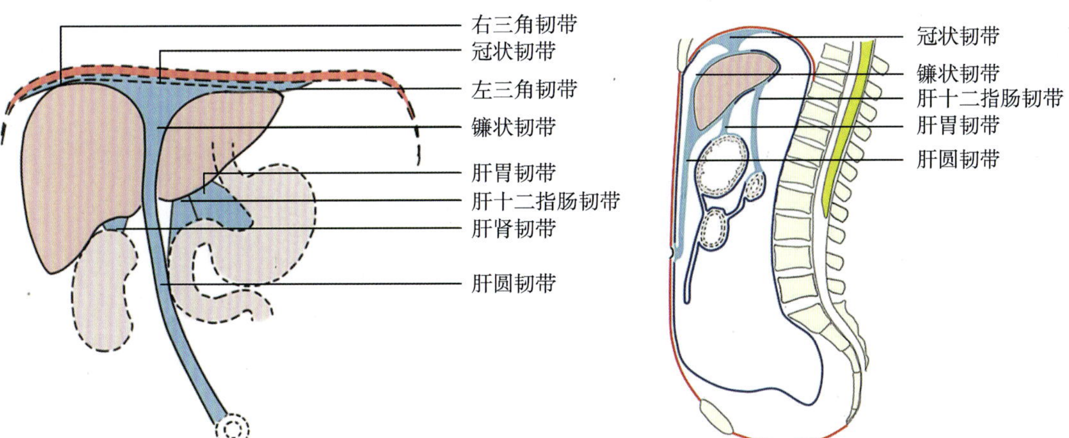

图6–9　肝胆弓弦力学解剖子系统示意图（冠状面）

图6–10　肝胆弓弦力学解剖子系统示意图（矢状面）

2.动态弦　膈肌　详见第六章内脏弓弦力学解剖系统第三节心脏弓弦力学解剖子系统相关内容。

三、辅助结构

肝胆弓弦力学解剖子系统的辅助结构主要包括血管和神经。

（一）血管

1.肝门静脉 肝门静脉是由消化道（胃、肠、胰脾等）的毛细血管汇集、从肝门处入肝的一条粗大静脉。特点是两端都与毛细血管相连。肝门静脉入肝后，逐渐分支形成肝窦（肝的毛细血管），然后经肝静脉注入下腔静脉。

2.肝固有动脉 行于肝十二指肠韧带内，位于肝十二指肠韧带的左前方分为左、右支，分别进入肝左、右叶。右支在入肝门之前发出一支胆囊动脉，分支分布于胆囊。肝固有动脉尚分出胃右动脉沿胃小弯向左，与胃左动脉吻合，沿途分支至十二指肠上部和胃小弯附近的胃壁。

3.肝静脉 肝静脉系下腔静脉的属支。肝静脉有2~3个大干收集肝动脉和门静脉运到肝内的全部血液，在下腔静脉窝内注入下腔静脉。肝静脉的主要静脉支为肝右静脉、肝中静脉、肝左静脉；此外还有数个肝小静脉直接收集肝脏的静脉血注入下腔静脉。

（二）神经

肝的生理活动受肝丛支配。肝丛是腹腔丛最大的亚丛，此丛也接受来自左、右迷走神经和右膈神经的分支。肝丛伴随肝动脉和门静脉及其分支入肝，随肝动脉所有分支走行。到胆囊的分支形成小的胆囊丛，也支配胆道。

四、功能

肝是体内以代谢功能为主的一个器官，并在身体里面充分扮演着去氧化，储存肝糖，分泌性蛋白质的合成等功能。肝脏也制造胆汁。

第六节 胃弓弦力学解剖子系统

胃弓弦力学解剖子系统以胃为主体，与脊柱弓弦力学解剖系统、头–脊–胸弓弦力学解剖子系统、头–脊–髋弓弦力学解剖子系统共用一套“弓”和“弦”，并以胃周围韧带为固有弦，包绕、固定、保护胃，保证其发挥其正常生理功能。

一、弓

胃弓弦力学解剖子系统的弓指支撑胃的骨骼。胃弓弦力学解剖子系统共用脊柱弓弦力学解剖系统、头–脊–胸弓弦力学解剖子系统、头–脊–髋弓弦力学解剖子系统的弓。

二、弦

胃弓弦力学解剖子系统的弦指将胃固定在腹腔内的软组织，包括共用弦和固有弦两部分。

（一）共用弦

共用脊柱弓弦力学解剖系统、头-脊-胸弓弦力学解剖子系统、头-脊-髋弓弦力学解剖子系统的弦。

（二）固有弦（图6-11，图6-12）

1.静态弦

（1）韧带

1）肝胃韧带：连接肝左叶下横沟和胃小弯，与肝十二指肠韧带共同构成小网膜，为双层腹膜结构。

2）胃结肠韧带：连接胃和横结肠，向下延伸为大网膜，为四层腹膜结构。

3）胃脾韧带：连接脾门与胃大弯左侧的双层腹膜结构，上接胃膈韧带，下续胃结肠韧带。

4）胃膈韧带：由胃大弯上部胃底连接膈肌。

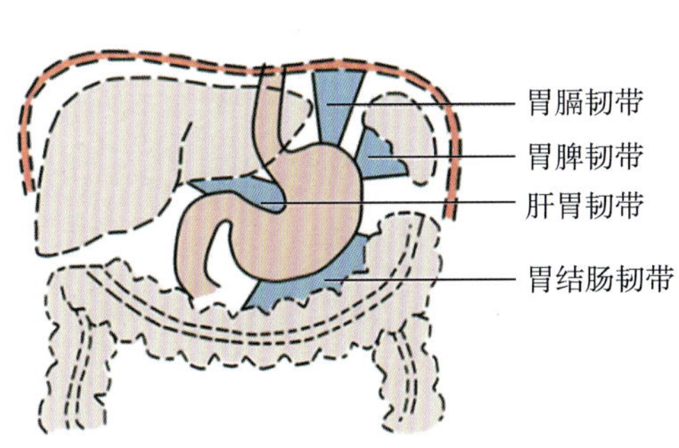

图6-11　胃弓弦力学解剖子系统示意图（冠状面）

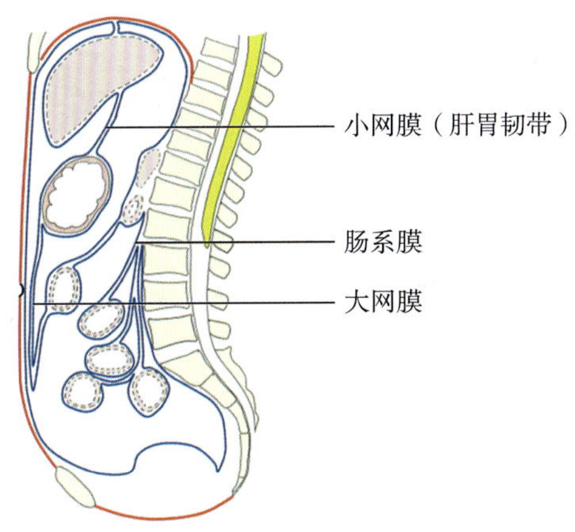

图6-12　胃弓弦力学解剖子系统示意图（矢状面）

2.动态弦　膈肌　详见第六章内脏弓弦力学解剖系统第三节心脏弓弦力学解剖子系统相关内容。

三、辅助结构

胃弓弦力学解剖子系统的辅助结构主要包括血管和神经。

（一）血管

1.腹腔干　腹腔干是腹主动脉发出的第一条分支，约平第十二胸椎。粗而短，长约

1cm，在胰上缘分为三支：胃左动脉、肝总动脉、脾动脉。

2.胃左动脉 起于腹腔动脉，是腹腔动脉的最小分支，而是胃的最大动脉。左上方经胃胰腹膜皱襞达贲门，向上发出食管支与贲门支，然后向下沿胃小弯在肝胃韧带中分支到胃前后壁，在胃角切迹处与胃右动脉相吻合，形成胃小弯动脉弓。

3.胃右动脉 起源自肝固有动脉或胃十二指肠动脉，行走至幽门上缘，转向左，在肝胃韧带中沿胃小弯，从左向右，沿途分支至胃前、后壁，到胃角切迹处与胃左动脉吻合。

4.胃网膜左动脉 起于脾动脉末端，从脾门经脾胃韧带进入大网膜前叶两层腹膜间，沿胃大弯左行，有分支到胃前后壁及大网膜，分布于胃体部大弯侧左下部，与胃网膜右动脉吻合，形成胃大弯动脉弓。

5.胃网膜右动脉 起自胃十二指肠动脉，在大网膜前叶两层腹膜间沿胃大弯由右向左，沿途分支到胃前后壁及大网膜，与胃网膜左动脉相吻合，分布至胃大弯左半部分。

6.胃短动脉 脾动脉末端的分支，一般4~5支，经胃脾韧带至胃底前后壁。

7.胃左静脉 与同名动脉伴行，汇入门静脉。

8.胃右静脉 与同名动脉伴行，汇入门静脉。

9.胃网膜左动脉 与同名动脉伴行，经肠系膜上静脉和脾静脉间接汇入门静脉。

10.胃网膜右动脉 与同名动脉伴行，经肠系膜上静脉和脾静脉间接汇入门静脉。

11.胃短静脉 与同名动脉伴行，经肠系膜上静脉和脾静脉间接汇入门静脉。

（二）神经

胃的神经支配来源不同。交感神经主要来自腹腔神经丛，其纤维随胃动脉和胃网膜动脉分布；部分交感神经纤维来自肝丛，还有一些纤维来自左膈丛。胃的副交感神经来自迷走神经，均由食管丛发出。迷走神经管理胃腺的分泌，支配胃肌的运动。交感神经管理胃血管的舒张和收缩。内脏感觉神经走在交感神经干内传导痛觉。

四、功能

胃是人体的消化器官，主要功能是消化食物。

第七节 脾脏弓弦力学解剖子系统

脾脏弓弦力学解剖子系统以胃为主体，与脊柱弓弦力学解剖系统、头-脊-胸弓弦力学解剖子系统、头-脊-髋弓弦力学解剖子系统共用一套“弓”和“弦”，并以脾脏周围韧带为固有弦，包绕、固定、保护脾脏，保证其发挥其正常生理功能。

一、弓

脾脏弓弦力学解剖子系统的弓指支撑脾脏的骨骼。脾脏弓弦力学解剖子系统共用脊柱弓弦力学解剖系统、头-脊-胸弓弦力学解剖子系统、头-脊-髋弓弦力学解剖子系统的弓。

二、弦

脾脏弓弦力学解剖子系统的弦指将脾脏固定在腹腔内的软组织，包括共用弦和固有弦两部分。

(一)共用弦

共用脊柱弓弦力学解剖系统、头-脊-胸弓弦力学解剖子系统、头-脊-髋弓弦力学解剖子系统的弦。

(二)固有弦(图6-13，图6-14)

1.静态弦

(1)脾肾韧带　从左肾前方延伸至脾门，是一双层的腹膜皱襞。

(2)胃脾韧带　从脾门处，两层腹膜走向胃大弯，成为胃脾韧带。

(3)膈脾韧带　为连接脾上极与脾之间的腹膜，较窄小，仅见于脾上极向脏面转角处形成的少许腹膜皱襞。

(4)脾结肠韧带　较短，连接脾下极与结肠脾曲。

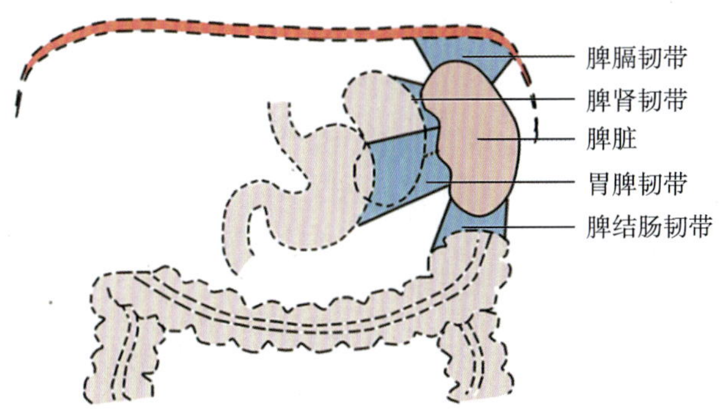

图6-13　脾脏弓弦力学解剖子系统示意图(冠状面)

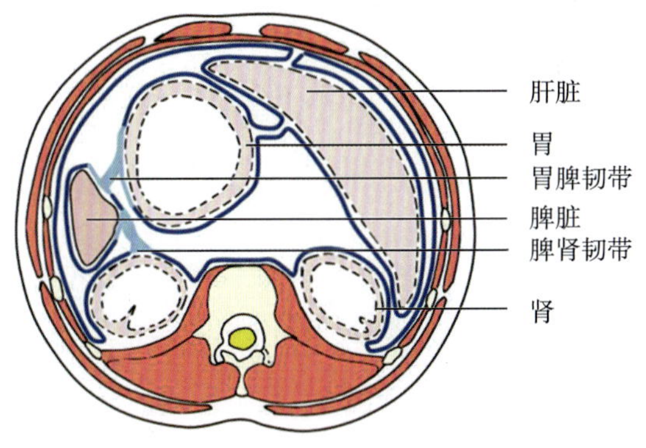

图6-14　脾脏弓弦力学解剖子系统示意图(矢状面)

2.动态弦

膈肌　详见第六章内脏弓弦力学解剖系统第三节心脏弓弦力学解剖子系统相关内容。

三、辅助结构

脾脏弓弦力学解剖子系统的辅助结构主要包括血管和神经。

（一）血管

1.脾动脉　为体内最为迂曲的血管之一。其绝大多数情况和胃左动脉、肝总动脉一起由腹腔干发出。

2.脾静脉　走行于脾动脉下方，胰尾和胰体和后方。经左肾、肾门和腹主动脉前方跨越腹后壁，并借左肾静脉与左交感干、左膈脚相隔，借左肾静脉和肠系膜上动脉将其与腹主动脉相隔。

（二）神经

脾的生理功能由脾丛支配。此丛由腹腔丛、左腹腔神经节和右迷走神经的分支形成，与脾动脉伴行至脾，沿动脉分支形成次级丛。这些纤维主要是交感纤维。

四、功能

脾的功能主要包括吞噬、免疫反应、细胞生成和储存血细胞。在胎儿，脾还是一个重要的造血器官。在出生后，在某些病理状态下，脾还有一定的造血功能。

第八节　胰腺弓弦力学解剖子系统

胰腺弓弦力学解剖子系统以胃为主体，与脊柱弓弦力学解剖系统、头-脊-胸弓弦力学解剖子系统、头-脊-髋弓弦力学解剖子系统共用一套“弓”和“弦”，并以胰腺周围韧带为固有弦，包绕、固定、保护胰腺，保证其发挥其正常生理功能。

一、弓

胰腺弓弦力学解剖子系统是指支撑胰腺的骨骼。胰腺弓弦力学解剖子系统共用脊柱弓弦力学解剖系统、头-脊-胸弓弦力学解剖子系统、头-脊-髋弓弦力学解剖子系统的弓。

二、弦

胰腺弓弦力学解剖子系统的弦指将胰腺固定在腹腔内的软组织，包括共用弦和固有弦两部分。

（一）共用弦

共用脊柱弓弦力学解剖系统、头-脊-胸弓弦力学解剖子系统、头-脊-髋弓弦力学解剖子系统的弦。

（二）固有弦（图6-15，图6-16）

1.静态弦　胰是一个狭长的腺体，横置于腹后壁1~2腰椎体平面，质地柔软，呈灰红色。胰可分胰头，胰颈，胰体，胰尾四部分。这几部分之间并无明显界限。其右侧端为胰头部分，被十二指肠所环抱，后面与胆总管、门静脉和下腔静脉相邻。胰颈为头、体之间的移行部，其前上方为十二指肠上部和幽门，其后面有肠系膜上静脉和脾静脉合成门静脉。胰体较长，为胰的中间大部分，其前面隔小网膜囊与胃后壁相邻，后面与左肾和左肾上腺等相接。胰尾为胰体向左逐渐移行变细的部分，与脾门相邻。

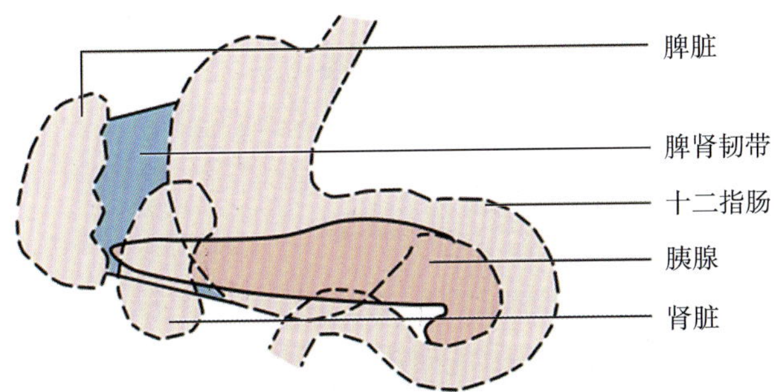

图6-15　胰腺弓弦力学解剖子系统示意图（冠状面）

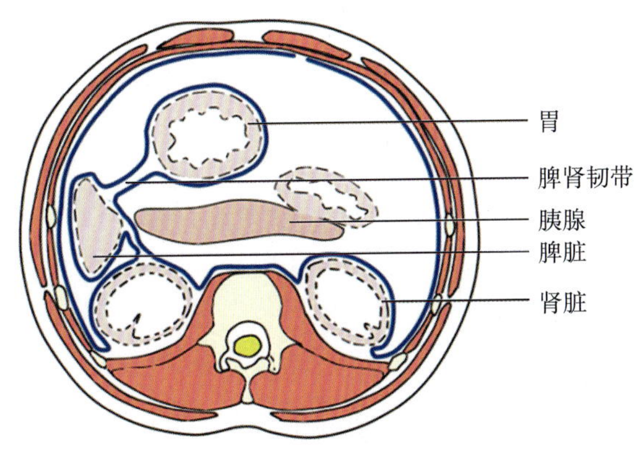

图6-16　胰腺弓弦力学解剖子系统示意图（横断面）

2.动态弦　膈肌，详见第六章内脏弓弦力学解剖系统第三节心脏弓弦力学解剖子系统相关内容。

三、辅助结构

胰腺弓弦力学解剖子系统的辅助结构主要包括血管和神经。

（一）血管

1.动脉 胰的动脉血供丰富，主要来自腹腔干和肠系膜上动脉的分支。胰头部和邻近的十二指肠主要由4条动脉供血：2条起自腹腔干，经由胃十二指肠动脉（胰十二指肠上动脉的前、后支）供血，2条起自肠系膜上动脉经胰十二指肠动脉（胰十二指肠下动脉的前、后支）供血。2条位于前面的动脉给十二指肠、胰头和钩突的腹侧面供血，并吻合形成胰十二指肠前动脉弓。2条位于后侧的动脉给胰头、邻近的十二指肠和胆总管远端供血，并形成胰十二指肠后动脉弓。

胰体和胰尾由来自脾动脉包括胰背动脉在内的多个小分支供血。典型的小动脉分布于胰上、下缘的深沟或胰实质内。它们由沿其分布的胰十二指肠动脉和脾动脉供血。

2.静脉 胰的静脉回流主要注入门脉系统，肠系膜上静脉和脾静脉。尽管胰静脉变异非常常见，但典型的胰十二指肠上前静脉多回流入胃网膜右静脉和右结肠静脉的汇合处或仅回流入胃网膜右静脉，并在胰颈下缘处回流入肠系膜上静脉。胰十二指肠上后静脉引流胰颅侧血液至肝门静脉。胰十二指肠下静脉前、后支常直接回流入肠系膜上静脉。收集胰体和胰尾处血液的静脉常直接回流入脾静脉。同时可能存在胰横（下）静脉，沿胰下缘走行汇入肠系膜下静脉。少部分胰静脉在腹膜后与全身静脉系统相通；这可能形成门脉高压症时的腹膜后静脉曲张。

（二）神经

胰外神经是指支配胰腺的交感神经和副交感神经，交感神经来自胸5~11节段脊髓灰质侧角的中间外侧核发出的交感神经节前纤维构成的内脏神经，其节后纤维终止于胰腺的血管，控制胰腺的动脉系统，扩张血管，增加血容量，影响胰腺的外分泌。胰腺副交感神经的节前神经元细胞体位于延髓的迷走神经背核内，其发出的节前纤维构成迷走神经。到达胰腺的迷走神经纤维伴动脉走行进入胰腺，在胰腺结缔组织间隔内的小神经节换元，其节后纤维终止与胰腺腺泡、胰岛细胞，直接调节胰腺的外分泌和胰岛的分泌。

四、功能

胰脏同时具有内分泌与外分泌两种功能，胰脏的内分泌指的主要是胰岛素的分泌，胰岛素是使细胞能够利用血液中的葡萄糖的重要激素，当吃饱饭后，血中的血糖会升高，此时胰岛素就会被释放到血液中，让葡萄糖进入细胞内使细胞利用，降低血糖。胰脏的外分泌指的是胰液，含有胰蛋白酶、淀粉酶等多种物质，可作用于肠道分解蛋白质等物质。

第九节　肾脏弓弦力学解剖子系统

肾脏弓弦力学解剖子系统以肾为主体，与脊柱弓弦力学解剖系统、头–脊–胸弓弦力学解剖子系统、头－脊－髋弓弦力学解剖子系统共用一套“弓”和“弦”，并以肾脏周围韧带为固有弦，包绕、固定、保护肾脏，保证其发挥其正常生理功能。

一、弓

肾脏弓弦力学解剖子系统的弓指支撑肾脏的骨骼。肾脏弓弦力学解剖子系统共用脊柱弓弦力学解剖系统、头－脊－胸弓弦力学解剖子系统、头－脊－髋弓弦力学解剖子系统的弓。

二、弦

肾脏弓弦力学解剖子系统的弦指将肾脏固定在腹腔内的软组织，包括共用弦和固有弦两部分。

（一）共用弦

共用脊柱弓弦力学解剖系统、头－脊－胸弓弦力学解剖子系统、头－脊－髋弓弦力学解剖子系统的弦。

（二）固有弦

1.静态弦（图6－17，图6－18）

（1）脾肾韧带　从左肾前方延伸至脾门，是一双层的腹膜皱襞。

（2）肾筋膜　肾筋膜的前层和后层在肾的外缘处融合。前层在肾和肾血管的前面向内侧延伸，与主动脉、上腔静脉周围的结缔组织合并。后层在肾和腰方肌、腰大肌间向内侧移行，附着在腰大肌内、外侧缘、椎骨、椎间盘上。肾筋膜较深的一层与肾内侧缘处的肾筋膜前、后层结合。

（3）纤维膜　为贴于肾实质表面的一层结缔组织膜，薄而坚韧，由致密结缔组织和少数弹力纤维构成。

（4）肝肾韧带　肝冠状韧带的下层常常直接从肝到肾，成为肝肾韧带。

2.动态弦　膈肌　详见第六章内脏弓弦力学解剖系统第三节心脏弓弦力学解剖子系统相关内容。

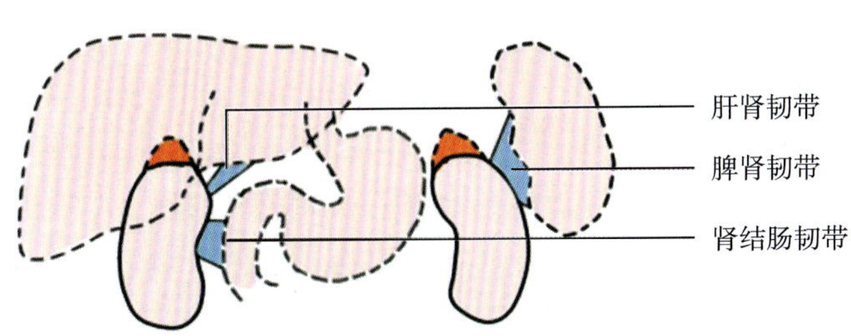

图6－17　肾脏弓弦力学解剖子系统示意图（冠状面）

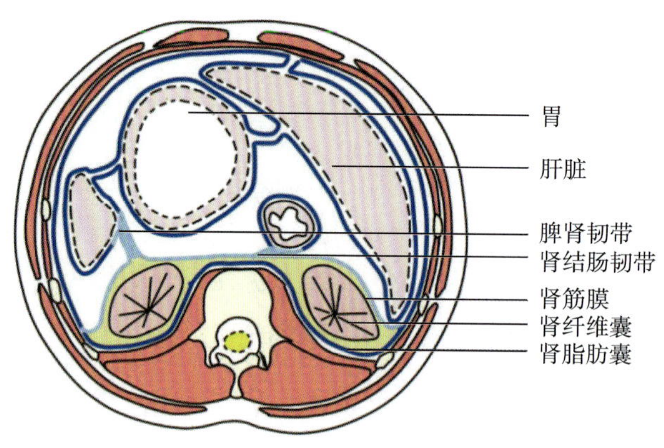

图6-18 肾脏弓弦力学解剖子系统示意图(横断面)

三、辅助结构

肾脏弓弦力学解剖子系统的辅助结构主要包括脂肪囊、血管和神经。

(一)脂肪囊

位于纤维膜的外面,为肾周围呈囊状的脂肪层。脂肪囊对肾起弹性垫样保护作用。

(二)神经

肾丛来源于腹腔神经节和神经丛、主动脉肾节、内脏最下神经、第一腰内脏神经和主动脉丛。肾丛的分支供应输尿管丛和睾丸(或卵巢)丛。

(三)血管

1.肾动脉 是腹主动脉的比较粗大的一对分支,在第一至二腰椎平面发自主动脉侧壁,横行向外,在肾静脉后方进入肾门。腹主动脉位于体正中线的左侧,所以右肾动脉较左肾动脉稍长。

2.肾静脉 系下腔静脉的属支。肾静脉与同名动脉伴行,从肾门开始,有3~5支集合而成粗短的静脉干,左侧稍长。肾静脉位于肾动脉的前面,是水平向内行,注入下腔静脉。导引肾和肾上腺的血液回流入后腔静脉的血管。

四、功能

肾脏是人体的重要器官,它的基本功能是生成尿液,借以清除体内代谢产物及某些废物、毒物,同时经重吸收功能保留水分及其他有用物质,如葡萄糖、蛋白质、氨基酸、钠离子、钾离子、碳酸氢钠等,以调节水、电解质平衡及维护酸碱平衡。肾脏同时还有内分泌功能,生成肾素、促红细胞生成素、活性维生素D_3、前列腺素、激肽等,又为机体部分内分泌激素的降解场所和肾外激素的靶器官。肾脏的这些功能,保证了机体内环境的稳定,使新陈代谢得以正常进行。

第十节　肠弓弦力学解剖子系统

肠弓弦力学解剖子系统是包括十二指肠、空场、回肠、盲肠、结肠、直肠的弓弦力学解剖子系统。肠弓弦力学解剖子系统以肠为主体，与脊柱弓弦力学解剖系统、头-脊-胸弓弦力学解剖子系统、头-脊-髋弓弦力学解剖子系统共用一套“弓”和“弦”，并以肠周围韧带为固有弦，包绕、固定、保护肠，保证其发挥其正常生理功能。

一、弓

肠弓弦力学解剖子系统的弓指支撑肠的骨骼。肠弓弦力学解剖子系统共用脊柱弓弦力学解剖系统、头-脊-胸弓弦力学解剖子系统、头-脊-髋弓弦力学解剖子系统的弓。

二、弦

肠弓弦力学解剖子系统的弦指将肠固定在腹腔内的软组织，包括共用弦和固有弦两部分。

（一）共用弦

共用脊柱弓弦力学解剖系统、头-脊-胸弓弦力学解剖子系统、头-脊-髋弓弦力学解剖子系统的弦。

（二）固有弦

1.静态弦（图6-19，图6-20）

（1）腹膜

1）大网膜：是连于胃大弯和横结肠之间的四层腹膜。呈“围裙”状悬挂于横结肠和小肠之前。大网膜内含脂肪、血管、淋巴管等，活动度大，有限制炎症蔓延的作用。

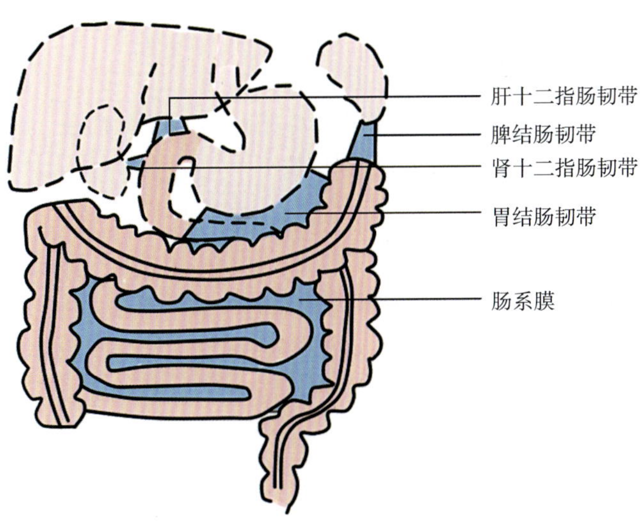

图6-19　肠弓弦力学解剖子系统示意图（冠状面）

2）小网膜：是连结于肝门与胃小弯、十二指肠上部之间的双层腹膜。形似围在脖下的“餐巾”。右侧部称肝十二指肠韧带，内有胆总管、肝固有动脉、门静脉等结构通过。左侧部称肝胃韧带。

3）肠系膜：肠系膜可分为小肠系膜、横结肠系膜、乙状结肠系膜、阑尾系膜，是悬吊、固定肠管的腹膜的一部分。生在躯体左右两侧的腹膜在肠的背侧和腹侧相合，分别形成背侧肠系膜和腹侧肠系膜。小肠系膜是一宽阔、扇形的腹膜皱襞，包绕空肠和回肠并将其固定在腹后壁。其附着于腹后壁的壁缘称为系膜根。上端由十二指肠空肠曲开始斜向右下行，下端止于右骶髂关节上部。横结肠系膜是将横结肠连于腹后壁横行的双层腹膜结构，其根部起自结肠右曲，止于结肠左曲。乙状结肠系膜是将乙状结肠连于左下腹的双层腹膜结构，其根部附于左髂窝和骨盆左后壁。该系膜较长，使乙状结肠活动度较大，故易发生乙状结肠扭转。系膜两层间含有乙状结肠和直肠上血管、淋巴管、淋巴结和神经丛等。阑尾系膜将阑尾连于小肠系膜下端，呈三角形，系膜的游离缘内有阑尾血管、淋巴管、神经。

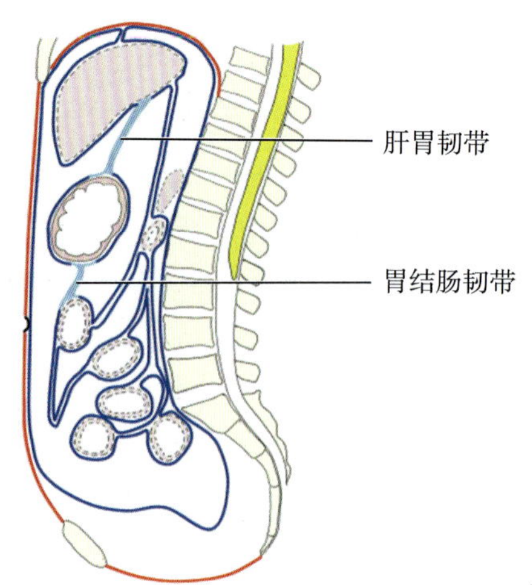

图6-20　肠弓弦力学解剖子系统示意图（矢状面）

2.动态弦　膈肌　详见第六章内脏弓弦力学解剖系统第三节心脏弓弦力学解剖子系统相关内容。

三、辅助结构

肠弓弦力学解剖子系统的辅助结构主要包括血管和神经。

（一）血管

1.肠系膜上动脉　肠系膜上动脉约在第一腰椎高度起自腹主动脉前壁，在脾静脉和胰头的后方下行，跨过胰腺钩突的前方，在胰腺下缘和十二指肠水平部之间进入小肠系膜根，斜行向右下，至右髂窝处其末端与回结肠动脉的回肠支吻合。肠系膜上动脉的主干呈向左侧稍凸的弓状，从弓的凸侧依次发出胰十二指肠动脉和十余支空、回肠动脉，从弓的凹侧依次发出中结肠动脉、右结肠动脉和回结肠动脉。

2.肠系膜下动脉　系腹主动脉发出的脏支之一。此动脉在平第三腰椎自腹主动脉前方发出，行向左下方。它发出的分支有左结肠动脉、乙状结肠动脉、直肠上动脉。肠系膜下动脉营养横结肠左部、降结肠、乙状结肠及直肠的上2/3。并与肠系膜上动脉及髂内动脉的分支吻合。

3.肠系膜上静脉　走行于小肠系膜内，与同名动脉伴行。收集十二指肠至结肠左曲以上肠管、部分胃和胰腺的静脉血，并与脾静脉一起构成门静脉。

4.肠系膜下静脉　系脾静脉的属支。肠系膜下静脉收集同名动脉所分布区域的静脉血，在胰头后面注入脾静脉，有时注入肠系膜上静脉。

（二）神经

肠管受内在神经和外在神经支配。内在神经是指消化道壁内的壁内神经丛，即肠神经系统，包括肌间神经丛和黏膜下神经丛。有感觉、中间和运动神经元，彼此交织成网。黏膜下神经丛主要调节消化道腺体和内分泌细胞的分泌，肠内物质的吸收及局部血流的控制；肌间神经丛主要支配平滑肌细胞，参与对消化道运动的控制。

外在神经包括交感神经和副交感神经。外在神经指交感神经和副交感神经。交感神经发自脊髓胸5至腰2段的侧角，腹腔神经节和肠系膜神经节换元后，发出肾上腺素能纤维。副交感神经除少量支配口腔和咽之外，主要走行于迷走神经和盆神经中。其节前纤维主要与肌间神经丛和粘膜下神经丛形成突触，发出的节后纤维主要为胆碱能纤维，少量为非胆碱能纤维、非肾上腺素能纤维。交感神经与副交感神经都是混合神经，含有传出神经和传入神经。副交感神经兴奋通常可使消化液分泌增加，消化道活动加强；交感神经则相反，但可引起消化道括约肌收缩。

四、功能

肠道是人体重要的消化器官，肠指的是从胃幽门至肛门的消化管，是消化管中最长的一段，也是功能最重要的一段。

第十一节　子宫弓弦力学解剖子系统

子宫弓弦力学解剖子系统是包括子宫及其附件的弓弦力学解剖子系统。子宫弓弦力学解剖子系统以子宫为主体，与脊柱弓弦力学解剖系统、头－脊－胸弓弦力学解剖子系统、头－脊－髋弓弦力学解剖子系统共用一套“弓”和“弦”，并以子宫周围韧带为固有弦，包绕、固定、保护子宫，保证其发挥其正常生理功能。

一、弓

子宫弓弦力学解剖子系统是指支撑子宫及其附件的骨骼。子宫弓弦力学解剖子系统共用脊柱弓弦力学解剖系统、头－脊－胸弓弦力学解剖子系统、头－脊－髋弓弦力学解剖子系统的弓。

二、弦

子宫弓弦力学解剖子系统的弦指将子宫及其附件固定在盆腔内的软组织，包括共用弦和固有弦两部分。

（一）共用弦

共用脊柱弓弦力学解剖系统、头－脊－胸弓弦力学解剖子系统、头－脊－髋弓弦力学解剖子系统的弦。

（二）固有弦

1.静态弦（图6-21~图6-23）

（1）子宫圆韧带　为一对长条状圆索，由平滑肌和结缔组织构成。起于子宫外侧缘，输卵管子宫口的前下方。在子宫阔韧带前层覆盖下，走向前外侧，经过腹股沟管，终止于阴阜及大阴唇上部之中。为维持子宫前倾位的主要结构。

（2）子宫阔韧带　位于子宫两侧的双层腹膜皱襞，呈翼状，由覆盖子宫前后壁的腹膜自子宫侧缘向两侧延伸达盆壁而成，可限制子宫向两侧倾倒。

（3）子宫主韧带　为子宫阔韧带下部两层腹膜之间的一些纤维结缔组织束和平滑肌纤维，较强韧，将子宫颈阴道上部连于骨盆侧壁，它是维持子宫颈正常位置，防止其向下脱垂的主要结构。

（4）骶子宫韧带　由平滑肌和结缔组织构成，起自子宫颈阴道上部后面，向后绕过直肠的两侧，止于骶骨前面。此韧带表面盖以腹膜，形成弧形皱襞为直肠子宫襞。此韧带向后上牵引子宫颈，并与子宫圆韧带共同维持子宫的前倾前屈位。

（5）骨盆漏斗韧带　阔韧带分为前后两叶，其上缘游离，内2/3部包裹输卵管（伞部无腹膜遮盖），外1/3部移行为骨盆漏斗韧带或称卵巢悬韧带，卵巢动、静脉由此穿行。

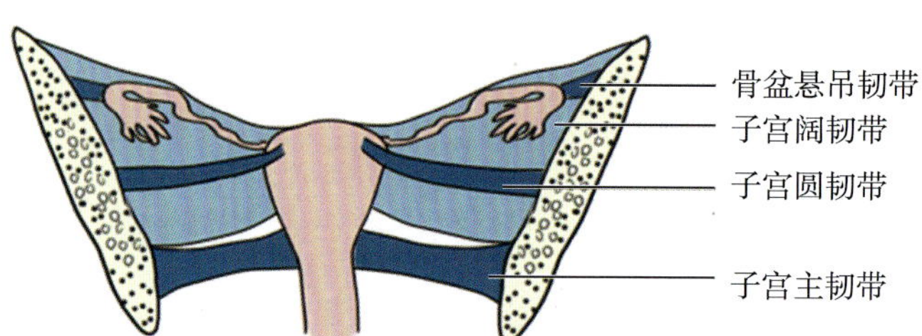

图6-21　子宫弓弦力学解剖子系统示意图（冠状面）

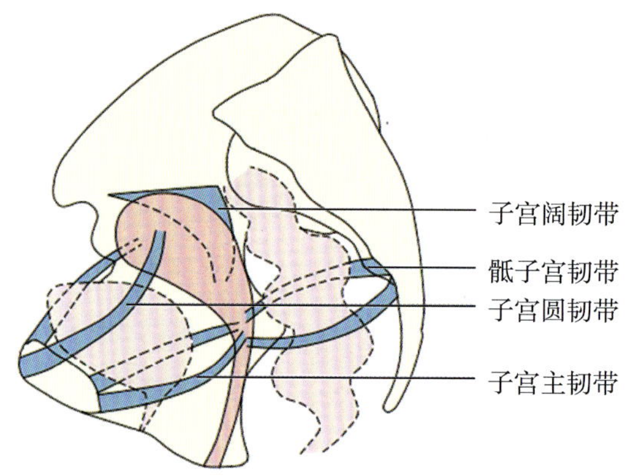

图6-22　子宫弓弦力学解剖子系统示意图（矢状面）

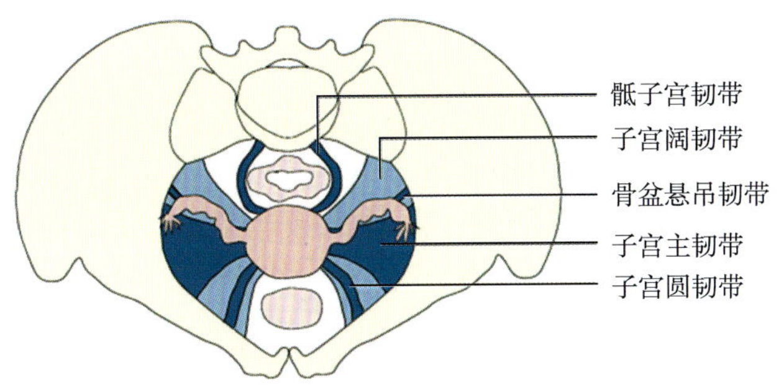

图6-23　子宫弓弦力学解剖子系统示意图（横断面）

2.动态弦

（1）会阴深横肌　位于尿生殖膈两层筋膜之间，肌束横行，张于两侧坐骨支之间，肌纤维在中线上互相交织，部分纤维止于会阴中心腱，收缩时可加强会阴中心腱的稳固性。

（2）肛提肌　为一对四边形薄扁肌，起于耻骨后面与坐骨棘之间的肛提肌腱弓，纤维行向内下，止于会阴中心腱、直肠壁、尾骨和肛尾韧带，左右联合成漏斗状。

三、辅助结构

子宫弓弦力学解剖子系统的辅助结构主要包括血管和神经。

（一）血管

1.子宫动脉　为髂内动脉前干分支。到达子宫外侧，相当于宫颈内口水平约2cm处，横跨输尿管至子宫侧缘，分上下两支：上支较粗称宫体支，至宫角处又分宫底支（分布于子宫底部）、输卵管支（分布于输卵管）及卵巢支（与卵巢动脉末梢吻合）；下支较细称宫颈-阴道支（分布于宫颈及阴道上段）。

2.卵巢动脉　供应卵巢、输卵管和子宫角的血管。在肠系膜后动脉附近起自腹主动脉。有一对，短而粗，在子宫阔韧带中向后延伸，分布于卵巢；还分出输尿管支和子宫支分布于输尿管和子宫角。

3.阴道动脉　为髂内动脉前干分支。分布于阴道中下段前后壁、膀胱顶及膀胱颈。阴道动脉与子宫动脉阴道支和阴部内动脉分支相吻合。阴道中段由阴道动脉供应，阴道下段主要由阴部内动脉和痔中动脉供应。

（二）神经

子宫的内脏神经直接来自卵巢丛和腹下丛；交感神经节前纤维来自T_{12}、L_1脊髓节段，副交感神经的节前纤维从第二至四骶脊神经前支分出。

四、功能

子宫是产生月经和孕育胎儿的器官。

第十二节　膀胱弓弦力学解剖子系统

膀胱弓弦力学解剖子系统以膀胱为主体，与脊柱弓弦力学解剖系统、头-脊-胸弓弦力学解剖子系统、头-脊-髋弓弦力学解剖子系统共用一套“弓”和“弦”，并以膀胱周围韧带为固有弦，包绕、固定、保护膀胱，保证其发挥其正常生理功能。

一、弓

膀胱弓弦力学解剖子系统是指支撑膀胱的骨骼。膀胱弓弦力学解剖子系统共用脊柱弓弦力学解剖系统、头-脊-胸弓弦力学解剖子系统、头-脊-髋弓弦力学解剖子系统的弓。

二、弦

膀胱弓弦力学解剖子系统的弦指将膀胱固定在盆腔内的软组织，包括共用弦和固有弦两部分。

(一)共用弦

共用脊柱弓弦力学解剖系统、头-脊-胸弓弦力学解剖子系统、头-脊-髋弓弦力学解剖子系统的弦。

(二)固有弦(图6-24，图6-25)

1.静态弦

(1)脐正中韧带　脐正中韧带为胚胎期遗留的脐尿管，由膀胱顶连至脐部，贴附于腹前壁下部内面正中线，被腹膜遮盖形成脐中襞。

(2)膀胱外侧韧带　位于膀胱或前列腺外侧的腹膜下结缔组织中，含有至膀胱的血管和神经、一部分输尿管和输精管，这些结缔组织、血管和神经形成膀胱的血管神经蒂，称为膀胱外侧韧带。该韧带起于膀胱和前列腺外侧，向外上方连至肛提肌表面的筋膜。

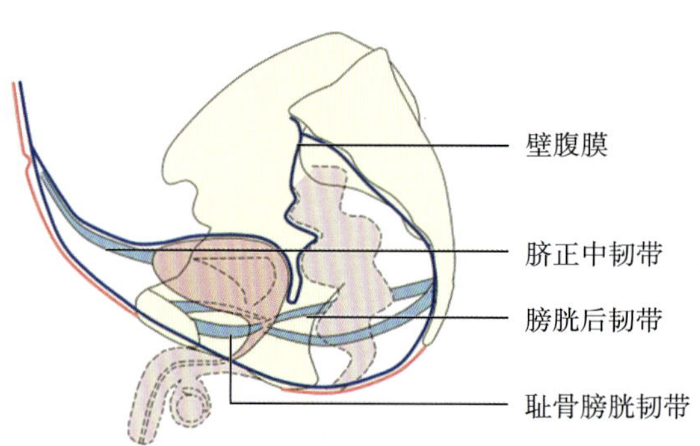

图6-24　膀胱弓弦力学解剖子系统示意图(矢状面)

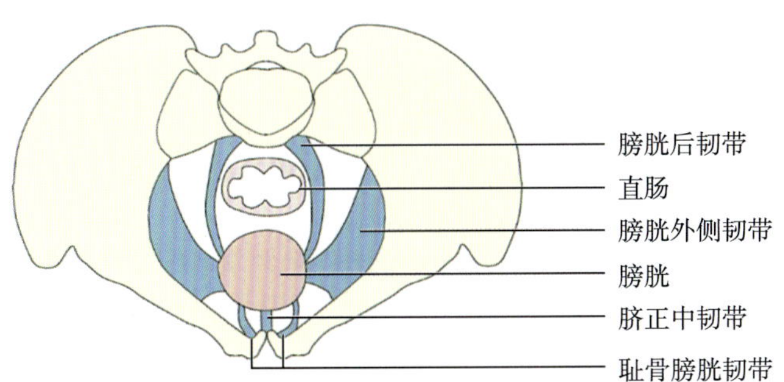

图6-25　膀胱弓弦力学解剖子系统示意图（横断面）

（3）耻骨前列腺韧带/耻骨膀胱韧带　在耻骨后面和盆筋膜腱弓前部与膀胱颈，或前列腺前外侧部之间连有两条结缔组织带，在男性称为耻骨前列腺韧带，在女性称为耻骨膀胱韧带。

（4）膀胱后韧带　位于膀胱两侧，由前向后的膀胱静脉丛及其汇成的膀胱静脉、膀胱下动脉、膀胱神经丛等被其周围的结缔组织束包裹而成，它有承托膀胱的作用。

2.动态弦　膈肌　详见第六章内脏弓弦力学解剖系统第三节心脏弓弦力学解剖子系统相关内容。

三、辅助结构

膀胱弓弦力学解剖子系统的辅助结构主要包括血管和神经。

（一）血管

1.动脉　膀胱血供主要来源于发自髂内动脉前干的膀胱上动脉和膀胱下动脉，并由闭孔动脉和臀下动脉补充。女性的子宫动脉和阴道动脉发出额外的供应膀胱的分支。

2.静脉　引流膀胱的静脉在膀胱的下外侧面构成一个复杂的静脉丛，经膀胱侧韧带向后走行，汇入髂内静脉。

3.神经　支配膀胱的神经形成膀胱丛，由交感和副交感神经纤维构成。交感神经纤维来自胸11~12、腰1~2脊髓节段。膀胱的痛觉纤维可在交感神经和副交感神经内，特别是在副交感神经内找到。

四、功能

是储存尿液的肌性囊状器官。

第十三节　腮腺弓弦力学解剖子系统

腮腺弓弦力学解剖子系统以腮腺为主体，与头面部弓弦力学解剖系统共用一套

“弓”和“弦”，并以腮腺周围韧带为固有弦，包绕、固定、保护腮腺，保证其发挥其正常生理功能。

一、弓

腮腺弓弦力学解剖子系统是指支撑腮腺的骨骼。腮腺弓弦力学解剖子系统共用头面部弓弦力学解剖系统的弓。

二、弦

腮腺弓弦力学解剖子系统的弦指将腮腺固定在颈部的软组织，包括共用弦和固有弦两部分。

（一）共用弦

共用头面部弓弦力学解剖系统的弦。

（二）固有弦（图6-26）

腮腺囊　腮腺被致密的腮腺囊包绕，该囊源自颈深筋膜的封套筋膜。

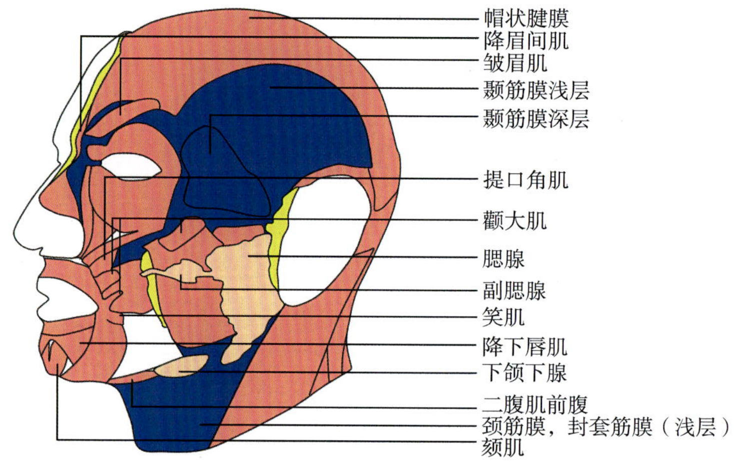

图6-26　腮腺弓弦力学解剖子系统示意图

三、辅助结构

腮腺弓弦力学解剖子系统的辅助结构主要包括血管和神经。

（一）血管

腮腺的动脉来自颈外动脉及其在腮腺内和附近的分支。静脉经局部的属支回流入颈外静脉。

（二）神经

腮腺的感觉神经来自耳大神经的分支及耳颞神经腮腺支中的感觉神经纤维。控制腮腺分泌的神经为交感神经和副交感神经。节后交感神经纤维来自交感干颈上节，分布于腮腺及耳颞神经分布区皮肤、汗腺和立毛肌。来自耳神经节的节后副交感神经纤维伴随耳颞神经的腮腺支分布于腮腺。其节前纤维来自延髓内下涎核细胞的轴突，随舌咽神经的鼓室神经、鼓室神经丛、岩小神经达耳神经节。

四、功能

腮腺属于唾液腺及分泌物都流入口腔，形成唾液。

第十四节　甲状腺弓弦力学解剖子系统

甲状腺弓弦力学解剖子系统以甲状腺为主体，与头面部弓弦力学解剖系统共用一套“弓”和“弦”，并以甲状腺周围韧带为固有弦，包绕、固定、保护甲状腺，保证其发挥其正常生理功能。

一、弓

甲状腺弓弦力学解剖子系统是指支撑甲状腺的骨骼。甲状腺弓弦力学解剖子系统共用脊柱弓弦力学解剖系统、头-脊-胸弓弦力学解剖子系统、头-脊-肩弓弦力学解剖子系统的弓。

二、弦

甲状腺弓弦力学解剖子系统的弦指将甲状腺固定在颈部的软组织，包括共用弦和固有弦两部分。

（一）共用弦

共用脊柱弓弦力学解剖系统、头-脊-胸弓弦力学解剖子系统、头-脊-肩弓弦力学解剖子系统的弦。

（二）固有弦（图6-27~图6-29）

1.胸骨甲状肌　详见第五章头-脊-肢弓弦力学解剖系统第三节头-脊-胸弓弦力学解剖子系统头-胸连结单元相关内容。

2.胸骨舌骨肌　详见第五章头-脊-肢弓弦力学解剖系统第三节头-脊-胸弓弦力学解剖子系统头-胸连结单元相关内容。

3.二腹肌　详见第二章头面部弓弦力学解剖系统相关内容。

4.胸锁乳突肌　详见第五章头-脊-肢弓弦力学解剖系统第二节头-脊-肩弓弦力学解剖子系统头-肩连结单元相关内容。

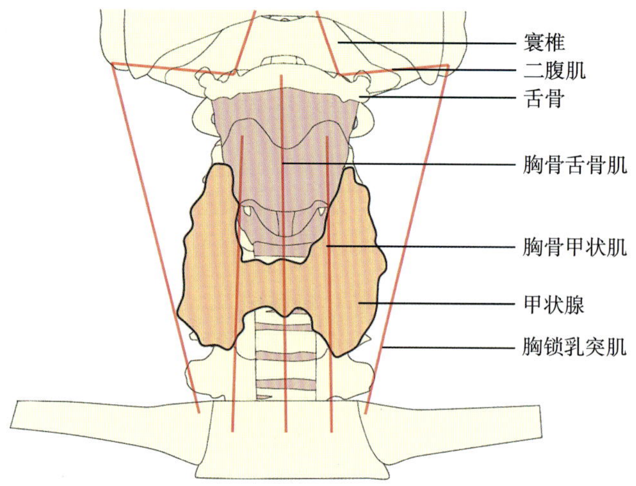

图6-27　甲状腺弓弦力学解剖子系统示意图(冠状面)

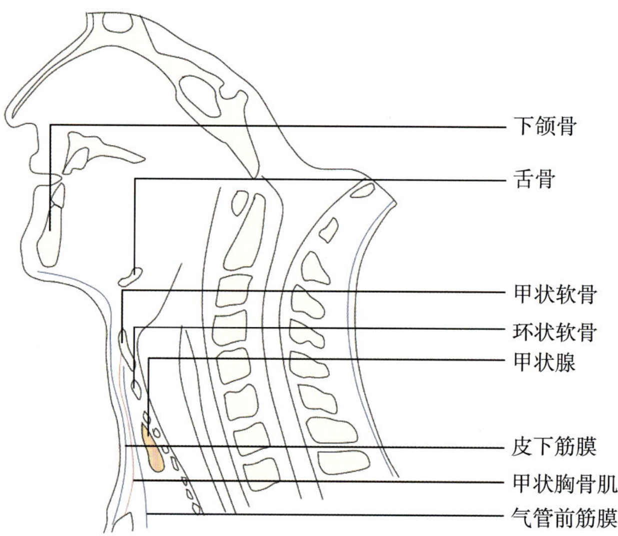

图6-28　甲状腺弓弦力学解剖子系统示意图(矢状面)

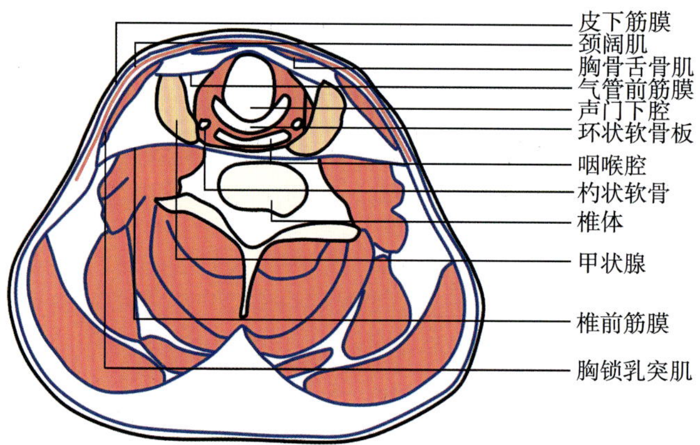

图6-29　甲状腺弓弦力学解剖子系统示意图(横断面)

三、辅助结构

甲状腺弓弦力学解剖子系统的辅助结构主要包括血管和神经。

(一)血管

1.动脉 甲状腺的血供来自于甲状腺上动脉和甲状腺下动脉，有时还有发自头臂干或主动脉弓的甲状腺最下动脉。动脉较粗，且分支常在腺体表面和内部相吻合，同侧的和对侧的都有吻合。甲状腺上动脉与喉上神经外支的关系密切，穿入甲状腺筋膜，分为前支和后支。前支供应甲状腺的前面，后支供应甲状腺的外侧面和内侧面。甲状腺下动脉靠近甲状腺的底部，分为上(升)支和下支，供应甲状腺的下面和后面，上支也供应甲状旁腺。甲状腺下动脉和喉返神经的关系常有较大的变化，具有重要的临床意义。

2.静脉 甲状腺的静脉回流通常是通过甲状腺上静脉、甲状腺中静脉和甲状腺下静脉。甲状腺上静脉自腺体的上部出现，与甲状腺上动脉一起行向颈动脉鞘，其注入颈内静脉。甲状腺中静脉收集腺体下部的血液，自腺体的外侧面出现，注入颈内静脉。甲状腺下静脉起自一腺体静脉丛，该丛也与甲状腺中静脉、甲状腺下静脉相联系。这些静脉形成一个气管前静脉丛，自此左甲状腺下静脉下行，注入左头臂静脉；右甲状腺下静脉向下斜跨头臂动脉，注入右头臂静脉与上腔静脉交界处。甲状腺下静脉常通过一个总干注入上腔静脉或左头臂静脉，它们引流食管、气管和喉下静脉的血液，在末端有瓣膜。

(二)神经

甲状腺的神经来自颈上、中、下神经节。

四、功能

甲状腺控制使用能量的速度、制造蛋白质、调节身体对其他荷尔蒙的敏感性。甲状腺依靠制造甲状腺素来调整这些反应，有三碘甲状腺原氨酸(T3)和四碘甲状腺原氨酸(T4)。这两者调控代谢、生长速率，还调解其他的身体系统。T3和T4由碘和酪胺酸合成。甲状腺也生产降钙素，调节体内钙的平衡。

第十五节 胸腺弓弦力学解剖子系统

胸腺弓弦力学解剖子系统以胸腺为主体，与脊柱弓弦力学解剖系统、头-脊-胸弓弦力学解剖子系统、头-脊-肩弓弦力学解剖子系统共用一套“弓”和“弦”，并以胸腺周围韧带为固有弦，包绕、固定、保护胸腺，保证其发挥其正常生理功能。

一、弓

胸腺弓弦力学解剖子系统是指支撑胸腺的骨骼。胸腺弓弦力学解剖子系统共用脊柱弓弦力学解剖系统、头–脊–胸弓弦力学解剖子系统、头–脊–肩弓弦力学解剖子系统的弓。

二、弦

胸腺弓弦力学解剖子系统的弦指将胸腺固定在胸腔的软组织，包括共用弦和固有弦两部分。

（一）共用弦

共用脊柱弓弦力学解剖系统、头–脊–胸弓弦力学解剖子系统、头–脊–肩弓弦力学解剖子系统的弦。

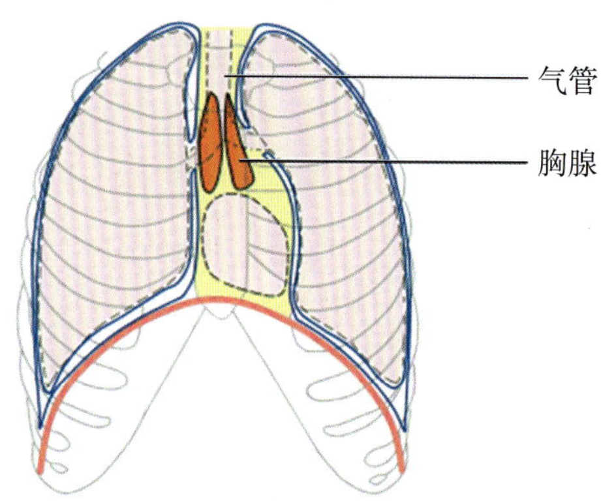

图6–30　胸腺弓弦力学解剖子系统示意图（冠状面）

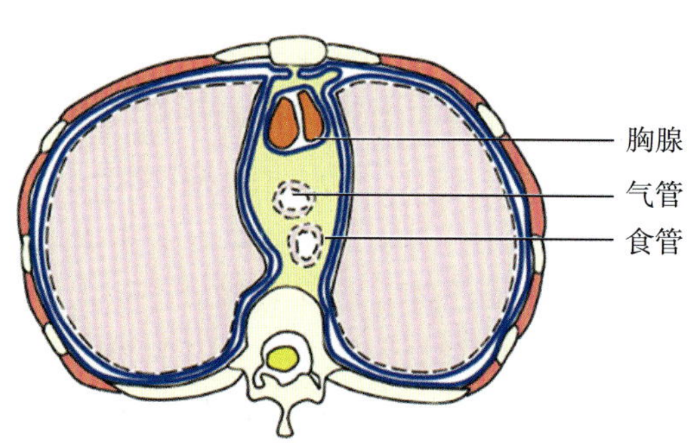

图6–31　胸腺弓弦力学解剖子系统示意图（横断面）

三、辅助结构

胸腺弓弦力学解剖子系统的辅助结构主要包括血管和神经。

（一）血管

1.动脉　主要来自胸廓内动脉和甲状腺下动脉的分支，有的甚至是甲状腺上动脉的胸腺分支供应胸腺；这些动脉也供应周围的纵隔结缔组织。胸腺没有明确的门部，因此动脉的分支有的直接穿经被膜进入胸腺内，而更多的则是先进入叶间隔的深部，然后再在皮质和髓质交界处进入胸腺组织。

2.静脉　胸腺静脉引流至左头臂静脉、胸廓内静脉和甲状腺下静脉，偶尔还直接注入上腔静脉。一般是从胸腺内侧每个小叶中穿出1条或多条静脉，然后汇成1条静脉总干最终注入左侧头臂静脉。

（二）神经

支配胸腺的神经来自交感神经链的颈胸（星状）神经节或锁骨下袢以及迷走神经。膈神经和舌下神经降支的分支主要分布到胸腺被膜。

四、功能

胸腺是初级淋巴器官。功能是向全身提供胸腺加工过的T淋巴细胞。

第十六节　肾上腺弓弦力学解剖子系统

肾上腺弓弦力学解剖子系统以肾上腺为主体，与脊柱弓弦力学解剖系统、头-脊-胸弓弦力学解剖子系统、头-脊-髋弓弦力学解剖子系统共用一套“弓”和“弦”，并以肾上腺周围韧带为固有弦，包绕、固定、保护肾上腺，保证其发挥其正常生理功能。

一、弓

肾上腺弓弦力学解剖子系统是指支撑肾上腺的骨骼。肾上腺弓弦力学解剖子系统共用脊柱弓弦力学解剖系统、头-脊-胸弓弦力学解剖子系统、头-脊-髋弓弦力学解剖子系统的弓。

二、弦

肾上腺弓弦力学解剖子系统的弦指将胸腺固定在胸腔的软组织，包括共用弦和固有弦两部分。

（一）共用弦

共用脊柱弓弦力学解剖系统、头-脊-胸弓弦力学解剖子系统、头-脊-髋弓弦力学解剖子系统和肾脏弓弦力学解剖子系统的弦。

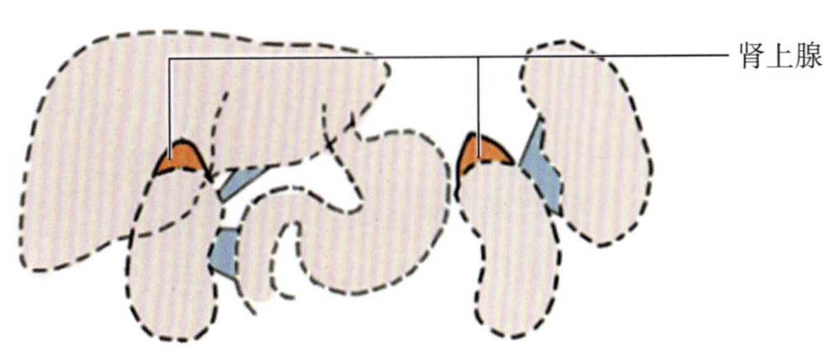

图6-32　肾上腺弓弦力学解剖子系统

三、辅助结构

肾上腺弓弦力学解剖子系统的辅助结构主要包括血管和神经。

（一）血管

1.动脉　肾上腺血管丰富，由3组动脉供应，分别为上、中、下肾上腺动脉，分别来自膈下动脉、腹主动脉和肾动脉。

2. 静脉 髓静脉起自肾门并形成常为单支的肾上腺静脉。右侧肾上腺上静脉很短，并且水平注入下腔静脉后侧。偶尔存在1条右肾上腺副静脉，自肾门向内上方走行，于右肾上腺静脉上方汇入下腔静脉。

（二）神经

肾上腺由肾上腺丛支配。此丛由腹腔神经节和腹腔丛及内脏大神经的分支组成。与其大小相比，肾上腺有比其他任何器官都大的自主神经供应。

四、功能

肾上腺从侧面观察，腺体分肾上腺皮质和肾上腺髓质两部分，周围部分是皮质，内部是髓质。两者在发生、结构与功能上均不相同，实际上是两种内分泌腺。

第十七节 前列腺弓弦力学解剖子系统

前列腺弓弦力学解剖子系统以前列腺为主体，与脊柱弓弦力学解剖系统、头-脊-胸弓弦力学解剖子系统、头-脊-髋弓弦力学解剖子系统共用一套“弓”和“弦”，并以前列腺周围韧带为固有弦，包绕、固定、保护前列腺，保证其发挥其正常生理功能。

一、弓

前列腺弓弦力学解剖子系统是指支撑前列腺的骨骼。前列腺弓弦力学解剖子系统共用脊柱弓弦力学解剖系统、头-脊-胸弓弦力学解剖子系统、头-脊-髋弓弦力学解剖子系统的弓。

二、弦

前列腺弓弦力学解剖子系统的弦指将前列腺固定在盆腔的软组织，包括共用弦和固有弦两部分。

（一）共用弦

共用脊柱弓弦力学解剖系统、头-脊-胸弓弦力学解剖子系统、头-脊-髋弓弦力学解剖子系统的弦。

（二）固有弦（图6-33，图6-34）

1. 静态弦

（1）耻骨前列腺韧带 在耻骨后面和盆筋膜腱弓前部与前列腺前外侧部之间连有两条结缔组织带，称为耻骨前列腺韧带。

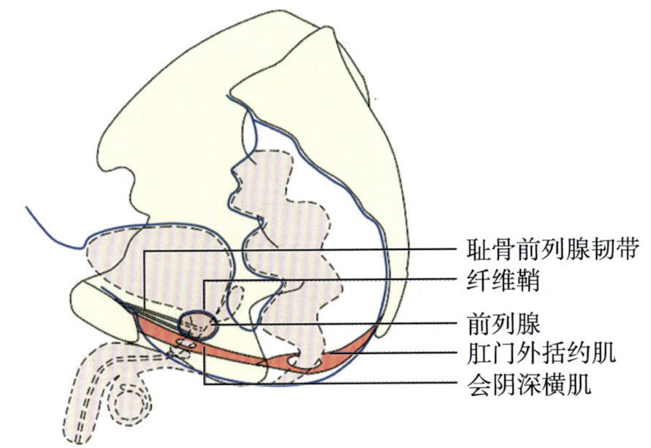

图6-33　前列腺弓弦力学解剖子系统示意图（矢状面）

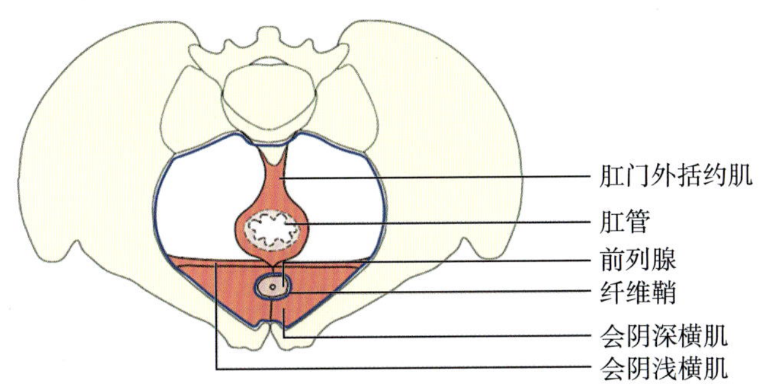

图6-34　前列腺弓弦力学解剖子系统示意图（横断面）

（2）前列腺纤维鞘　由含有前列腺静脉丛的纤维组织构成。在前面它与耻骨前列腺韧带混合，在下方与尿道括约肌、会阴深横肌深面的筋膜、会阴体混合。

2.动态弦

（1）会阴深横肌　位于尿生殖膈两层筋膜之间，肌束横行，连结于两侧坐骨支之间，肌纤维在中线上互相交织，部分纤维止于会阴中心腱，收缩时可加强会阴中心腱的稳固性。

（2）肛门外括约肌　肛门外括约肌按其纤维所在部位，可分为3部。①皮下部：位于肛门两侧皮下，椭圆形，其前后端均有少量肌束附着于会阴中心腱和肛尾韧带。②浅部：位于皮下部深面，后端起于肛尾韧带，向前环绕肛门内括约肌下部，前端附着于会阴中心腱。③深部：位于浅部深面，是较厚的环绕于肛门内括约肌上部的肌束。

三、辅助结构

前列腺弓弦力学解剖子系统的辅助结构主要包括血管和神经。

（一）血管

1.动脉　前列腺的血液由膀胱下动脉、阴部内动脉和直肠中动脉的分支供应。这些血管沿前列腺后外侧缘自前列腺与膀胱的结合部至前列腺尖穿入前列腺。

2.静脉 前列腺的静脉进入围绕其侧面的位于耻骨弓状韧带和耻骨联合下部后方、膀胱和前列腺前方的静脉丛。其主要分支为阴精背深静脉。次静脉丛还接受膀胱前支和前列腺支静脉的血液，引流入膀胱静脉和髂内静脉。

（二）神经

前列腺的神经来自下腹下神经（盆）丛。尿道周围的前列腺由来自周围的神经支配。

四、功能

1.外分泌功能 前列腺是男性最大的附属性腺，亦属人体外分泌腺之一。它可分泌前列腺液，是精液的重要组成成分，对精子正常的功能具有重要作用，对生育非常重要。前列腺液的分泌受雄性激素的调控。

2.内分泌功能 前列腺内含有丰富的5α-还原酶，可将睾酮转化为更有生理活性的双氢睾酮。双氢睾酮在良性前列腺增生症的发病过程中起重要作用。通过阻断5α-还原酶，可减少双氢睾酮的产生，从而使增生的前列腺组织萎缩。

第十八节 精囊腺弓弦力学解剖子系统

精囊腺弓弦力学解剖子系统以肾上腺为主体，与脊柱弓弦力学解剖系统、头-脊-胸弓弦力学解剖子系统、头-脊-髋弓弦力学解剖子系统共用一套“弓”和“弦”，并以精囊腺周围韧带为固有弦，包绕、固定、保护精囊腺，保证其发挥其正常生理功能。

一、弓

精囊腺弓弦力学解剖子系统是指支撑精囊腺的骨骼。精囊腺弓弦力学解剖子系统共用脊柱弓弦力学解剖系统、头-脊-胸弓弦力学解剖子系统、头-脊-髋弓弦力学解剖子系统的弓。

二、弦

精囊腺弓弦力学解剖子系统的弦指将精囊腺固定在盆腔的软组织，包括共用弦和固有弦两部分。

（一）共用弦

共用脊柱弓弦力学解剖系统、头-脊-胸弓弦力学解剖子系统、头-脊-髋弓弦力学解剖子系统的弦。

（二）固有弦（图6-35，图6-36）

精囊又叫精囊腺，为长椭圆形的囊状器官，它位于前列腺底的后上方、输精管壶腹的外侧、膀胱底与直肠之间。精囊主要由迂曲的小管构成，表面凹凸不平，呈钩回状，切面内袋形或憩室样管状结构，黏膜皱襞高而细，多分支并连接成网。精囊上端游离、膨大部为精囊腺底；下端细小，为精囊腺的排泄管，与输精管壶腹末端汇合成射精管，穿过前列腺，开口于精阜。精囊与直肠之间有直肠膀胱筋膜分隔。每侧精囊都有一个致密的纤维性鞘。

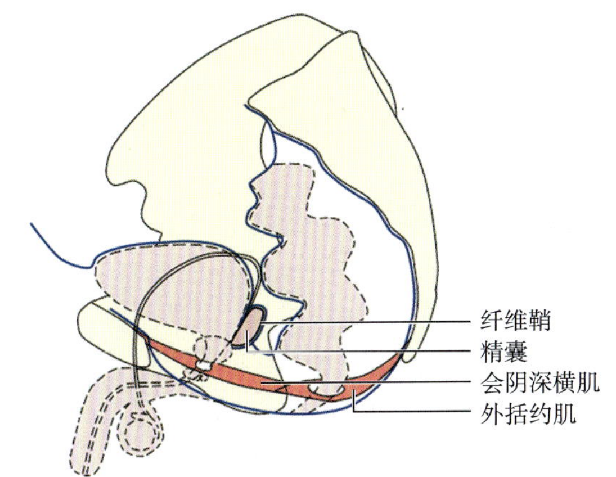

图6-35　精囊腺弓弦力学解剖子系统示意图（矢状面）

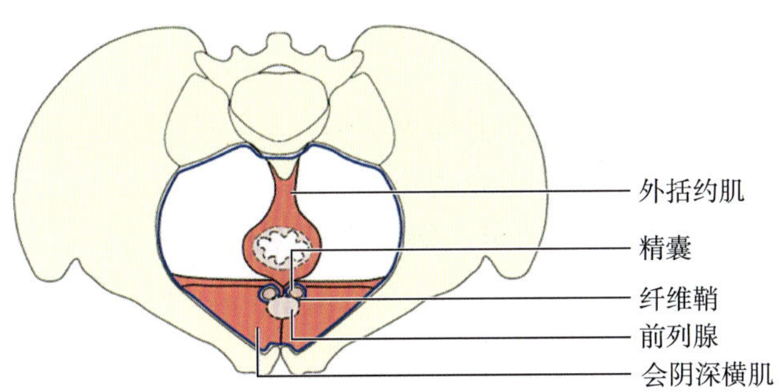

图6-36　精囊腺弓弦力学解剖子系统示意图（横断面）

三、辅助结构

精囊腺弓弦力学解剖子系统的辅助结构主要包括血管和神经。

（一）血管

到精囊的主要血供来自精囊-输精管动脉，其为脐动脉的分支。增加的血供途径为精囊下动脉，其来自髂内动脉或臀下动脉。静脉回流由精囊-输精管静脉和精囊下静脉丛供给。

（二）神经

精囊腺的神经来自盆丛。

四、功能

精囊的功能主要是分泌呈弱嗜碱性的淡黄色黏稠液体，占精液的70%，有营养和稀释精子的功能。其主要成分有果糖、多种氨基酸、纤维蛋白原、前列腺素和枸橼酸，其中果糖是营养精子和促进增强精子活动的主要物质。精囊分泌物除能稀释精液外，对阴道和子宫颈部的酸性物质起中和作用，借此维持精子在阴道和子宫的活动。

第十九节　尿道球腺弓弦力学解剖子系统

尿道球腺弓弦力学解剖子系统以尿道球腺为主体，与脊柱弓弦力学解剖系统、头-脊-胸弓弦力学解剖子系统、头-脊-髋弓弦力学解剖子系统共用一套“弓”和“弦”，并以尿道球腺周围韧带为固有弦，包绕、固定、保护尿道球腺，保证其发挥其正常生理功能。

一、弓

尿道球腺弓弦力学解剖子系统是指支撑尿道球腺的骨骼。尿道球腺弓弦力学解剖子系统共用脊柱弓弦力学解剖系统、头-脊-胸弓弦力学解剖子系统、头-脊-髋弓弦力学解剖子系统的弓。

二、弦

尿道球腺弓弦力学解剖子系统的弦指将尿道球腺固定在盆腔的软组织，包括共用弦和固有弦两部分。

（一）共用弦

共用脊柱弓弦力学解剖系统、头-脊-胸弓弦力学解剖子系统、头-脊-髋弓弦力学解剖子系统的弦。

（二）固有弦（图6-37，图6-38）

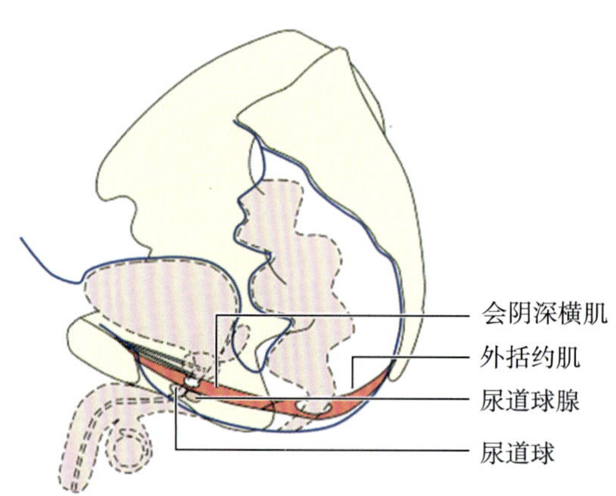

图6-37　尿道球腺弓弦力学解剖子系统示意图（矢状面）

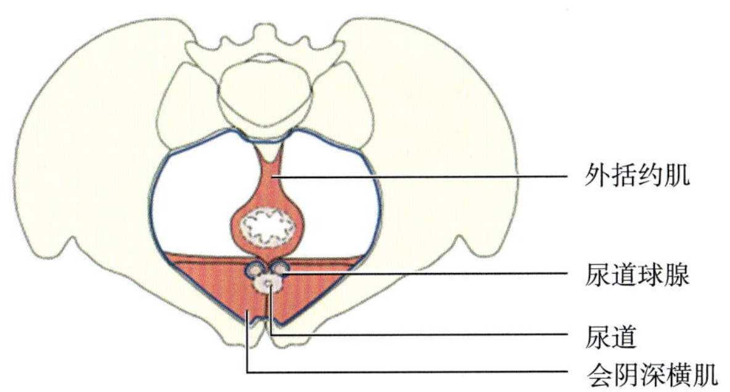

图6-38 尿道球腺弓弦力学解剖子系统示意图（横断面）

尿道球腺是一对豌豆大的球形器官，左右各一。位于会阴深横肌肌束内。尿道球部后上方，尿道膜部后外侧，包埋在尿生殖膈内，和尿道膜部括约肌肌束之中。腺的排泄管细长，开口于尿道球部。

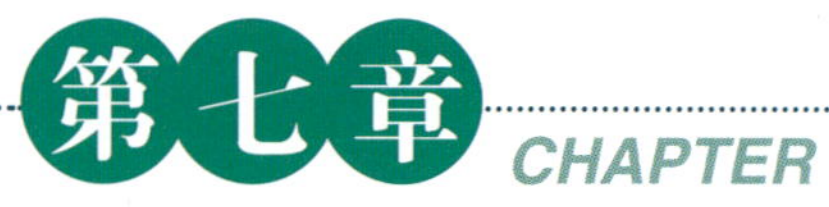

人体弓弦力学解剖系统表面解剖

人体弓弦力学解剖系统表面解剖主要介绍弓的体表投影和神经、血管的体表投影，体表投影是指人体的骨骼、肌肉和脏器投射到体表的相应位置。通过弓（骨骼）的体表投影，确定弓弦结合部（软组织在骨的附着处）和弦（关节囊、韧带、肌肉、筋膜）的行经路线；通过神经、血管的体表投影，可以确定人体重要神经、血管的体表行经路线，避免针刀损伤这些重要结构，以确保针刀手术的安全性。

一、弓的体表投影

本节分别介绍了头面部、躯干及上肢、躯干及下肢部位的弓、弓弦结合部投影及定位方法，如上项线，弓弦结合部有头半棘肌、头夹肌附着，定位方法是从枕外隆凸至乳突的稍向上的弧形连线。掌握弓的体表投影的方法可以使术者明确针刀操作部位的组织层次和结构，以确保针刀操作安全性。

（一）头面部

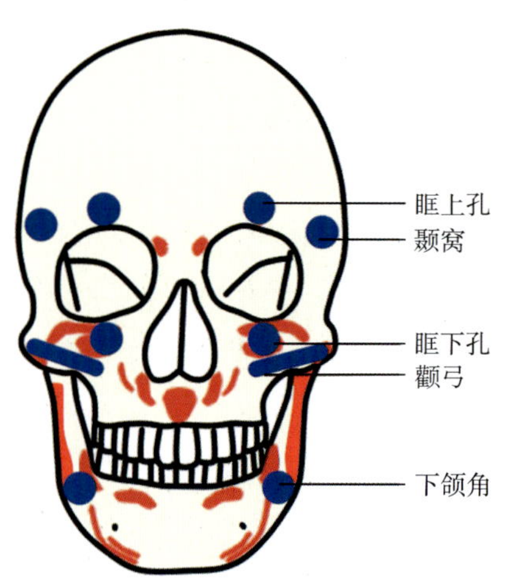

图7-1 头面部骨性标志示意图（前面观）

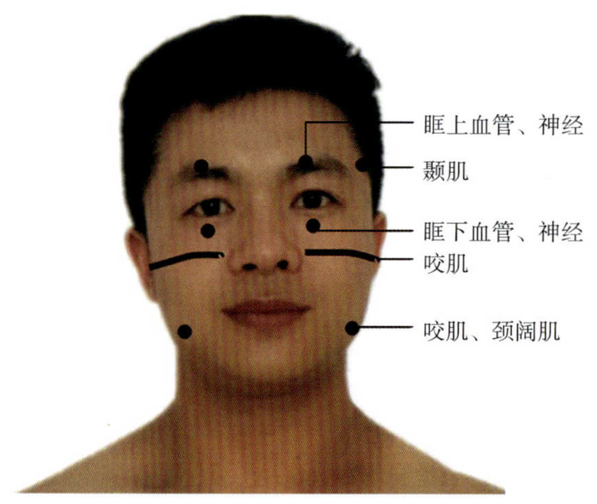

图7-2 头面部骨性标志处软组织示意图（前面观）

表7-1　头面部（前面观）弓弦一览表

弓	弓弦结合部	定位方法
眶上孔	眶上血管、神经	眶上缘中、内1/3交界处
眶下孔	眶下血管、神经	眶下缘中点下方
颧弓	咬肌	位于耳屏至眶下缘的连线上，为颧骨向后延伸的骨性隆起，由颧骨的颞突和颞骨的颧突共同构成
颞窝	颞肌	为颧弓上方凹陷处
下颌角	咬肌、颈阔肌	在耳前下方，为下颌骨下缘后端与下颌支后缘下端相互移行的转角处

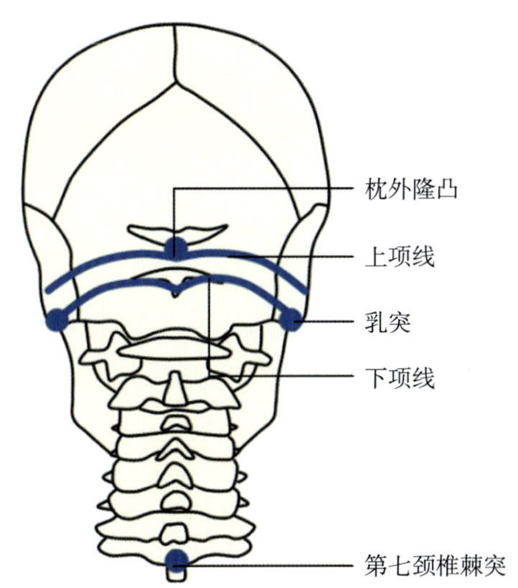

图7-3　头面部骨性标志示意图（背面观）

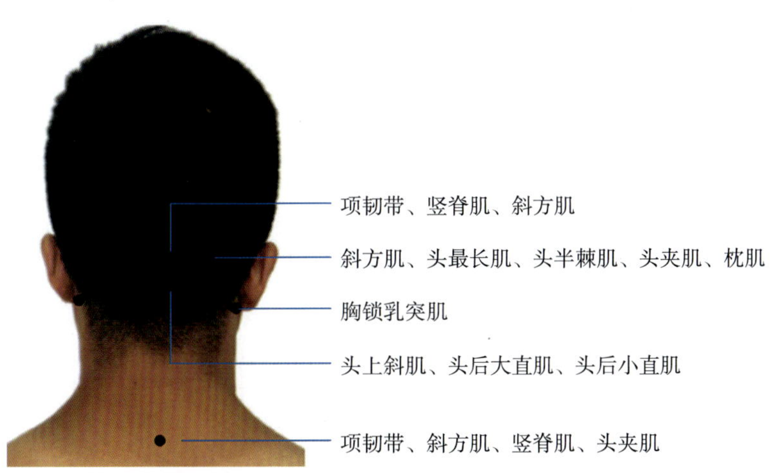

图7-4　头面部骨性标志处软组织示意图（背面观）

表7-2 头面部（背面观）弓弦一览表

弓	弓弦结合部	定位方法
乳突	胸锁乳突肌	位于耳垂后方，是颞骨的一骨性突起
枕外隆凸	项韧带、竖脊肌、斜方肌等	位于枕部，后正中线上，头发内，是枕骨外面正中的最突出的隆起
上项线	头半棘肌、头夹肌	枕外隆凸至乳突的稍向上的弧形连线
下项线	头上斜肌、头后大直肌、头后小直肌	从枕外隆凸与枕骨大孔边缘连线的中点起，向外下划一与上项线的平行线
第七颈椎棘突	项韧带、斜方肌、竖脊肌、夹肌等	头俯下时，平肩处可摸到显著突起的第七颈椎棘突

（二）躯干

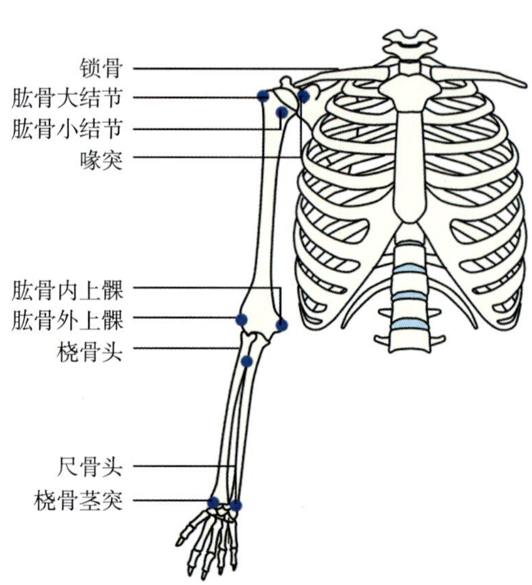

图7-5 躯干及上肢骨性标志示意图（前面观）

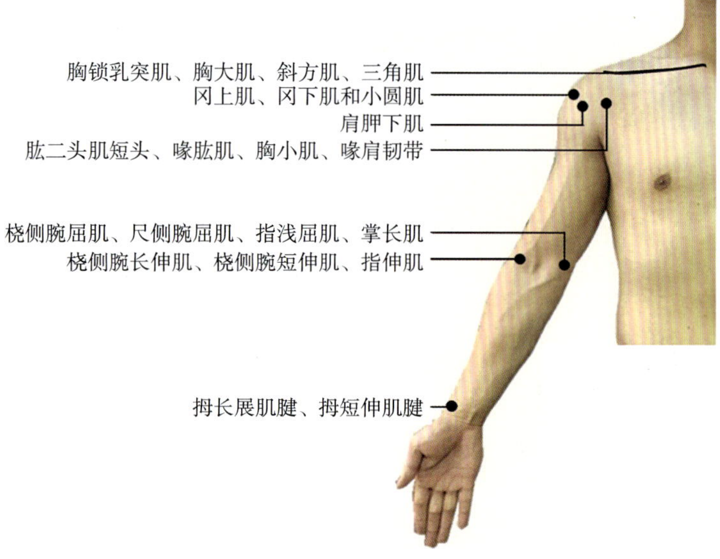

图7-6 躯干部及上肢部骨性标志处软组织示意图（前面观）

表7-3　躯干部及上肢（前面观）弓弦一览表

弓	弓弦结合部	定位方法
肱骨大、小结节及结节间沟	肱骨大结节有冈上肌、冈下肌和小圆肌附着，肱骨小结节有肩胛下肌附着，结节间沟内有肱二头肌长头腱通过。胸大肌附着于肱骨大结节嵴，背阔肌、大圆肌附着于肱骨小结节嵴。肱骨大结节嵴为肱骨大结节向下延伸的骨嵴，肱骨小结节嵴为肱骨小结节向下延伸的骨嵴	肱骨大结节在肩峰的下方，为三角肌所覆盖；肱骨小结节在肩胛骨喙突的稍外方；两者之间为结节间沟
锁骨	内侧端有胸锁乳突肌的起点，内侧半有胸大肌起点，外侧有斜方肌和三角肌附着	在胸廓前上方两侧，全长在皮下均可摸到
喙突	外1/3为肱二头肌短头起点，中1/3为喙肱肌，内1/3为胸小肌起点，外上缘为喙肩韧带，内上缘为喙锁韧带	在锁骨中、外1/3交界处的下方一横指处，皮下深按即能触及
肱骨内、外上髁及尺神经沟	在内上髁与尺骨鹰嘴之间为尺神经沟。内上髁有桡侧腕屈肌、尺侧腕屈肌、指浅屈肌、掌长肌等前臂屈肌群附着，外上髁有桡侧腕长伸肌、桡侧腕短伸肌、指伸肌、小指伸肌等前臂伸肌群附着，尺神经沟内有尺神经通过	在肘关节两侧的稍上方，内侧最突出的骨点为肱骨内上髁，外侧最突出的骨点为肱骨外上髁。在内上髁与尺骨鹰嘴之间为尺神经沟
桡骨头	肱桡肌	在肱骨外上髁下方，伸肘时在肘后方容易摸到
尺骨头		位于尺骨下端，在腕部尺侧偏后方可摸到
桡骨茎突	拇长展肌腱、拇短伸肌腱的腱鞘；肱桡肌	位于腕部桡侧，为桡骨下端外侧的骨性隆起

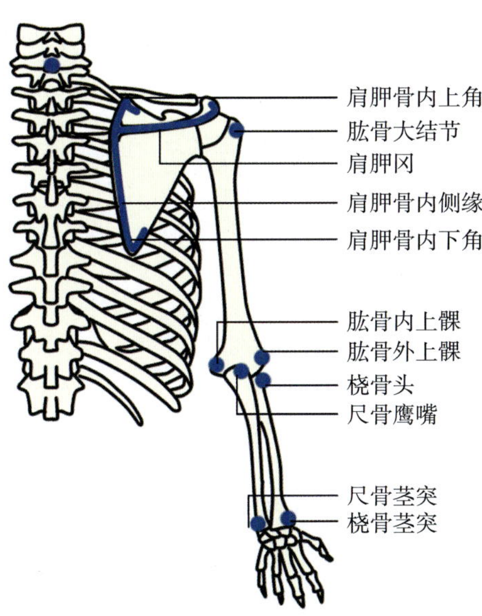

图7-7　躯干及上肢骨性标志示意图（背面观）

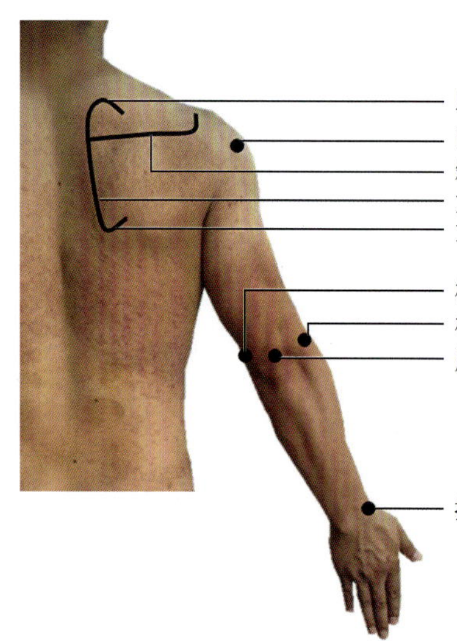

图7-8　躯干部及上肢部骨性标志处软组织示意图（背面观）

表7-4　躯干部及上肢（背面观）弓弦一览表

弓	弓弦结合部	定位方法
肩胛骨	肩胛内侧角上有肩胛提肌附着；内侧缘有大小菱形肌附着	位于背部外上方皮下，可以摸到肩胛冈、肩峰、内侧角（上角）和下角
肱骨大、小结节及结节间沟	肱骨大结节有冈上肌、冈下肌和小圆肌附着，肱骨小结节有肩胛下肌附着，结节间沟内有肱二头肌长头腱通过。胸大肌附着于肱骨大结节嵴，背阔肌、大圆肌附着于肱骨小结节嵴。肱骨大结节嵴为肱骨大结节向下延伸的骨嵴，肱骨小结节嵴为肱骨小结节向下延伸的骨嵴	肱骨大结节在肩峰的下方，为三角肌所覆盖；肱骨小结节在肩胛骨喙突的稍外方；两者之间为结节间沟
肱骨内、外上髁及尺神经沟	在内上髁与尺骨鹰嘴之间为尺神经沟。内上髁有桡侧腕屈肌、尺侧腕屈肌、指浅屈肌、掌长肌等前臂屈肌群附着，外上髁有桡侧腕长伸肌、桡侧腕短伸肌、指伸肌、小指伸肌等前臂伸肌群附着，尺神经沟内有尺神经通过	在肘关节两侧的稍上方，内侧最突出的骨点为肱骨内上髁，外侧最突出的骨点为肱骨外上髁。在内上髁与尺骨鹰嘴之间为尺神经沟
尺骨鹰嘴	肱三头肌	为肘后明显的骨性突起。当肘关节屈伸时，可见其上、下移动
桡骨头	肱桡肌	在肱骨外上髁下方，伸肘时在肘后方容易摸到
尺骨头		位于尺骨下端，在腕部尺侧偏后方可摸到
桡骨茎突	拇长展肌腱、拇短伸肌腱的腱鞘；肱桡肌	位于腕部桡侧，为桡骨下端外侧的骨性隆起
尺骨茎突		位于腕部尺侧，当前臂旋前时，可在尺骨下端后面摸到

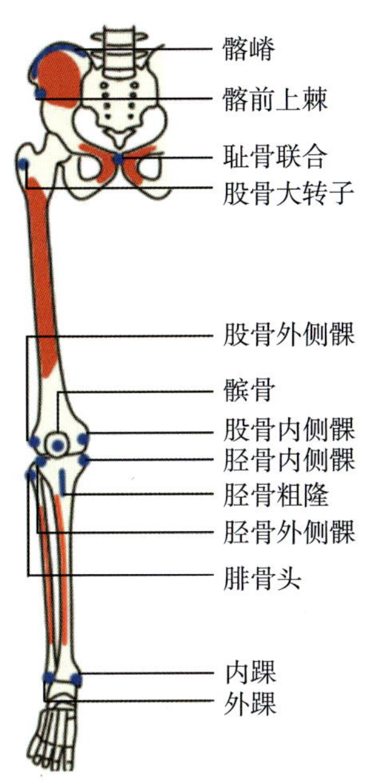

图7-9　躯干及下肢骨性标志示意图（前面观）

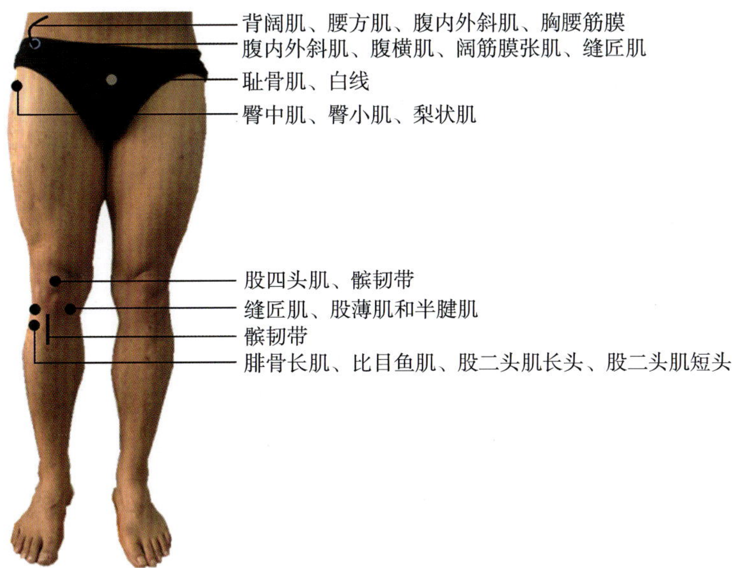

图7-10　躯干部及下肢部骨性标志处软组织示意图（前面观）

表7-5　躯干部及下肢（前面观）弓弦一览表

弓	弓弦结合部	定位方法
髂前上棘和髂结节	腹内外斜肌、腹横肌、阔筋膜张肌、缝匠肌	沿髂嵴向前，可触及髂前上棘。在髂前上棘后方5~7cm处，可触及髂结节
耻骨联合上缘和耻骨结节	耻骨肌、内收肌群	在腹前正中线的下端可触及耻骨联合上缘，其下有外生殖器。耻骨联合上缘外侧约2.5cm处为耻骨结节
股骨大转子	臀中肌、臀小肌和梨状肌	为股骨颈与体交界处向上外侧的方形隆起，构成髋部最外侧的骨性边界。髂结节下方10cm处，能明显触及股骨大转子
髌骨	上端有股四头肌附着，下端由髌韧带延续	在膝关节前面的皮下
胫骨粗隆	髌韧带	为胫骨内、外侧髁间前下方的骨性隆起，向下续于胫骨前缘。在髌韧带下端可触及胫骨粗隆
腓骨头		平胫骨粗隆的外后方，可摸到腓骨头，其下方为腓骨颈
内、外踝		内踝为胫骨下端内侧面的隆凸。外踝为腓骨下端一窄长的隆起，比内踝尖低1cm，内踝是测量下肢长度的标志点

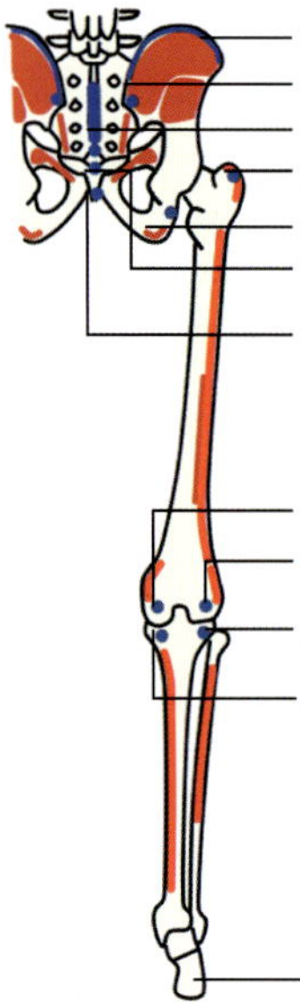

髂嵴
髂后上棘
骶正中嵴
股骨大转子
坐骨结节
骶管裂孔
尾骨尖
股骨内侧髁
股骨外侧髁
胫骨外侧髁
胫骨内侧髁
跟骨结节

图7-11　躯干及下肢骨性标志示意图（背面观）

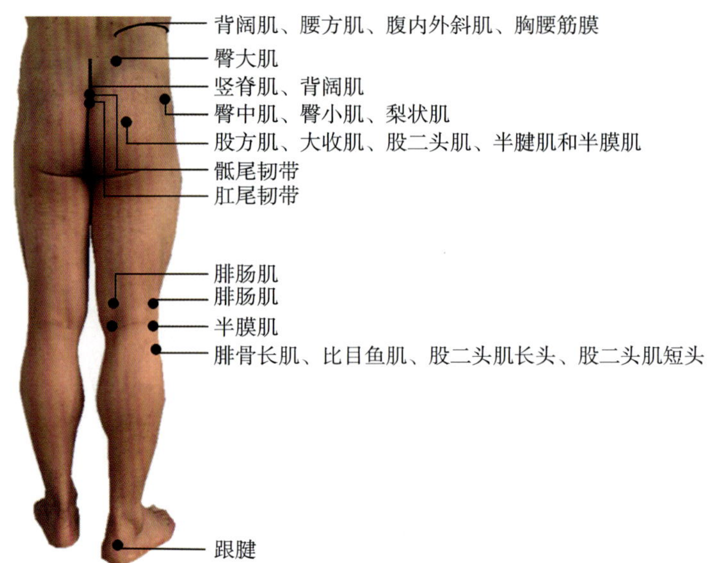

图7-12　躯干部及下肢部骨性标志处软组织示意图（背面观）

表7-6　躯干部及下肢（背面观）弓弦一览表

弓	弓弦结合部	定位方法
髂嵴	背阔肌、腰方肌、腹内外斜肌、胸腰筋膜	位于腰部两侧皮下，为髂骨翼的上缘，胖人为一皮肤凹陷，瘦人则为一骨性突起
髂后上棘	臀大肌	髂后上棘为髂嵴后端的突起
骶正中嵴	竖脊肌、背阔肌	在骶骨后面正中线上可触及，其中以第二、三骶椎处最显著。此嵴为骶椎棘突愈合而成
骶管裂孔和骶角	骶尾韧带	沿骶正中嵴向下，由第四、五骶椎背面的切迹与尾骨围成的孔为骶管裂孔，是椎管的下口。该裂孔两侧向下突起为骶角
尾骨尖		位于骶骨下方，肛门后上方约4cm处可触及
坐骨结节	股方肌、大收肌、股二头肌、半腱肌和半膜肌	在臀股沟内侧端的上方，屈髋时在皮下可触得；或取坐位时，与凳子相接触的皮下可摸到
股骨内、外侧髁	腓肠肌	髌骨两侧可分别触及上方的股骨内、外侧髁
胫骨内、外侧髁	内侧髁后面有半膜肌的止点，前内侧面有缝匠肌、股薄肌和半腱肌构成的鹅足	髌骨两侧下方可分别触及胫骨内、外侧髁
跟骨结节	跟腱	是跟骨后端的突出部分，为跟腱的附着处

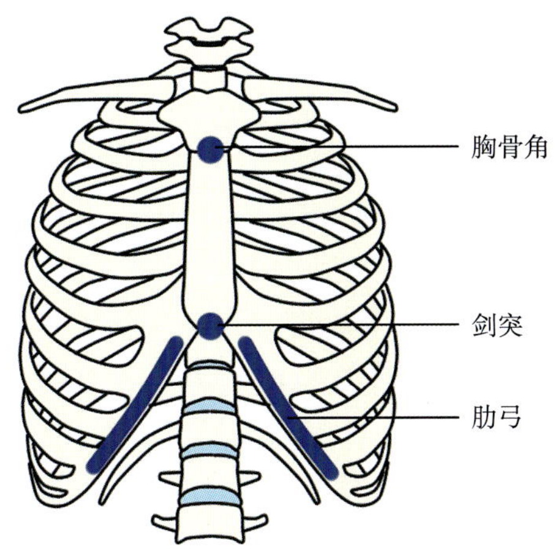

图7-13　躯干胸胁部骨性标志示意图

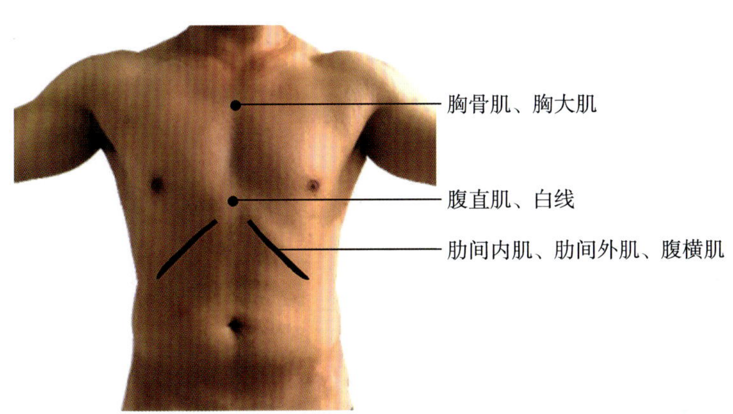

图7-14　躯干胸胁部骨性标志处软组织示意图

表7-7　躯干胸胁部（前面观）弓弦一览表

弓	弓弦结合部	定位方法
胸骨角	胸骨肌、胸大肌	胸骨柄与胸骨体相接处形成突向前方的横行隆起，两侧连接第二肋软骨，是计数肋的标志
剑突	腹直肌	为胸骨体下方一薄骨片，其与胸骨体相接处称为剑胸结合，此处两侧与第七肋软骨相连
肋和肋弓	肋间内肌、肋间外肌、前锯肌、提肋长肌、提肋短肌等	

二、人体重要神经、血管的体表投影

本节分别介绍了头颈、躯干、上肢和下肢重要神经、血管的体表投影，如坐骨神经的投影在坐骨结节与股骨大转子之间中点至股骨内、外侧髁之间中点的连线上2/3段。掌握这些体表投影的方法可以避免在针刀手术中误伤重要的神经和血管，使针刀操作更具安全性。

(一)头颈

1. 面动脉 咬肌下端前缘至目内眦的连线，为面动脉的体表投影。在咬肌前缘下颌骨下缘处，可摸到该动脉的搏动。

2. 颈总动脉和颈外动脉 下颌角与乳突尖连线的中点，由此点至胸锁关节引一连线，为这两条动脉的体表投影。又以甲状软骨上缘为界，下方为颈总动脉的体表投影，上方为颈外动脉的体表投影。在环状软骨侧方可摸到颈总动脉的搏动。

3. 锁骨下动脉 胸锁关节至锁骨中点引一条凸向上的弧线，最高点在锁骨上缘约1cm。于锁骨上窝中点向下，将该动脉压在第一肋上，可使肩和上肢止血。

4. 颈外静脉 位于下颌角至锁骨中线的连线上。

5. 副神经 自乳突尖与下颌角连线的中点，经胸锁乳突肌后缘中、上1/3交点，至斜方肌前缘中、下1/3交点的连线为副神经的体表投影。

6. 臂丛 自胸锁乳突肌后缘中、下1/3交点至锁骨中、外1/3交点稍内侧的连线。臂丛在锁骨中点后方比较集中，位置浅表，易于触及。

7. 面神经 主干自茎乳孔出颅后，经乳突的前内方，耳垂的下方，向前进入腮腺，在腮腺内分支并相互交织成丛，最后分为5支呈扇形分布于面肌。

8. 枕下神经 为第一颈神经后支，较粗大，穿寰椎后弓上方和椎动脉下方，进入枕下三角，分布于枕下肌。

9. 枕大神经 为第二颈神经后支的内侧支，粗大，穿斜方肌腱至皮下，伴枕动脉上行，分布于枕部皮肤。

10. 耳大神经 耳大神经多在锁骨胸骨端与乳突突出点连线的中、上1/4范围内穿出，向前上方过下颌角与乳突突出点连线的中1/3处。

(二)躯干

1. 腹壁下动脉 腹股沟韧带中、内1/3交界点与脐的连线为腹壁下动脉的体表投影。腹腔穿刺或手术切口，宜在此线的外上方，以免损伤该动脉。

2. 臀上动、静脉和神经 髂后上棘与股骨大转子尖连线的上、中1/3交点，即为臀上动、静脉和神经出盆处的体表投影。

3. 臀下动、静脉和神经 髂后上棘与坐骨结节连线的中点，即为臀下动、静脉和神经出盆处的体表投影。

4. 腰神经的后支 腰神经后支及其分出的内、外侧皮支在各自行程中，都分别经过横突、上关节突及韧带构成的骨纤维孔，及腰椎乳突与副突之间的骨纤维管，或穿胸腰筋膜裂隙。在正常情况下这些孔、管或裂对通过行其内的血管、神经有保护作用，但若孔、管周围骨质增生或韧带硬化则造成对腰神经后支的压迫，这是临床上腰腿痛的重要原因之一，可通过压迫缓解术、针刀松解术进行治疗。

（三）上肢

1.上肢动脉体表投影

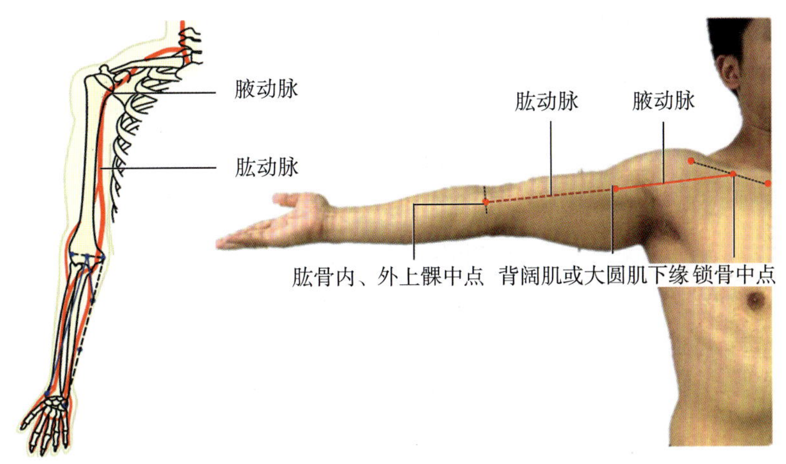

图7-15　腋动脉和肱动脉体表投影示意图

表7-8　腋动脉和肱动脉体表投影

动脉名称	体表投影	行经路线
腋动脉	上肢外展90°，手掌向上，由锁骨中点至肱骨内、外上髁中点稍下方引一直线，背阔肌或大圆肌下缘以上为腋动脉的体表投影	于第一肋外侧缘续于锁骨下动脉，穿过腋窝至背阔肌下缘处移行为肱动脉
肱动脉	上肢外展90°，手掌向上，由锁骨中点至肱骨内、外上髁中点稍下方引一直线，背阔肌或大圆肌下缘以下为肱动脉的体表投影	在背阔肌下缘续于腋动脉，与正中神经相伴沿肱二头肌内侧沟下行达肘窝，在平桡骨颈高度分为桡动脉和尺动脉

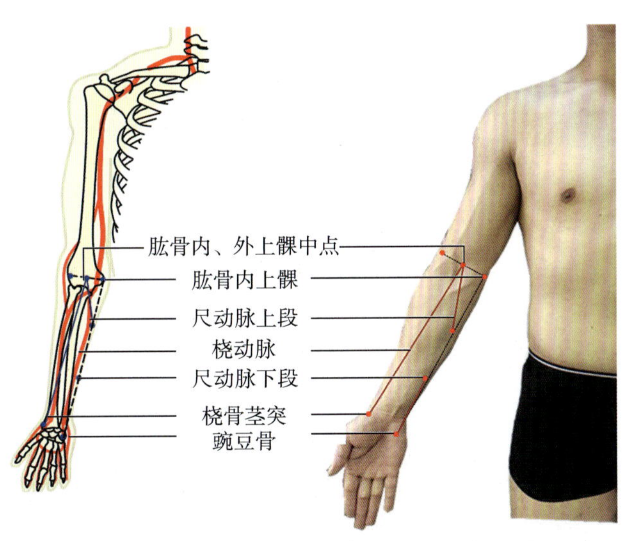

图7-16　桡动脉、尺动脉体表投影示意图

表7-9　桡动脉和尺动脉体表投影

动脉名称	体表投影	行经路线
桡动脉	自肱骨内、外上髁中点稍下方至桡骨茎突的连线，即桡动脉的体表投影	在桡骨颈水平由肱动脉分出，在肱桡肌和旋前圆肌之间下行，经肱桡肌腱与桡侧腕屈肌腱间达腕部；在腕关节上方浅出，绕桡骨茎突至手背，穿第一掌骨间隙至手掌深部，末端与尺动脉发出的掌深支吻合成掌深弓
尺动脉	自肱骨内上髁至豌豆骨桡侧缘的连线，该线的下2/3段为尺动脉下段的体表投影；自肱骨内、外上髁中点稍下方，向内下方引一条线至上述连线的上、中1/3交界处，为尺动脉上段的体表投影	由肱动脉在桡骨颈水平发出，在指浅屈肌与尺侧腕屈肌间下行至腕部，经屈肌支持带的浅面、豌豆骨桡侧至手掌与桡动脉掌浅支吻合成掌浅弓

2. 上肢静脉体表投影

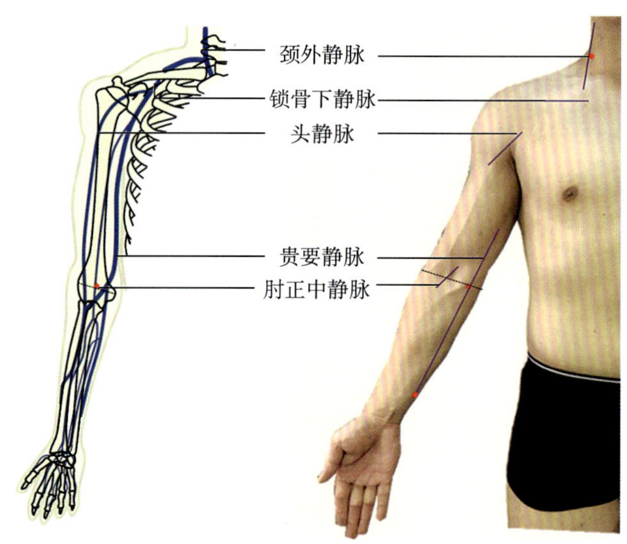

图7-17　上肢静脉体表投影示意图

表7-10　上肢静脉体表投影

静脉名称	体表投影	行经路线
颈外静脉	下颌角至锁骨中点的连线上	沿胸锁乳突肌表面下行，在锁骨上方穿深筋膜，注入锁骨下静脉
锁骨下静脉	胸锁关节至锁骨中点作一条凸向上的弧线，最高点距锁骨上缘1.2cm	在第一肋外侧缘续于腋静脉，向内行于锁骨下动脉的前下方，至胸锁关节后方与颈内静脉汇合成头臂静脉

续表

静脉名称	体表投影	行经路线
头静脉	三角肌与胸大肌间沟之间	起自手背侧静脉网的桡侧，经腕部背面桡侧至前臂，沿前臂下部的桡侧转至前臂前面，沿前臂上部、肘部的前面以及肱二头肌外侧沟上行，再经三角肌与胸大肌间沟行至锁骨下窝，穿深筋膜，注入腋静脉或锁骨下静脉
贵要静脉	肘横纹内1/4，肱二头肌腱与肱骨内侧髁连线中点	起自手背静脉网的尺侧，经腕部背面尺侧至前臂，沿前臂尺侧上行，于肘部转至前面，在肘窝处接受肘正中静脉，再经肱二头肌内侧沟行至臂中点平面，穿深筋膜注入肱静脉，或伴肱静脉上行注入腋静脉
肘正中静脉	屈肘30°，肘横纹处，肱桡肌内侧缘	起自头静脉，斜向内上，注入贵要静脉（变异较多，通常在肘窝处连接头静脉与贵要静脉）

3.上肢神经体表投影

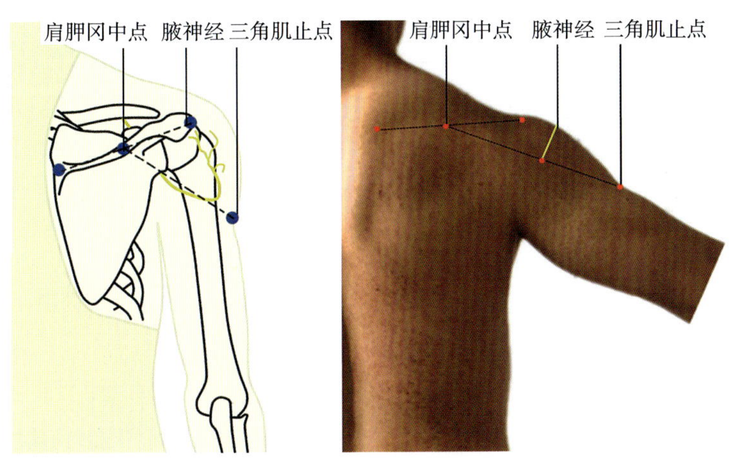

图7-18 腋神经体表投影示意图

表7-11 腋神经体表投影

神经名称	体表投影	行经路线
腋神经	臂外展45°，在肩胛冈中点与三角肌止点连线的中点向外引一水平线（肱骨头后下方凹陷处向外引一水平线）	从臂丛后束发出，伴旋肱后血管向后外方走行，穿四边孔，绕肱骨外科颈至三角肌深面

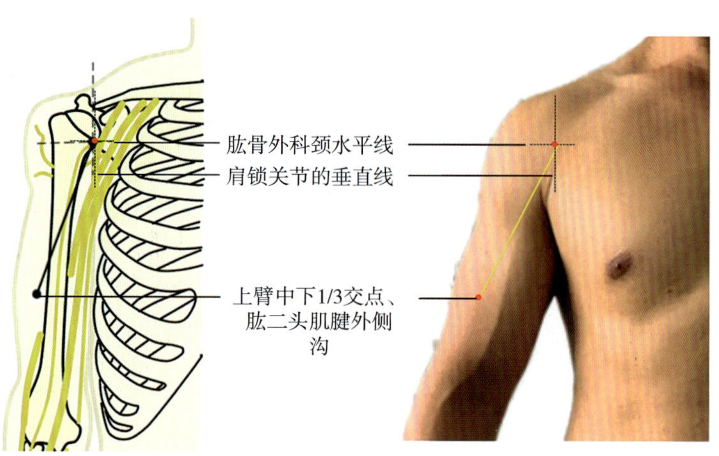

图7-19　肌皮神经体表投影示意图

表7-12　肌皮神经体表投影

神经名称	体表投影	行经路线
肌皮神经	手下垂，在肩锁关节的垂直线与肱骨外科颈水平线的交点至上臂中下1/3交点、肱二头肌腱外侧沟的斜行连线	发自臂丛外侧束，向外下方走行斜穿喙肱肌，于肱二头肌与肱肌之间下行，发出肌支支配臂前群肌

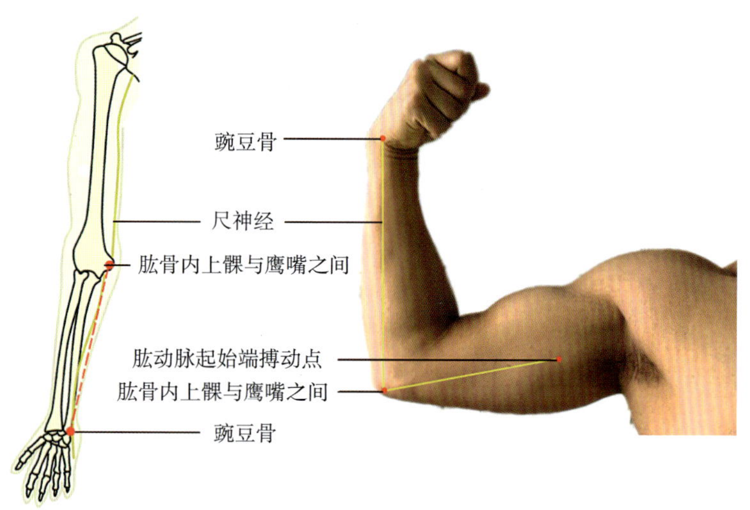

图7-20　尺神经体表投影示意图

表7-13　尺神经体表投影

神经名称	体表投影	行经路线
尺神经	自肱二头肌内侧沟上端肱动脉起始端搏动点至肱骨内上髁与鹰嘴之间，继而沿前臂尺侧达豌豆骨外侧缘的连线	发自臂丛内侧束，沿肱动脉内侧下行，至三角肌止点以下转至臂后面，继而行至尺神经沟内，再向下穿尺侧腕屈肌至前臂掌面内侧，于尺侧腕屈肌和指深屈肌之间、尺动脉内侧继续下降到达腕部

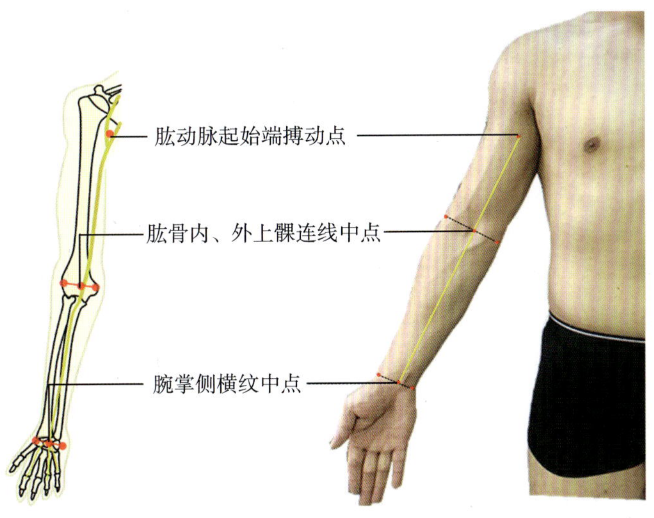

图7-21　正中神经体表投影示意图

表7-14　正中神经体表投影

神经名称	体表投影	行经路线
正中神经	自肱动脉起始端搏动点到肘部肱骨内、外上髁连线中点稍内侧，再至腕掌侧横纹中点的连线	在腋部，由臂丛外侧束与内侧束共同形成。在臂部沿肱二头肌内行走，降至肘窝后，穿旋前圆肌二头之间行于前臂正中指浅、深屈肌之间达腕管，穿掌腱膜深面至手掌，分成数支指掌侧总神经

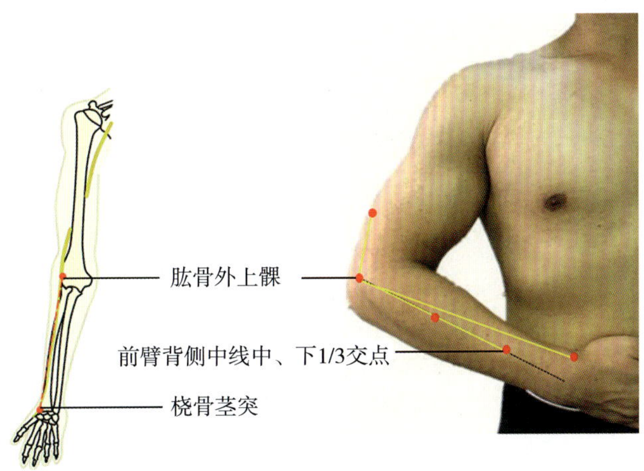

图7-22　桡神经体表投影示意图

表7-15　桡神经体表投影

神经名称	体表投影	行经路线
桡神经	自腋后襞下缘外端与臂交点起，向外斜过肱骨后方，至肱骨外上髁的连线，为桡神经本干的体表投影；自肱骨外上髁至桡骨茎突的连线，为桡神经浅支的体表投影；自肱骨外上髁至前臂背侧中线中、下1/3交点的连线，为桡神经深支的体表投影	发自臂丛后束，始位于腋动脉后方，与肱深动脉伴行，经肱三头肌长头和内侧头之间下行，沿桡神经沟绕肱骨中后段后面旋行向外下，至肱骨外上髁稍上方达肱肌与肱桡肌之间，再沿肱桡肌与桡侧腕长伸肌间隙在前臂下行

（四）下肢

1. 下肢动脉体表投影

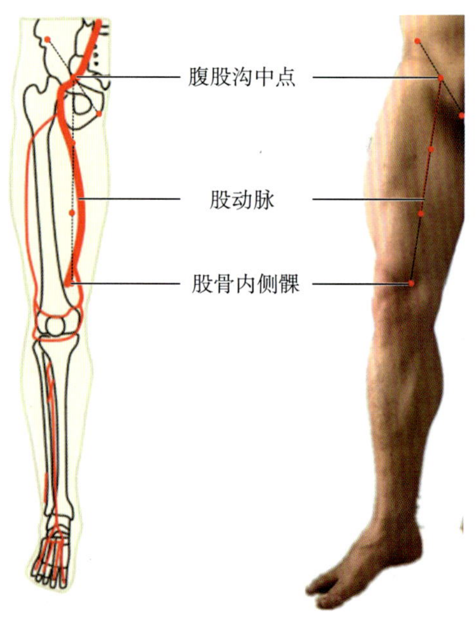

图7-23　股动脉体表投影示意图

表7-16　股动脉体表投影

动脉名称	体表投影	行经路线
股动脉	大腿稍外展外旋，自腹股沟中点至股骨内侧髁连线的上2/3段	于腹股沟韧带中点深部续于髂外动脉，在股三角内下行，其内侧有股静脉、外侧有股神经伴行，至股三角尖入收肌管下行，穿收肌腱裂孔入腘窝，移行为腘动脉

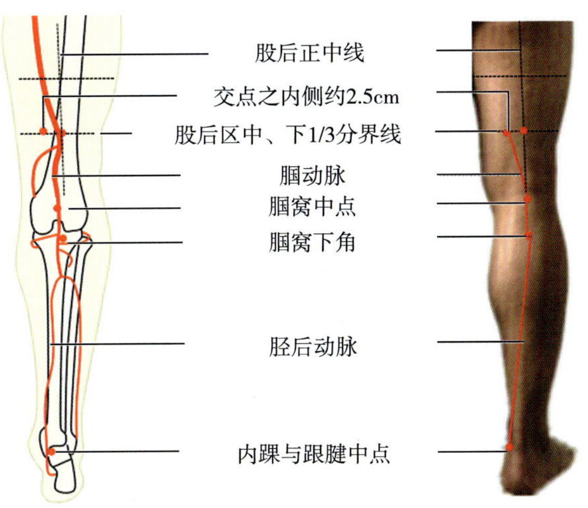

图7-24　腘动脉、胫后动脉体表投影示意图

表7-17　腘动脉和胫后动脉体表投影

动脉名称	体表投影	行经路线
腘动脉	自大腿中、下1/3交界处与大腿后面正中线内侧的2.5cm处至腘窝中点的连线，为腘动脉斜行段的体表投影；腘窝中点至腘窝下角的连线，为腘动脉垂直段的体表投影	在收肌肉腱裂孔处续于股动脉，在腘窝深部下行，至腘窝下角处分为胫前动脉和胫后动脉
胫后动脉	自腘窝下角至内踝、跟腱之中点的连线，为胫后动脉的体表投影	在小腿后群肌浅、深层之间下行，经内踝后方转至足底，分为足底内侧动脉和足底外侧动脉

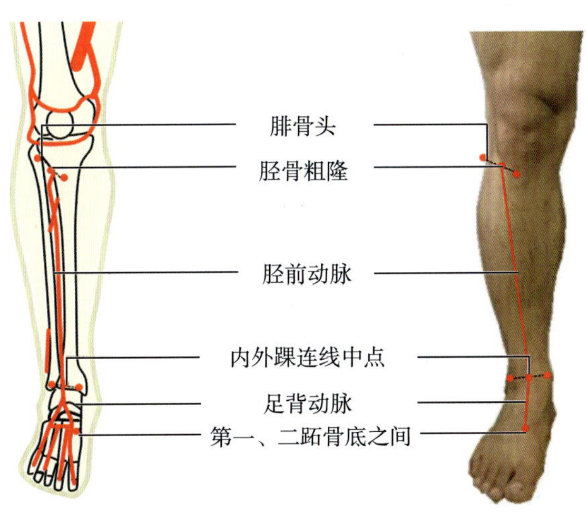

图7-25　胫前动脉、足背动脉体表投影示意图

表 7-18 胫前动脉和足背动脉体表投影

动脉名称	体表投影	行经路线
胫前动脉	自胫骨粗隆与腓骨头之间的中点至足背内、外踝之间的中点的连线，为胫前动脉的体表投影	在腘窝下角处自腘动脉发出后，穿小腿骨间膜上部的裂孔至小腿前群肌深面，在前群肌间下行，至踝关节前方移行为足背动脉
足背动脉	自足背内、外踝之间的中点至第一、二跖骨底之间的连线，为足背动脉的体表投影	在蹈长伸肌腱和趾长伸肌腱之间前行至第一跖骨间隙近侧，分为第一跖背动脉和足底深支两终支

2. 下肢静脉体表投影

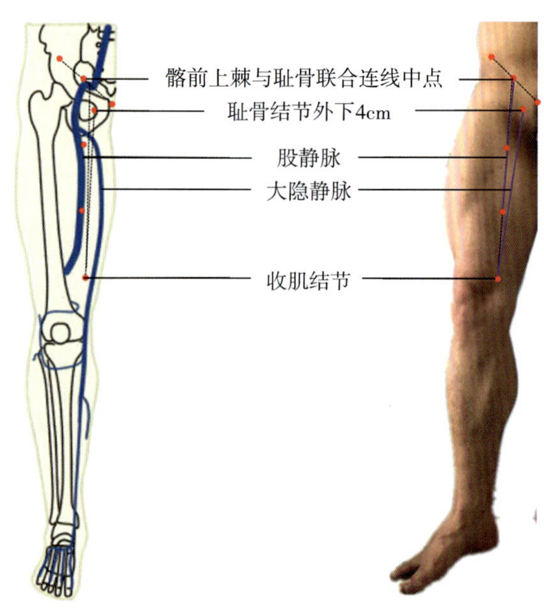

图 7-26 股静脉、大隐静脉体表投影示意图

表 7-19 股静脉、大隐静脉体表投影

静脉名称	体表投影	行经路线
股静脉	屈髋并稍外展、外旋位，由髂前上棘至耻骨联合连线的中点与收肌结节连线的上2/3段，即为股静脉的投影	在收肌腱裂孔处续腘静脉，行经收肌管，至股三角尖时位于股动脉后方，往上渐斜向走行，随之位于股动脉的内侧，并包在股鞘内
大隐静脉	在大腿的体表投影为自耻骨结节外下4cm处至收肌结节的连线上	起于足背静脉弓内侧端，经内踝前方，沿小腿内侧缘伴隐神经上行，经股骨内侧髁后方约2cm处，进入大腿内侧部，与股内侧皮神经伴行，逐渐向前上，在耻骨结节外下方穿隐静脉裂孔，汇入股静脉，其汇入点称为隐股点

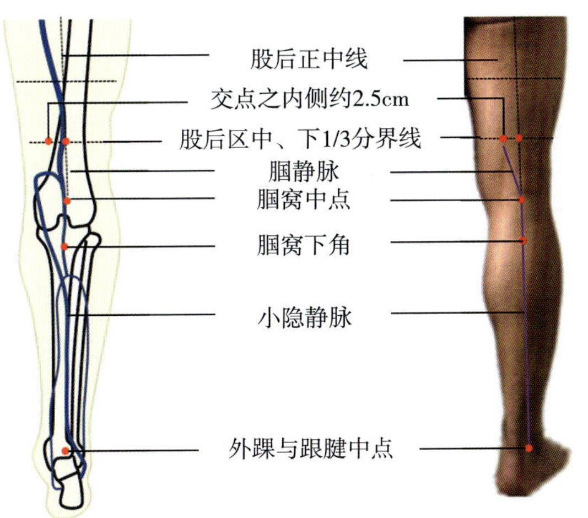

图7-27 腘静脉、小隐静脉体表投影示意图

表7-20 腘静脉、小隐静脉体表投影

静脉名称	体表投影	行经路线
小隐静脉	起于足背静脉弓的外侧份，经外踝后方上升至小腿后面，在小腿中、下1/3常有穿通支与深静脉沟通	在足背外侧缘起自足背静脉弓，经外踝后方，沿小腿后面上行，至腘窝下角处穿深筋膜，再经腓肠肌两头之间上行，注入腘静脉
腘静脉	股后区中、下1/3平面的分界线与股后正中线交点之内侧约2.5cm处至腘窝中点的连线为腘静脉斜行段投影。腘窝中点至腘窝下角的连线为腘静脉垂直段投影	由胫前、后静脉在腘窝下角处汇成，并接受小隐静脉注入。在腘窝内伴胫神经与腘动脉上行，位于二者之间，并与腘动脉包于同一筋膜鞘内

3. 下肢神经体表投影

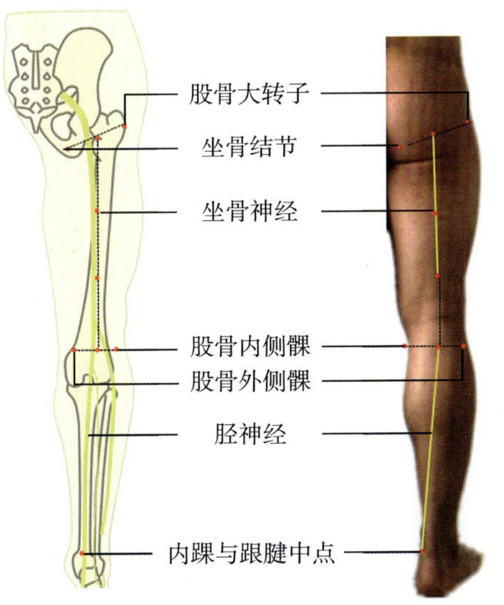

图7-28 坐骨神经、胫神经体表投影示意图

表7-21 坐骨神经、胫神经体表投影

神经名称	体表投影	行经路线
坐骨神经	坐骨结节与股骨大转子之间的中点至股骨内、外侧髁之间中点的连线上2/3段	坐骨神经出盆点在髂后上棘与坐骨结节连线中点的外侧2~3cm处
胫神经	自股骨的内、外侧髁之间中点向下至内踝与跟腱之间的连线	为坐骨神经干的直接延续，沿腘窝中线、腘静脉的浅面下行，继而在小腿后群肌浅、深层之间伴胫后动脉下行，经内踝后方至足底，分为足底内、外侧神经

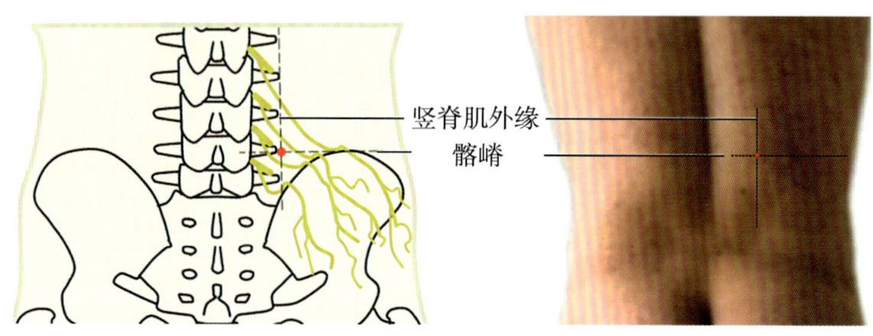

图7-29 臀上皮神经体表投影示意图

表7-22 臀上皮神经体表投影

神经名称	体表投影	行经路线
臀上皮神经	沿髂嵴最高点及其下方约1.3cm处作2条与后正中线垂直的水平线（A，B）与距后正中线外侧6.4cm和7.4cm处作两条垂直线（C，D），四条线交点区域内即为投影区	为第一至三腰神经后支的外侧支，一般有3支，在髂嵴上方竖脊肌的外侧缘穿出胸腰筋膜，越过髂嵴，分布于臀上部的皮肤

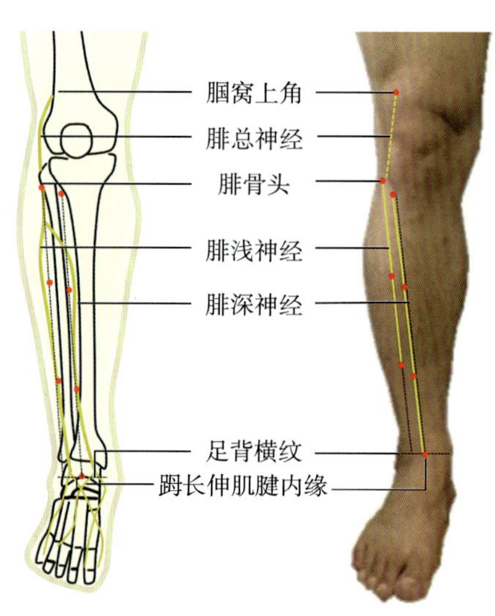

图7-30 腓总、腓浅、腓深神经体表投影示意图

表7-23　腓总、腓浅、腓深神经体表投影

神经名称	体表投影	行经路线
腓总神经	从腘窝上角，经股二头肌内侧缘至腓骨头后方	自坐骨神经分出后，沿股二头肌腱内侧向外下行，继而绕腓骨颈向前，穿过腓骨长肌，分为腓深神经和腓浅神经
腓浅神经	自腓骨颈沿腓骨长、短肌之间下降，到小腿中、下1/3处	自腓骨颈外侧从腓总神经分出后，沿腓骨长、短肌之间下降，在小腿中、下1/3处穿深筋膜浅出为皮支，分布于小腿外侧、足背和第二至五趾背侧皮肤
腓深神经	腓骨头内下侧（相当于阳陵泉穴）为一点，小腿前外侧上、中1/3交点（相当于足三里穴）为一点，小腿与足背交界处横纹上踇长伸肌腱内缘为一点，三点连线是其体表投影	腓深神经多位于足背动脉内侧，经伸肌下支持带深面，与胫前动脉相伴而行，先在胫骨前肌和趾长伸肌间，后在胫骨前肌与踇长伸肌之间下行至足背

主要参考书目

[1] 朱汉章.针刀医学原理[M].北京：人民卫生出版社，2002.

[2] 朱汉章.针刀医学(上、下册)[M].北京：中国中医药出版社，2004.

[3] 朱汉章.针刀医学基础理论[M].北京：中国中医药出版社，2007.

[4] 朱汉章.针刀刀法手法学[M].北京：中国中医药出版社，2006.

[5] 吴绪平，张天民.针刀临床治疗学[M].北京：中国医药科技出版社，2008.

[6] 吴绪平.针刀医学[M].北京：中国中医药出版社，2008.

[7] 中国针灸学会微创针刀专业委员会.针刀医学临床诊疗与操作规范[M].北京：中国医药科技出版社，2012.

[8] 郭长青，叶新苗.针刀刀法手法学[M].北京：中国中医药出版社，2012.

[9] 吴绪平.针刀治疗学[M].北京：中国中医药出版社，2012.

[10] 张天民，吴绪平.人体弓弦力学解剖系统教学挂图.北京：中国中医药出版社，2013.

[11] 中国针灸学会.针刀基本技术操作规范[M].北京：中国中医药出版社，2014.

[12] 吴绪平.针刀医学[M].北京：中国中医药出版社，2014.

[13] 郭长青.针刀医学[M].北京：中国中医药出版社，2017.